中南大学学科史系列丛书

中南大学
口腔医学学科
——发展史——

(1986—2013)

中南大学文化建设办公室 组编

中南大学口腔医学院 撰稿

1986—2013

（1986—2013）

中南大学口腔医学学科发展史

组　编　中南大学文化建设办公室
撰　稿　中南大学口腔医学院
顾　问　凌天牖　王雨田　沈子华　翦新春
　　　　彭解英　宋爱丽
主　编　黄俊辉　唐瞻贵
副主编　（按姓氏笔画排序）
　　　　方厂云　李奉华　吴世明　吴汉江
　　　　黄建华　阙国鹰　谢晓莉
编　委　（按姓氏笔画排序）
　　　　王月红　卢燕勤　冯云枝　刘迎春　刘良奎
　　　　刘欧胜　刘斌杰　许春姣　苏彤　李敏
　　　　李毅萍　张胜　陈蕾　陈新群　庞丹琳
　　　　胡小平　胡延佳　姚志刚　高义军　郭峰
　　　　郭新程　唐夏茂　涂玲　黄生高　蒋灿华
　　　　雷勇华
秘书组：胡小平　刘小丽　吴林艳　李美莲　燕飞
　　　　李思敏　谢爱华　黄雲立　吕啸琛

出版说明

2014 年，中南大学湘雅医学院迎来了她建院的第一百周年。一百年风霜雨雪，一百年春华秋实，岁月的沉淀让这所与新中国同呼吸共命运的古老院校散发出历久弥新的魅力。为献礼湘雅百年华诞，2014 年 5 月，中南大学湘雅医学院开始组织学科史的编写，各单位齐心协力耗时数月，终于完成。

湘雅医学院的学科发展史作为中南大学学科史系列丛书中的重要一部分，意义非凡。学科的建设与发展代表着本专业科研领域的最前沿，是无数先贤名家智慧与汗水的结晶。对于"写就新中国半部西医史"的湘雅医学院而言，学科史更是承载了广大湘雅人悬壶济世的无上荣耀与信仰。百年间，一代又一代的湘雅学子秉承着"求真求确，必邃必专"的信念，兢兢业业，前赴后继，为祖国医学事业的发展作出了卓越贡献。今日的湘雅拥有多个国家重点学科，在全国同类学科中位居前列，锋芒依旧；相信这套学科史系列丛书必能给予青年医务工作者以启迪和灵感，助其站在前人坚实的肩膀上，薪火相传，书写百年湘雅新的华彩篇章。

本着尊重历史、实事求是的原则，在学科史的编写过程中我们尽最大努力还原了各学科发展的真实脉络，着力展现了科研平台、人才培养以及学术成就等方面的内容。承担编写任务的相关人员，以严谨认真的态度广泛查阅、梳理、筛选历史资料；同时中南大学出版社的编辑也给予了宝贵的支持与帮助。正是因为广大幕后工作者的辛勤付出，才有了中南大学湘雅医学院学科史系列丛书的付梓出版，在此一并致以崇高的敬意与真诚的感谢。但是，由于时间仓促任务繁重，加之医学专业学科的庞杂与变迁，许多史料已遗失或难以考证，本书中难免存在一些错误与疏漏之处，还望广大师生及校友谅解并不吝指教。

谨以此书献给为中南大学湘雅医学院作出杰出贡献的历任校、院、系所领导、师生及校友们，衷心祝愿中南大学湘雅医学院能够在新的征程创造新的辉煌！

前 言

　　值此中南大学湘雅医学院院庆 100 周年之际，也是中南大学口腔医学院建院 28 周年之时，将此书献给过去、现在和未来为湘雅口腔医学教育事业呕心沥血的人们！因为有你们的付出，才有湘雅口腔医学教育的今天！

　　再过 2 年，就是中南大学口腔医学院建院(系)30 周年。中国有句古话，"三十而立"，应该是为"而立之年"的口腔医学院写成长史的时候了。正当将这一想法与学院领导班子成员商量，寻思着什么时候动笔时，恰逢中南大学为庆祝湘雅医学院 100 周年筹备院庆工作，要求各二级学院编写学科发展史，使本书的进程得以加快。编写内容几经讨论，后又就书名一事商讨了多次。最初提出取名为"记忆"，感觉到有点俗气，后来改为"旅程"。"旅程"二字有三个层面的意义，一是反映学院历史的方方面面；二是面告世人，当前口腔医学院正在大踏步地往前赶；三是寓意着口腔医学院永不停息的未来。的确，湘雅口腔医学发源于有正式记载的 1923 年第一个牙科医师郑全博士开展牙科临床工作，然后到 1934 年湘雅医院牙科门诊聘请蒋祝华博士主诊，1958 年筹备成立湘雅二医院口腔科，1986 年成立湖南医学院口腔医学系，1988 年口腔系门诊开诊，1990 年湖南医科大学口腔楼落成，1992 年成立湘雅三医院口腔科，再到 2002 年 5 月成立中南大学口腔医学院，2012 年 3 月中南大学批准成立湘雅口腔医院。经过几代人的不懈努力，发展到今天在校生近 500 人，五年制、七年制、硕士研究生、博士研究生和留学生教育并存，拥有口腔医学一级学科硕士点，口腔整形美容学博士点、国家重点临床专科口腔颌面外科。更让人值得高兴的是 2014 年 3 月中南大学医学教育委员会讨论通过，从 2014 年开始招收八年制口腔医学生，使中南大学口腔医学院成为了国内 5 个培养八年制口腔医学生的学院之一。

鉴于此书为中南大学统一安排编撰的学科史，最终书名命名为《中南大学口腔医学学科发展史 1986—2013》。

本书是一部记载中南大学口腔医学教育近三十年历史的专题史书，不仅是一部完整记录湘雅口腔医学教育历史的重要资料，也是百年来数代湘雅口腔人艰苦创业历程积淀而成的结晶。该书内容有历史沿革与发展（阐述湘雅口腔医学教育的历史沿革与 28 年的发展主线）、大事年表、历任与现任领导介绍、管理机构设置与负责人、曾经和目前在学院工作的员工名单、本科生教育（包括教研室与教学基地）、研究生教育、留学生教育、成人教育、各类毕业生统计、各口腔医学中心（口腔科）与湘雅口腔医院介绍、科学研究、湘雅名医、硕博士研究生指导教师和副高以上人员介绍的英才荟萃、部分负责人岁月忆往、部分关键事件照片等内容。编者们的主旨思想是尊重历史，重现当年，激励后人。但由于时间和空间相距较远，学院分分合合，有限的档案资料几经搬迁，几易人手，遗失难免；加上部分前辈已离开我们，健在的前辈有的工作繁忙，或其他原因未能提供他们宝贵的资料，使得本书留下了很多遗憾。一个单位与一个民族一样，其历史是通过历史的构建、记忆而传承下来的，而史料的记载则是最重要的传承历史记忆的媒介，它将一个民族和一个集体的历史记忆深深地嵌入到一代又一代人的精神世界。虽然此书有很多不足，可能也有一些因记忆偏差出现的错误，但我们相信，读者们都会本着回忆当年，以大容小的平和心态来阅读此书，都会从一些不为人知的历史中了解各个时期创业者们的高尚情操和奉献精神，从而激发后人踏着前人的脚步一路向前，奔向前程似锦的未来！

黄俊辉　唐瞻贵
2014 年 9 月于中南大学口腔医学院（长沙）

目录

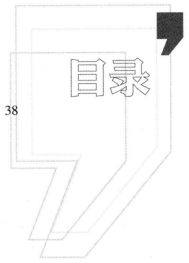

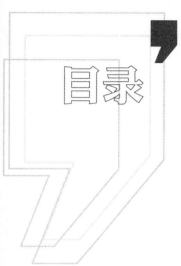

第 1 章　历史沿革与发展

1.1　历史沿革

1. 湘雅口腔医学教育的孕育

湘雅医学教育由湖南育群学会与美国耶鲁大学——雅礼协会合作创办于 1914 年。自创办到 2014 年，其校名变化依次是：私立湘雅医学专门学校、私立湘雅医科大学、私立湘雅医学院、国立湘雅医学院、湘雅医学院、湖南医学院、湖南医科大学、中南大学湘雅医学院。1914 年初开医学预科，1916 年始设医学本科。

湘雅医院的前身是雅礼协会 1906 年在长沙首创的第一家西医医院——雅礼医院，首任院长是美国人胡美博士，他毕业于美国霍普金斯大学。从湖南育群学会与雅礼协会合办湘雅医学教育的协议而论，雅礼医院应该在 1914 年 7 月改名为湘雅医院；从事实而论，雅礼医院是 1915 年 2 月，由长沙的西牌楼迁到潮宗街湘雅医学专门学校本部才正式改名为湘雅医院。当时，合办湘雅医学的协议主体是湖南育群学会与雅礼协会两家，湖南育群学会名下的责任由湖南省政府履行；但事实上的合作主体是湖南育群学会、雅礼协会、美国中华医学基金会（当时称洛克菲勒基金会）三家。1915 年洛克菲勒基金会为湘雅捐建了理化实验室。

要探寻口腔医学在湘雅的建立与发展源流，应包括口腔医学的临床与教学两个方面的实践。

在湘雅的历史上，口腔医学的临床实践早于教学实践，其历史名称叫牙科。口腔医学的临床历史，源远流长，可追溯到湘雅医院的前身，1906 年雅礼医院的创立。据 *Doctor East, Doctor West*（中文译为"道一风同"）一书中记载，胡美医师在长沙街头遇到唇裂患者，就建议他们到雅礼医院治疗，直到后来进行简单的补牙、拔牙治疗，形成了湘雅口腔医学的起源。

首先在湘雅历史上开展牙科临床工作的是中国广东人郑全。他是美国鲍耳铁马牙科大学毕业的牙科博士，来湘雅医院进行牙科临床工作的年代是 1920 年左右，学校收藏的雅礼协会提供的无声录像有其工作实况的视频记录。1923—1924 年版的《湖南长沙湘雅医学专门学校第八次校订章程》有其简历记载。这一文献说明，在湘雅的历史上，20 世纪 20 年代初已有专职的牙科医师和专门的牙科诊室。

据《湖南省志·卫生志》(1978—2002) 志稿参考样稿口腔科一章记载，1934年湘雅医院开设牙科门诊，是湖南省内综合医院最早开设的牙科门诊，聘请华西牙学院毕业的蒋祝华主诊。

据《国立湘雅医学院教员名录》载：1942 年前后，俄裔华籍人士范斯基，哈尔滨牙科学校毕业，来本院任外科学专任讲师。

1948 年 12 月，国立湘雅医学院院庆三十四周年，私立湘雅医院院长邓一韪在院庆特刊上撰发文章《湘雅医院——本院合作实习医院之一》，该文在报告湘雅医院工作概况时称：1947 年牙科初诊病人 312 人次，复诊 469 人次；1948 年 1—8月份，牙科初诊病人 631 人次，复诊 914 人次。这是现见到的湘雅有史以来有关口腔业务最早临床数据的报道，也说明湘雅医院在 1947 年前就有常设的牙科，早于《湘雅医院 1906—2006》一书有关湘雅口腔科创于 1949 年的记载。1949 年 9 月中旬，国立湘雅医学院由中国人民解放军军事管制委员会文化接管部接管，1951年 9 月学校更名为湘雅医学院，1951 年 12 月，湘雅医学院代表人民政府接管私立湘雅医院和私立湘雅高级护士职业学校暨助产学校。1953 年 10 月，学校改名为湖南医学院。1914—1951 年，有湘雅历史以来，湘雅医院只有护士与工友的名册，医院所有的临床医师都是学院在册的教职人员。

《湘雅医院 1906—2006》一书记载，1949 年时，湘雅医院的牙科医师是位叫白娥的苏联人，毕业于华西医科大学的牙学院，并有一名技士。1949 年 10 月后，白娥私人诊所开业，继续主持该科业务的是中国人柳树嘉医师。

柳树嘉，1939 年入四川成都华西协和大学牙学院学习，1946 年毕业，以 *A Microscopic Study of Comparative Oral Histology of Vertebrates* 获牙医学博士学位。参见《华西口腔百年史话》第三版 407 页。

1950 年 11 月《国立湘雅医学院教员分科统计表》记载的外科讲师柳树嘉是湘雅医院牙科的专职人员，后人认为她是湘雅口腔科的首位主任，但这年的学院教员分科统计表将柳树嘉登记在外科学教研组内，没有独立的牙科或口腔科的提法。1955 年湖南医学院全院各教研组人员名册记载，讲师柳树嘉仍属临床外科学教研组。

1957 年 11 月 19 日，湖南医学院附属医院（今湘雅医院）(1957)办制字第 864号向湖南医学院报告，拟将牙科改为口腔科。湖南医学院学办字 1957 年 12 月 29日封发的 2061 号批复，同意将牙科改为口腔科。这是湘雅临床医学史上首次有口腔科的提法。1958 年 7—8 月，从湘雅医院各科室抽调医护人员帮助新建的湘雅二医院开院，有资料称湘雅二医院设有口腔专业组，但从科室机构的划分而论，湘雅医院、湘雅二医院的口腔专业人员却仍属五官科系列的编制。

20 世纪 50 年代中期，湘雅医院牙科医技人员增加至医师 6 人、技术员 2 人、护士 1 人。专科病床增加至 12 张。医疗设备逐年增加，增至 6 张椅位，并增加了牙科 X 光机。医疗业务逐步扩大，并承担口腔医学教学任务。

1960 年 9 月湖南医学院教师名册记载，当年湘雅医院五官科学教研组人员中包括了柳树嘉、刘蜀蕃以及耳鼻咽喉科和眼科的医师等 19 人；湘雅二医院五官科学教研组包括有陈运美等 18 人。湖南医学院《"文化大革命"前教学人员名册》记载，外科教研组 23 人中，包括柳树嘉、刘蜀蕃两位讲师。

1966 年"文化大革命"开始后，校内口腔、眼、耳鼻咽喉科合并为"五官科"，但口腔科业务基本保留。

1973 年《湖南医学院附二院职工名册》载：耳鼻喉科有 9 人，其中专事口腔专业的有 4 人，为陈运美、由申强、郝成群、曾咏竹。这时口腔尚未单独设科。

2. 从无到有的口腔科学

尽管湘雅的口腔临床实践，前可以追溯到雅礼时期胡美博士的兔唇修补术的记载，后可至专职的牙科博士郑全开始的牙科业务，接着有 1947—1948 年牙科初、复诊病人的医疗统计，再后有湖南医学院学办字 1957 年 12 月 29 日封发的 2061 号批复，同意将湘雅医院的牙科改为口腔科文件，以及 1950—1974 年关于柳树嘉、刘蜀蕃、陈运美等口腔医学专业人员的表述，但他们的科室编制，要么划分在外科学组，如 1950 年到"文化大革命"前的学院教学人员名册；要么下属到五官科学组，如"文化大革命"前的学院教学人员名册到 1974 年名册。直到 1975 年，湖南医学院的职工名册才记载：附一院口腔科 2 人，是讲师刘蜀蕃、助教邓芳成。就行政科室而言，在历史文献中第二次出现了口腔科的名称；同年，附二院五官科有 9 人，注明专事口腔专业的只有李运良 1 人。1976 年湖南医学院职工名册记载：附二院口腔科有 6 人，为医师陈运美、由申强、郝成群、李纯、医士曾咏竹、副护士长彭国纯，至此口腔在附二院单独设科才有了名分。这就是说，在湘雅系统的临床医疗史上，口腔业务的开展虽历史悠久，但口腔专业在行政系列中单独设科是在 1975 年开始的。

从 1957 年到 1986 年，刘蜀蕃、沈子华参与了《口腔内科学》《外科小手术学》《颈部疾病学》和《耳鼻咽喉科理论与实践》的编写。1978 年，刘蜀蕃、沈子华主持的"10% 明矾治疗颌面部深部血管瘤"项目，获全国医药卫生科学大会奖。

1983 年附一院口腔科开始招收硕士研究生，翦新春是第一位学生。1985 年，翦新春主持的"口腔癌前疾患的研究"获湖南省卫生厅立项资助，1986 年翦新春毕业，成为湘雅口腔医学培养的首位硕士研究生。

附二院口腔专业建于 1958 年，1984 年正式成立口腔科教研室，陈运美任主任，凌天牖任副主任。

1.2 教育历程

1. 口腔医学系的建系初期(1986—1993)

湘雅口腔医学系成立于 20 世纪的 1986 年。口腔医学系的成立有着复杂的时代背景，是一个曲折艰难的过程。

长期以来，湖南的口腔医学事业发展比较缓慢，口腔医学专业人才数量不足，学历结构偏低。据有关资料披露：截至 20 世纪 70 年代末期，湖南省受过高等教育的口腔医学专业人才不足 200 人。这对一个拥有 6000 多万人口的大省来说，每 30 万人口中仅有 1 名口腔科医师，这一比例当时在全国 31 个省、市、自治区中，排名倒数第二，仅比西藏好一点。这种状况与湖南当时的经济发展水平极不相称，因为湖南地处中部，交通发达，经济发展水平并非处于国内落后水平，因此，湖南口腔医学水平没有理由非常落后。究其原因，与我省没有专门培养口腔医学专业人才的高等院校有关。因此，刘蜀蕃、凌天牖、沈子华等老一辈口腔界专家不断地向学校、卫生厅、卫生部、教育部、省市政府请求和呼吁，为了加强湖南省的口腔医学事业的建设，要求成立口腔医学系。最终，此情况引起了时任中共中央总书记胡耀邦的高度重视，专门指示湖南省委领导，尽快组建口腔医学系。从中央到国家教委、卫生部、中共湖南省委和省政府都一致认为，在湖南兴办高等口腔医学教育以培养高层次的口腔医学专门人才非常必要，刻不容缓，势在必行。湖南省委主管领导王向天副省长亲自组织协调，决定由湖南医学院具体实施。这就是湘雅口腔医学系诞生的历史背景。学校领导会同有关专家和教授，经过充分论证和上下奔走，终于经卫生部同意下文成立湖南医学院口腔医学系，1986 年 4 月 25 日正式建系。1986 年 8 月湖南医学院下文，任命王雨田任口腔医学系党支部书记，刘蜀蕃任主任，凌天牖任系副主任。

为开展口腔医学专业本科教育做准备，在招收五年制本科生前的一年，即 1986 年口腔系招收了第一届成人教育性质的口腔大专班学生 30 名，于 1987 年继续招收了 30 名进行培养。为解决学生的实验教学场地问题，1987 年因陋就简地拼凑了一间临时综合实验室，完成了临床前期实验课的教学。

1987 年 3 月，湖南医学院在口腔医学系设立了 5 个教研室，并任命了相应的教研室负责人。教研室有：口腔解剖生理学教研室、口腔组织病理学教研室、口腔内科学教研室、口腔颌面外科学教研室和口腔矫形学教研室。口腔解剖生理学教研室由人体解剖学教研室主任郑德枢教授兼任主任，当年的专职教师为涂玲，刘其炎为专职实验室技术员。口腔组织病理学教研室由病理解剖学教研室主任许建晃教授兼任主任，专职教师有谢予萍和姚志刚，实验室技术员贺剑鸣。口腔内科学教研室主任由刘蜀蕃教授兼任，教师包括了湖南医学院附属一医院和附属二医院口腔内科的医师。口腔颌面外科学教研室主任由沈子华担任，教师主要是两所附属医院从事口腔颌面外科的医师。口腔矫形学教研室主任由附属二医院口腔科主任陈运美副教授担任。当时，包括附属医院口腔科的医师在内，全系有教职工 32 人，医疗、教学和科研用房 100 余平方米，系办公室设在湖南医学院第二教学楼后的小别墅内。

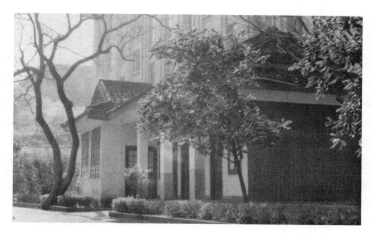

建系时期的办公室（已拆）设在湖南医学院第二教学楼后的小别墅内

成立口腔医学系的工作千头万绪，"兵马未动，粮草先行"，要成立口腔医学系，当务之急是做好师资培养。为培养师资，做好口腔解剖和口腔病理的开课准备，刘蜀蕃、凌天牖、沈子华等建议学校从解剖学教研室选派涂玲老师到湖北医学院口腔医学系进修学习口腔解剖生理学 1 年（1985—1986）；从病理学教研室选派姚志刚老师到北京医科大学病理研究室全国高师班进修学习 1 年（1986—1987）。同时，从 1982 级临床医学专业学生中遴选唐瞻贵、雷勇华、顾湘、刘金兵、柳志文、黄生高、郭新程、刘迎春、阙国鹰、涂晓 10 名品学兼优的学生送到北京医科大学口腔医学院插班就读（师资代培）3 年。他们学成回系后，成为各教研室的骨干力量。

1986 年 7 月 28 日，口腔内科学被批准为硕士学位授权点，导师有刘蜀蕃教授。

为进一步培养师资力量，1987 年再次从临床医学系 1984 级学生中选派李奉华、欧新荣、高义军、许春姣、冯云枝、湛凤凰、徐红卫、苏葵、陈罕、王承兴 10 名同学到华西医科大学口腔医学院插班就读（师资代培）3 年。

1987 年，口腔系招收首届五年制本科学生。设立口腔内科学教研室，口腔颌面外科学教研室，口腔修复学教研室，刘蜀蕃、陈运美、李纯分别任教研室主任；

方厂云担任教研室筹备组秘书，带领王树芝、李伟、米大丽、刘良奎等教辅人员赴湖北医学院口腔医学系学习考察，筹备教具和教学准备工作。办学开课之初，口腔医学系拥有包括 1 间行政办公室、3 间教研室的独栋办公用房，及处于湖南医学院老图书馆一楼东侧的 1 间临床实验教室；主要教学设备仅包括 4 台美国产 Adec 综合治疗台、1 台 Koda 幻灯放映机、1 台德国产牙科实习用仿头模和 20 台国产电动牙科钻。1988 年口腔医学系在湘雅路湖南医科大学校门西侧，开设口腔门诊部，设椅位 4 张。

学生进入临床前期学习的实验教学场地是 1987 年三个临床教研室因陋就简拼凑起来的一间临时综合实验室。因教学经费有限，都是自己动手收集牙齿、做切片和磨片、殆模等，自制了大量的教具。为争取办学经费，刘蜀蕃主任向时任湖南省人民政府副省长陈邦柱打报告，几经转办，最后由卫生厅解决 20 万元，到 1989 年逐步完成了 3 个临床教研室的实验室建设。考虑到口腔系学生临床实习的需要，1988 年底经过积极筹备，在湖南医科大学校门西侧开辟了简易门诊，当时仅有两间房子，4 台牙科椅，后来获世界银行无息贷款购买了牙科全景机 1 台，同时，安排小部分青年教师上班，其余人员轮流派往附一、附二医院口腔科工作，借以巩固所学的知识和提高医疗水平，为新门诊开诊做好人才储备。

1989 年，日本鹿儿岛大学齿学部赠送湖南医科大学口腔系全景 X 光机仪式举行，校领导陈服文副校长、校外事处晏仲舒处长、口腔系副主任凌天牖教授、沈子华教授等出席仪式。

1989 年的湘雅医院口腔科已分设口腔内科、口腔颌面外科、口腔矫形科（包括修复与正畸），进行分科分专业发展，1990 年口腔颌面外科病房独立运行，设 29 张病床。同期的湘雅二医院口腔科的业务也不断扩大，但没有分专科，设有病房。湘雅三医院于 1989 年 11 月 28 日破土奠基，1992 年口腔门诊试运行，口腔科此时刚刚起步。

1990 年底口腔综合楼竣工，其中一、二层作为口腔系门诊，经过一段时间的装修与设备安装，于 1991 年 5 月开诊。门诊设有口腔内科及口腔预防科，口腔颌面外科及口腔放射科，口腔修复及口腔正畸科，口腔病理科。设有牙科治疗椅 30 余台，同时在门诊二楼设置了教研室和系办公室等行政办公区。

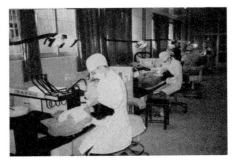

新落成的口腔楼的诊室

口腔系自创建到 1993 年的 7 年间，虽起步艰难，但在学科建设方面取得了一定的成绩。1987 年招收第一批五年制本科生 30 名，1988 年招生 30 名（后从医学系六年制转来 1 人，实际 31 人)，1989 年招生 30 名，1990 年招生 29 名，1991 年招生 29 名(分流 6 人到眼科专业，4 人到耳鼻咽喉科专业)，1992 年招生 32 名(分流 5 人到眼科专业，2 人到耳鼻咽喉科专业)，1993 年计划招生 29 名，实际招收 27 人。1988 年，刘蜀蕃、蔺新春、沈子华等主持的"口腔黏膜下纤维性变的研究"获省教委科技进步二等奖。1989 年口腔系组织了以刘蜀蕃、沈子华、陈运美、洪占元、黄昌固等骨干力量为首的全国第四批博士学位授权学科申报工作。1993 年，陈运美、李纯等主持的"上颌骨缺损的赝复治疗"获省医药卫生科技进步四等奖。洪占元、邓芳成、蔺新春、刘蜀蕃、沈子华中标省卫生厅或 CMB 基金或省科委课题一项。蔺新春、邓芳成等参与了《最新医疗保健实用手册》的编写。到 1993 年，高山、王小平、邓年丰、喻建军、唐瞻贵、方厂云硕士毕业。

1990 年 3 月，刘蜀蕃教授因年龄关系不再担任系主任工作，学校决定由凌天牖副主任主持工作到 1993 年 4 月(1991 年出国期间，由王雨田和张素银同志代理工作)。

1992 年 3 月湖南医科大学任命汪恒益为口腔医学系副书记。1993 年 10 月由沈子华任系主任到 1994 年 11 月，此期间，蔺新春和吴汉江任副主任。王雨田任书记到 1993 年 10 月，罗远才任书记兼副主任，汪恒益从 1992 年 3 月起到 1993 年 10 月任副书记，兼副主任。涂玲从 1993 年 10 月起到 1996 年 7 月任系办公室主任。

2. 湘雅医院托管时期(1994—2001)

1993 年 12 月 12 日，当时的湖南医科大学为解决口腔医学生教学和临床实习等一系列问题，决定依托湘雅医院，同时整合其他附属医院的口腔师资力量，将口腔医学系交由湘雅医院托管，全体教职员工的编制纳入医院，业务与湘雅医院口腔科合并。对外称谓是湖南医科大学第一临床学院口腔系，党支部为第一临床学院口腔系党支部(第 15 支部)。罗远才 1993 年 6 月—1994 年 7 月任副书记，1994 年 8 月—1997 年 4 月任书记，1993 年 10 月—1995 年 12 月兼副主任。沈子华从 1993 年 10 月任系主任至 1994 年 11 月，1994 年 8 月—1997 年 4 月兼任副书记并兼管纪检工作。蔺新春自 1994 年 11 月起任副主任主持工作至 2002 年 5 月，吴汉江 1994 年 11 月起任副主任至 2002 年 5 月。彭解英自 1997 年 4 月至 2002 年 5 月任第一临床学院口腔系党支部(第 15 支部)书记。

1993 年 12 月到 2002 年 4 月的 8 年期间，口腔医学系在湖南医科大学/中南大学、湘雅医院双重领导，"一套人马、两块牌子(湖南医科大学/中南大学口腔医学系)"的体制下从事教学、科研和医疗工作。

此时期，口腔系的教学发展取得了较大的进步。1994—2001 年口腔五年制本科招生情况如下：1994 年 30 名，1995 年停招一年，1996 年 30 名，1997 年 30 名，1998 年 30 名，1999 年 32 名，2000 年 60 名，2001 年 31 名。2001 年首次招收七年制本科生 30 名。

在科研方面:1994 年,沈子华教授首获国家自然科学基金 1 项,经费 5 万元。从 1994—2001 年间,口腔系共获得省科委基金项目 15 项,经费 21 万元;其他省厅项目和横向课题资助 20 项,经费 47 万元。发表论文 200 余篇,其中翦新春、唐瞻贵等发表的论文分别获省自然科学优秀论文一等奖 1 篇,省科协优秀论文一等奖 1 篇,省自然科学优秀论文二等奖 2 篇。主编和参编著作 19 部。

1996 年 5 月 30 日,举行了湖南医科大学口腔医学系建系 10 年庆祝大会,全面总结了建系 10 年来的工作成绩。校党委书记孙振球、湘雅医院院长田勇泉出席大会并讲话,系党支部书记罗远才、主持工作的系副主任翦新春分别讲话。此次会议是口腔医学系发展史

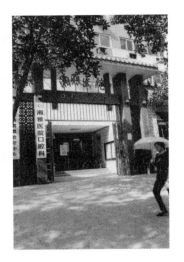

口腔楼前门(系门诊部与湘雅医院口腔科合并为湘雅医院口腔科门诊部)

上的一次承前启后的重要会议。此时期,包括刘蜀蕃、沈子华、罗远才、涂玲、粟红兵、陈运美、翦新春在省内或国内及日本的 13 个口腔专业组织任委员、常委或主任委员。师资中教授 2 人、副教授或副主任医师 8 人、副主任技师 2 人、讲师和主治医师 11 人、主管技师和护师 8 人、助教与经治医师 8 人、初级技师与护士 18 人。先后有刘蜀蕃、邓芳成(2 次)、翦新春、罗远才、唐瞻贵、沈子华参加国际学术会议。

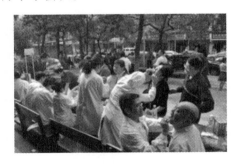

七年制学生校外社会实践活动

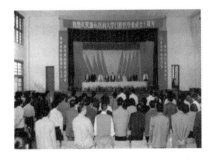

系庆十周年

在学科点建设方面,口腔内科学硕士授权点已于 1986 年获准,口腔颌面外科学硕士授权点于 1993 年获准,口腔基础医学硕士授权点于 2001 年获准。翦新春教授挂靠外科学博士授权点于 2001 年获准招收博士研究生。到 2001 年已有硕士毕业的研究生 32 名。

湘雅医院托管期间,涂玲从1993年10月任系办主任至1996年。陈新群从1994年12月起任系办副主任,1996年任系办副主任主持工作到2002年7月。

3.口腔医学院时期(2002—2013)

2000年4月29日,由湖南医科大学、长沙铁道学院与中南工业大学合并组建新的中南大学。2001年招收首届口腔医学七年制本科生。

借学校合并之机,为进一步加快口腔医学学科的发展,翦新春、吴汉江等系领导决定成立口腔医学院,经多方请示、报告与协调,说明理由,阐述成立口腔医学院的重要性,最终获得学校的同意,2002年5月20日第十二次校务会经过研究,决定成立口腔医学院。5月23日中大人字[2002]83号《关于成立中南大学基础医学院和中南大学口腔医学院的决定》指出,由胡冬煦、孙振球具体负责有关协调工作,并分别成立相应的筹备工作小组,口腔医学院筹备工作小组组长为胡铁辉,组员包括范学工、薛志敏、周昌菊、翦新春、吴汉江。新成立的口腔医学院对外称为中南大学湘雅口腔医学院,但中南大学文件与公章均为中南大学口腔医学院。

2002年6月3日中大党组字[2002]27号《关于成立中共中南大学口腔医学院总支部委员会的通知》,决定成立中共中南大学口腔医学院总支部委员会。委员会由宋爱丽、翦新春、唐瞻贵、涂晓等同志组成,宋爱丽任书记。另行文任命翦新春为院长,吴汉江、黄建华、唐瞻贵、方厂云、涂晓为副院长,同时,梁银辉任口腔医学院党总支组织干事,李奉华为口腔医学院办公室主任。

2002年为口腔医学院成立的第一年,学院首先是明确院领导的分工,建章立制,完善管理机制,理顺口腔医学院的管理模式,争取从湘雅医院独立出来,享有中南大学独立二级单位应有的人员编制,管理机构,资金、财产和政策支持,力争尽早成立口腔医院。

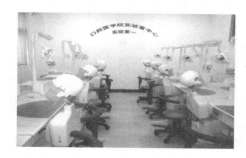

口腔医学实验中心

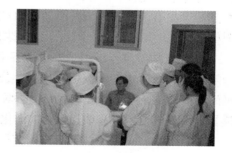

翦新春教授为学生上课

2002年底胡铁辉副校长来院就以上问题召开了现场办公会。会议中提出学院学科管理框架划分:成立口腔基础医学系和口腔临床医学系两个二级学科,设立9个教研室和一个口腔教学实验中心。

成立口腔医学研究所(学院自主设立),下设口腔癌变原理研究室、口腔生物学研究室、口腔组织工程研究室,任命蒉新春院长为口腔医学研究所所长,同时,任命了各教研室、研究室和实验中心的负责人。随后学校下文成立"中南大学口腔癌前病变研究所",蒉新春院长任所长。

教学、科研和党务行政办公场地从门诊二楼逐步搬迁到原湖南医科大学老图书馆,并进行了整体布局设计。在学院后栋教学楼的一楼装备了先进的仿真头模教学实验室2间,颌面外科教学实验室1间,基本满足了学生的实习操作要求。据《湘雅春秋(1994—2004)》一书第525页记载,学院拥有教学用房650平方米,更新了教学设备,购置了16套教学头模及配套设备;该书还记载,至此时期,已培养硕士研究生20人,在读硕士研究生10人,在读博士研究生6人。

门诊医疗科室调整,口腔内科分设牙体牙髓科、牙周黏膜科、儿童牙病和预防科,口腔颌面外科分美容组、肿瘤组、种植组等,设立口腔修复科、口腔正畸科、口腔放射科、口腔病理科等。

引进人才和新技术,扩大病源,增加收入,拟成立股份制器械和药品采购公司,专科药房和口腔义齿制作中心。

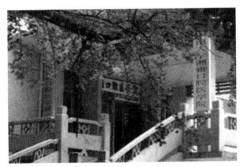

口腔医学院教学楼

学院党总支部负责学院及湘雅医院口腔科党员的管理,分设三个支部,即口腔内科为第一支部,口腔颌面外科为第二支部,口腔矫形、口病、口解教研室和办公室组成第三支部。酝酿组建团组织。党务工作的重点是:抓好"三讲"和"三个代表"思想学习,结合学院的工作要求进行贯彻落实。

2003年学院重点组织了外出考察全国其他口腔医学院的办学体制,以探讨适合学院的发展模式。但校领导现场办公会后指出,目前口腔医学院独立办院的时机尚不成熟,维持原管理体制,教学编制有待学校研究解决。学院成立了首届教授委员会。进行了门诊改造装修,优化就医环境,成立了义齿制作中心。

2004年3月,主持教学工作的方厂云副院长因攻读博士学位需脱产到武汉大学口腔医学院学习,学院任命阙国鹰为院长助理,代理方厂云副院长的教学管理工作。同年12月,涂晓副院长出国。

2004年,根据当时国内部分著名口腔院校停止五年制招生的情况,考虑到学院师资力量紧张等原因,学院向学校提出停止口腔医学五年制学生的招生。为改善办学条件,进行了教学行政综合楼的改造装修,确定湘潭口腔医院为教学实习基地，开办口腔成人教育和开设硕士学位课程班。

　　2004 年招收首届国外留学硕士生，来自巴勒斯坦的米克和巴基斯坦的米阳和努尔来院攻读口腔医学硕士学位。

　　这一年，首次参加国家一级学科评估，院领导高度重视，精心组织，积极准备，在全国一级学科评估中，与西安交通大学并列获得口腔医学一级学科全国排名第九位的好成绩，也是中南大学几个进入全国十强的一级学科之一，为学校争了光，为全体湘雅口腔人争得了荣誉，极大地振奋了全院教职员工。这一成绩，在口腔医学院的发展史上具有里程碑式的意义。

　　2005 年，中南大学李健书记来院调研，学院再次请求学校给予口腔医学院独立二级学院的地位、政策和待遇，并要求成立口腔医院。

　　由于体制不顺，教学工作难以顺利进行，为做好教学工作，经与湘雅二医院薛志敏副院长、吴汉江主任协商，达成口腔医学院将相应的教学运转经费和实习费拨给湘雅二医院，将教学计划交由湘雅二医院教学办安排，湘雅二医院承担教师的备课费和上课费。

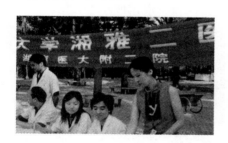

罗建国等老师带领学生开展社会实践活动

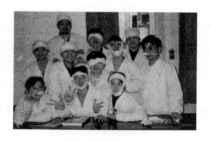

口腔颌面外科实习课

　　2005 年学院积极准备了牙周黏膜病学、口腔颌面外科学校级精品课程的申报。同年获得了口腔医学一级学科硕士学位授权点。积极准备申报口腔医学博士点。承办了全国口腔医学教育专业委员会会议和中华医学会口腔黏膜病专业委员会年会。

　　这一年，湘雅医院口腔科负责人调整，翦新春任主任，彭解英、唐瞻贵、方厂云、雷勇华任副主任，李小玲任门诊护士长。由翦新春教授指导的首批博士研究生蒋灿华、许春姣毕业，获外科学博士学位。

　　湘雅二医院口腔科于 2005 年被省卫生厅确定为"湖南省口腔医学临床质量控制中心"挂靠单位。完成了学院的二级学科专业分科。

　　学院承办了中华口腔医学会口腔医学教育专业委员会常委扩大会议。

　　2006 年 3 月中南大学组织对学院领导班子进行调整和党总支改选，胡定跃任副书记（主持工作），翦新春任院长，唐瞻贵和阙国鹰任副院长，同时进行了教研室主任调整和任命。

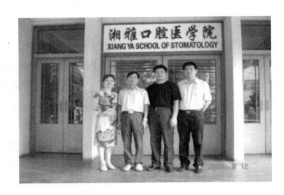

左起 副院长阚国鹰 院长翦新春 副书记胡定跃 副院长唐瞻贵

　　该年度学院主要工作是迎接教育部对中南大学本科生教学工作的检查评估。承办了南方16省口腔执业医师考试考官培训会议和OSF国际学术会议。

　　2007年6月27日学校任命黄俊辉为院长，兼管党务工作。因胡定跃副书记参加援非医疗队外出英语培训，校党委委托黄俊辉同期主持党务工作。

　　该年度主要是配合学校开展本科教学质量与教学改革工程工作，开展省级、校级重点学科和博士点申报工作，以及讨论湘雅医院新医疗区口腔科整体布局方案。黄俊辉接任院长后，为筹建

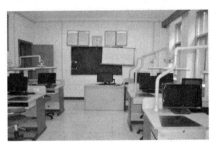

口腔颌面外科教学实验室

口腔医院而组织专门力量进行调研，安排党办主任梁银辉收集了当时国内70所口腔医学院校附属口腔医院或口腔门诊部的情况，包括医务人员、牙椅、病床、年医疗收入等关键性数据组织成系统报告，向全体校领导呈递。在调研中发现，开展了口腔医学教育的教育部直属大学中95%以上拥有附属口腔医院，规模有大有小。经多次申请，反复要求后，在校内引起了一定的反响，大部分人表示同情、支持。但也有少数人提议参照麻醉系、精神卫生系的管理模式，将口腔医学院回归到2002年5月以前的口腔医学系状态，仍由湘雅医院托管。为此，学院班子最终促成了口腔医学院成立以来的第三次现场办公会，黄伯云校长、黄健柏副校长、田勇泉副校长和人事、教务、研究生院、后勤等校领导及部门负责人出席会议，专题讨论学院未来走向与发展事宜。会议最后确定了"大学支持、独立发展、适时建设附属口腔医院"的思路。

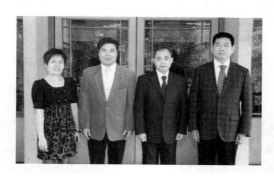

左起 副院长阙国鹰 副书记胡定跃 院长黄俊辉 副院长唐瞻贵

　　首批来自巴勒斯坦的留学生米克和巴基斯坦的米阳和努尔毕业，获口腔医学硕士学位。

　　为满足七年制学生学位培养实验要求，在学院教学楼的二楼建立了口腔医学研究所公用实验室，配备超低温冰箱、高速离心机等先进实验设备，还设立了无菌操作工作室，为硕博士研究生和七年长学制学生提供实验场所。

　　2008 年湘雅医院口腔科班子调整任命，唐瞻贵副院长兼任科主任，方厂云、雷勇华任副主任。开展了口腔颌面外科学校级精品课程申报工作，开始了口腔临床医学校级重点学科二期建设工作。举办了口腔头颈颌面肿瘤内科治疗定稿会。聘请边专、孙沫逸为兼职教授，蔡逸强为客座教授。

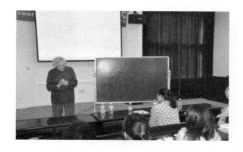

美国耶鲁大学 Alan Garen 教授讲座

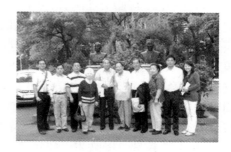

原中华口腔医学会会长张震康教授、
时任会长王兴教授来院指导(2009)

　　为了尽快达到建立口腔医院的目标，在前几任领导工作经验基础上，黄俊辉采取了"曲线救国"的战略。经田勇泉副校长同意，于 2008 年 3 月向长沙市卫生局申请成立"中南大学口腔医学院附属口腔门诊部"，2008 年年底长沙市卫生局正式批准同意设立附属门诊部，于 2009 年初由长沙市卫生局颁发了医疗机构执业许可证。但此期间学院本部医务人员和医疗业务仍由湘雅医院管理，附属口腔门诊部未独立开诊。此举为后来成立湘雅口腔医院奠定了一定的基础。

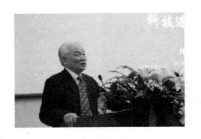

中国工程院院士、上海交通大学邱蔚六教授来院讲座

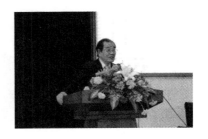

中华口腔医学会王兴会长来院给学生作报告

2009 年经学校批准，长沙市口腔医院成为学院的教学医院。承办了 2009 年口腔医学新进展研讨会，聘请王松灵为兼职教授，高山为客座教授。建立口腔医学研究所实验室、无菌操作工作室、配备超低温冰箱、高速离心机等实验设备，为硕博士研究生和七年长学制学生提供实验场所。黄俊辉主审，唐瞻贵主编，谢晓莉副主编，刘迎春、李奉华、阙国鹰参与编写的《国家执业医师资格考试应试教材·实践技能——口腔执业（助理）医师》一书由新世界出版社出版。阙国鹰副院长作为专家参加全国口腔医学专业认证的检查。

2010 年 7 月，学校对各二级单位班子进行调整，口腔医学院班子调整任命：黄俊辉任书记，唐瞻贵任院长，阙国鹰、黄建华任副院长。

当年，恢复了口腔医学五年制招生，开展口腔医学一级学科博士点申报工作。举办了 2010 年口腔医学新进展研讨会并进行了中南大学组建 10 周年庆典准备工作。成立湖南省口腔医学教育专业委员会，挂靠学院，黄俊辉任主任委员，唐瞻贵、阙国鹰、黄建华、吴汉江等任副主任委员。由黄俊辉主持，中南大学口腔医学院和长沙市、株洲市和湘潭市口腔专家参

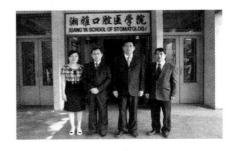

左起 副院长阙国鹰 书记黄俊辉 院长唐瞻贵 副院长黄建华

加的"长株潭城市群一体化建设口腔医疗资源调查"分别获得湖南省科学技术厅和长沙市科学技术局的资助，开启了湖南省"两型社会"建设口腔卫生资源调查的全面研究，为政府领导决策提供理论依据。七年制学生梁烨获中南大学第二届"十大杰出学子"称号。唐瞻贵被聘为香港大学名誉教授。

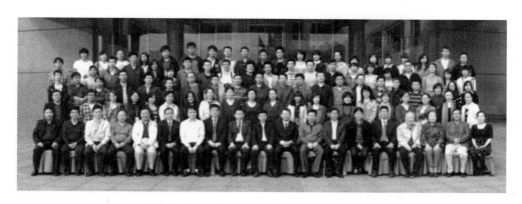

湖南省医学教育科技学会口腔医学教育专业委员会成立合影

2011 年中南大学正式下文成立"中南大学口腔医学研究所",并调整中南大学口腔癌前病变研究所负责人,二所均由唐瞻贵院长任所长。

口腔颌面外科获卫生部临床重点专科。学院成为"中华口腔医学会口腔专业护士临床实践培训基地"和"湖南省口腔医学会"挂靠单位。举办了 2011 年口腔医学新进展研讨会。口腔医学一级学科成为"'十二五'校级重点学科",唐瞻贵当选中华口腔医学会第四届理事会常务理事,获省级重点实验室培育项目立项,彭解英教授获湖南省首届职工科技创新奖二等奖(医学类唯一奖项),成为《口腔医学研究》副主编单位,新增 3 名编委,召开了第六次全国口腔颌面—头颈肿瘤内科学术研讨会暨学组成立大会。为适应国内发展趋势,规范湖南口腔医疗行业管理,开展学术交流,经积极筹备,于 2011 年 12 月成立湖南省口腔医学会,翦新春教授当选为首届会长。

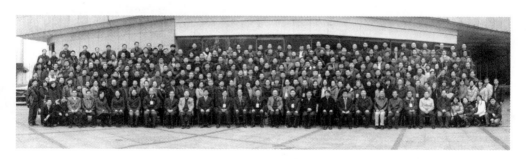

湖南省口腔医学会成立合影(2011)

2012 年获口腔整形美容学博士学位授予权。

翦新春教授被评选为首届中南大学湘雅名医。

举办了 2012 年口腔医学新进展研讨会，"口腔颌面影像诊断学"双语教学通过学校认定，黄俊辉主持的"提高医学生人文医学执行能力的研究"获中南大学高等教育教学成果一等奖，实现了学院教学成果的重大突破。同年，学院还获中南大学招生宣传突出贡献奖，成为中华口腔医学会口腔专业护士临床实践培训基地，举办了 2012 全国口腔生物医学学术年会暨口腔医学新进展研讨会，承办第十三次全国口腔医学院（口腔医院）办公室主任工作会议，举办教育部委托的"2012 中南大学口腔医学院—香港大学牙学院文化和学术交流周"活动，接待香港大学牙学院 17 名师生来院访问讲学。当年，根据中南大学的要求，开设新生课。

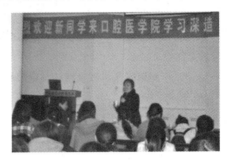

阙国鹰副院长上新生课

2012 年 10 月 16 日湘雅医院业务科室换届，方厂云任口腔医学教研室主任兼口腔科主任、口腔内科主任；雷勇华任口腔医学教研室副主任兼口腔科副主任、口腔修复科主任；蒋灿华任口腔医学教研室副主任兼口腔科副主任、口腔颌面外科主任；苏彤任口腔医学教研室副主任兼口腔科副主任。11 月 8 日，湘雅医院口腔科回迁湘雅医院新门诊大楼开诊。

这一年，在学院领导班子多方协调和运筹下，获得了学校在教学设施装备方面的大力支持，给予 320 多万元德国进口仿头模装备，实验教学中心的主要场地也从教学楼的一楼搬迁到四楼，极大地改善了教学条件。

在黄俊辉和唐瞻贵等主要院领导的积极推动下，2012 年 2 月由张尧学校长提议，校党政办公会议通过，决定成立中南大学湘雅口腔医院，拨付先期建设专款 2000 万元。因中南大学规模大，管理部门也多，为确保口腔医院高标准、高质量、高速度地建设，成立了以张尧学校长为组长，黄健柏常务副校长、田勇泉副校长、陶立坚副书记为副组长的湘雅口腔医院筹建领导小组，并成立了由

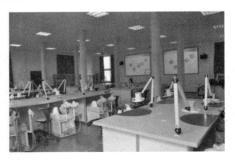

德国进口教学设备

相关部处、湘雅医学院、口腔医学院和湘雅系统附属医院领导组成的工作小组。建院的指导思路是边建设边发展，先在原门诊部和教学楼的基础上，提质改造，

完成医院第一期工程建设。

　　湘雅口腔医院的建设得到了各级领导和主管部门的高度重视和支持，采取了特事特办的方法支持口腔医院的建设。2012 年 2 月 24 日学校向湖南省人民政府呈报《关于成立湘雅口腔医院的请示》，2 月 26 日李友志副省长批示省卫生厅研究支持。2 月 29 日省卫生厅张健厅长批示医政处按政策予以支持。3 月 5 日医政处高纪平处长一行来医院现场考察、指导医疗机构执业许可证申请等相关事宜。3 月 7 日学校召开口腔医院筹备领导小组第一次全体会议，布置具体筹建工作。3 月 14 日张尧学校长、陶立坚副书记一行来院指导筹建工作，2012 年 4 月 7 日学校任命唐瞻贵任湘雅口腔医院院长（兼）。4 月 19 日卫生厅下达同意设置中南大学湘雅口腔医院的函。至此，湘雅口腔医院从申请成立到正式批准同意建立，在不到两个月的时间内办理完毕。

　　在湘雅口腔医院成立之初，校领导根据当时的政策、形势，拟探索一条引进社会资本，加速医院建设步伐，一次性到位的发展道路，指示学院领导班子与民营资本方联系与洽谈。2012 年 5 月至 11 月，学院先后与品鉴品位（香港）传播机构、招商湘江产业管理有限公司、湖南达美投资有限公司、湖南爱尔医疗投资有限公司等进行融资谈判，但由于双方在办院宗旨、股权结构、投资上市、土地与物产权等方面的分歧，以及国有资本与民营资本相融的政策壁垒突破等方面的原因，最终谈判无果。

　　随后，医院注册受当时政策的限制，一波三折。中南大学由教育部直属，当时政策是教育部不办医疗机构。国家医疗卫生体制改革的主张是鼓励社会资本办医，控制公立医疗机构的设置，当年卫生部已停止了公立医疗机构的审批。因此，通过中央或地方编制办审批注册为公立医疗机构已无可能，最后只能选择在工商行政部门注册为企业性质的医疗机构或在民政部门注

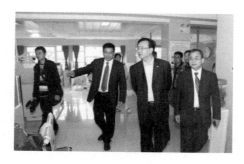

黄俊辉书记、唐瞻贵院长陪同湖南省政府副省长李友志视察先进的医疗设备和优雅的医院环境（2013 年 4 月 26 日）

册为民办非营利性医疗机构。征求职工意见，均不同意办成企业性质的医疗机构。在此情况下，经请求校领导同意，选择在湖南省民政厅注册为非政府办非营利性医疗机构。基于医院注册性质原因，100 万元注册资本的 30% 由学校承担，70% 以学校教育基金名义出资，完成了医院注册登记的工作。

　　2013 年 2 月 3 日中南大学湘雅医院正式下文［院行字〔2013〕7 号］，湘雅医院口腔科正式更名为湘雅医院口腔医学中心，科级设置、编制和职能不变。4 月 1

日中南大学湘雅口腔医院试运行。同时，湘雅口腔医院门诊部独立并试运行，4月26日，中南大学湘雅口腔医院与湘雅医院口腔医学中心正式分离。当日上午，在长沙市湘江世纪城的世纪金源大酒店举行中南大学湘雅口腔医院揭牌仪式。中华口腔医学会会长王兴（北京大学教授）、首都医科大学副校长王松灵等国内部分院校领导专家、湖南省相关厅局、校领导、二级单位代表等400余人参加仪式。

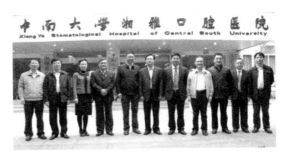

湖南省人民政府副省长李友志、湖南省卫生厅党组书记肖策群、中南大学校长张尧学、副校长田勇泉、党委副书记陶立坚、湘雅医院党委书记肖平、湘雅医院院长孙虹、湘雅口腔医院书记黄俊辉、院长唐瞻贵、副院长谢晓莉在新开诊的医院正门前合影（2013年4月26日）

当日上午湖南省政府副省长李友志率相关厅局长考察医院。

5月16日中南大学任命湘雅口腔医院领导班子：黄俊辉任书记，唐瞻贵任院长，谢晓莉、李奉华任副院长。同月，中南大学湘雅口腔医院理事会、监事会成立。

湘雅口腔医院批准一期规模为60张牙椅、50张病床，为三级口腔专科医院。拥有一支学历层次高，实力雄厚的医疗技术人员队伍，有一批博士研究生导师和硕士研究生导师。医疗技术人员56%以上具有博士学位，20%以上有海外留学经历，中南大学湘雅名医1名。所有护士接受过北京大学口腔医院口腔专业护理技能培训。

医院设有牙体牙髓科、牙周科、口腔黏膜科、儿童口腔科、口腔颌面外科、口腔修复科、口腔正畸科、口腔特诊科，口腔综合科、口腔急诊科、口腔预防科、口腔病理科、口腔放射科、检验科、药剂科、以及相关辅助科室，另设有口腔种植中心、口腔美容中心、牙周治疗中心和血管瘤治疗中心。拥有先进的牙科综合治疗椅、新一代水激光综合治疗仪、大视野口腔CBCT、进口根管显微镜、笑气镇痛机、口腔三维影像诊断分析系统等世界一流诊疗设备。除常规开展口腔常见和多发疾病的诊治外，开展了疑难根管治疗、根尖手术、复杂牙周病综合治疗、疑难全口牙缺失修复、颌面部术后缺损修复、口腔黏膜下纤维性变综合治疗、鼾症与阻塞性呼吸睡眠暂停综合征、头颈部肿瘤的诊断与综合治疗、颞下颌关节紊乱综合征、口腔颌面部疼痛等专科专病治疗，已成为湖南省乃至周边省份口腔医疗治疗中心。

一所设备先进、功能齐全的现代化口腔医院呈现在世人面前，成就了几代湘雅口腔人的梦想，也结束了湖南省没有省级口腔专科医院的历史，对完善中南大学口腔医学的教学体系，完善湖南医疗卫生保健体系，加快口腔医学教育、科学研究和医疗保健的发展，提升区域性口腔医疗保健能力和水平，服务国家经济建设，促进社会发展产生了积极和深远的影响。

2013 年 10 月唐瞻贵教授荣获第二届中南大学"湘雅名医"称号。

2013 年 10 月 30 日口腔系创始人刘蜀蕃教授辞世，享年 84 岁。

口腔医学院成立后，湘雅口腔医学教育迎来了一个快速发展期。逐步向"口腔医学院—口腔医院—口腔医学研究所"三位一体的模式发展。到 2013，学院有教职员工 160 人，其中教授、副教授 47 人，博士生导师 5 人，硕士生导师 30 余名。在校博士研究生、硕士研究生、留学生、五年制及七年制本科生等近 500 名。学院下设党总支办公室、院行政办公室、教学办公室、科研及研究生管理办公室。教研室包括有口腔解剖生理学教研室、殆学教研室、口腔组织病理学教研室、口腔颌面医学影像诊断学教研室、口腔生物学教研室、口腔颌面外科学教研室、口腔修复学教研室、口腔材料学教研室、牙体牙髓病学教研室、口腔临床药物学教研室、牙周病学教研室、口腔黏膜病学教研室、口腔正畸学教研室、口腔预防医学教研室、儿童口腔医学教研室。临床科室包括口腔颌面外科、牙体牙髓科、牙周黏膜科、儿童口腔及口腔预防科、口腔修复科、口腔正畸科、口腔颌面医学影像诊断科、口腔组织病理科。设有口腔医学实验中心。拥有湘雅口腔医院（2012年成立）、湘雅医院口腔医学中心、湘雅二医院口腔医学中心、湘雅三医院口腔科、长沙市口腔医院及湘潭市口腔医院等教学基地和教学医院。2011 年中南大学下文成立口腔医学研究所和口腔癌前病变研究所，下设口腔癌变原理研究室、口腔组织工程研究室、口腔生物学研究室。为湖南省医学教育科技学会口腔医学教育专业委员会、湖南省口腔医学会、湖南省口腔医师协会挂靠单位。学院理论教学与临床实践教学、办公用房达 2000 多平方米，拥有能同时满足 30 余学生教学的德国进口仿头模等先进教学设备。

学院先后承担了国家自然科学基金、科技部重大科学研究计划、国家"'十五'攻关"项目、国家"'十一五'攻关"项目、国家科技惠民计划，参与了国家"863"、"973"等项目，主持了卫生部和湖南省自然科学基金、湖南省科技厅重点项目等部省级和厅级等各级课题。先后获得多项中华医学科技奖、教育部科技进步奖、湖南省科技进步奖、湖南省医药卫生科技奖、湖南医学科技奖和多项国家专利。发表论文 500 多篇，SCI 收录论文近百篇。主编和参编著作 30 多部。

2002—2013 年，学院共招收五年制本科生 245 名，七年制学生 319 名，成教生 183 名。2004 年开始招收国外留学生，2005 年取得口腔医学一级学科硕士授权点，2012 年获得口腔整形美容博士点。4 名博士生导师（分别挂靠外科、内科、耳鼻咽喉科学），30 名硕士生导师共招收硕士生 220 名，毕业 158 名；招收博士生 43 名，毕业 34 名；招收留学生 33 名，毕业 14 名。学科建设取得显著进步，2004

年在全国口腔医学一级学科评估排名第九，目前有校级精品课程4门，口腔临床医学为校级重点学科，2011年湘雅医院口腔颌面外科获卫生部国家临床重点建设专科。

学院与美国、英国、丹麦、加拿大、中国香港等十多个国家和地区的牙学院建立了校际之间的合作与交流。

说明：此材料参考口腔医学院档案材料、中南大学档案馆黄珊琦老师提供的档案整理材料、部分老师回忆、《华西口腔百年话史》第三版（2013年8月出版）、《湖南省志·卫生志》等材料而成。由于历史跨度长，时间紧，有些历史事件可能有遗漏或记录不周，恳请读者批评指正。（黄俊辉）

1.3 历任领导

1.院（系）领导任职与任期

1986年4月—2002年5月

口腔医学系领导任职与任期表

姓名	职务	任职时间	备注
王雨田	书　记	1986年8月—1990年3月	
刘蜀蕃	系主任	1986年8月—1990年3月	
凌天牖	副主任	1986年3月—1993年4月	1990年4月—1993年4月主持工作
汪恒益	副书记	1992年3月—1993年10月	1992年3月—1993年11月兼副主任
罗远才	副书记 书记	1993年6月—1994年7月 1994年8月—1997年4月	1993年10月—1995年12月兼副主任 第一临床学院口腔系党支部（第15支部）
沈子华	主任 副书记	1993年10月—1994年11月 1994年8月—1997年4月	第一临床学院口腔系党支部（第15支部） （兼纪检）
翦新春	副主任	1994年11月—2002年5月	主持工作
吴汉江	副主任	1994年11月—2002年5月	
彭解英	书记	1997年4月—2002年5月	第一临床学院口腔系党支部（第15支部）

注：1993年12月口腔医学系由湘雅医院托管，名称为第一临床学院口腔系，党组织称为第一临床学院口腔系党支部（第15支部），直至2002年5月成立口腔医学院，教学工作与党组织工作回归学院管理，但医疗工作仍属于湘雅医院口腔科。

2002 年 5 月—2007 年 7 月

口腔医学院领导任职与任期表

姓名	职务	任职时间	备注
宋爱丽	书　记	2002 年 5 月—2006 年 6 月	
翦新春	院　长	2002 年 5 月—2007 年 7 月	
吴汉江	副院长	2002 年 5 月—2006 年 3 月	
唐瞻贵	副院长	2002 年 5 月—2007 年 7 月	
黄建华	副院长	2002 年 5 月—2006 年 3 月	
方厂云	副院长	2002 年 5 月—2006 年 3 月	2004 年 3 月起到校外进行博士学位培养
涂　晓	副院长	2002 年 5 月—2004 年 12 月	2004 年 12 月出国
阙国鹰	副院长	2006 年 3 月—2007 年 7 月	2004 年 3 月—2006 年 3 月任院长助理,负责教学管理(学院任命)
胡定跃	副书记	2006 年 6 月—2007 年 7 月	2006 年 6 月—2007 年 6 月主持工作

2007 年 7 月—2010 年 7 月

口腔医学院领导任职与任期表

姓名	职务	任职时间	备注
胡定跃	副书记	2007 年 7 月—2010 年 7 月	外出参加津巴布韦援外医疗英语培训及援外工作
黄俊辉	院　长	2007 年 7 月—2010 年 7 月	兼管党务工作
唐瞻贵	副院长	2007 年 7 月—2010 年 7 月	
阙国鹰	副院长	2007 年 7 月—2010 年 7 月	

2010 年 7 月—

口腔医学院领导任职与任期表

姓名	职务	任职时间	备注
黄俊辉	书　记	2010 年 7 月—	
唐瞻贵	院　长	2010 年 7 月—	
阙国鹰	副院长	2010 年 7 月—	
黄建华	副院长	2010 年 7 月—	

2. 党总支委员会成员及党支部负责人

（1）党总支委员会成员

①第一届党总支委员会成员（2002 年 6 月—2006 年 3 月）

宋爱丽　翦新春　唐瞻贵　涂晓（2004 年 12 月出国）

宋爱丽任书记

②第二届党总支委员会成员（2006 年 4 月—2010 年 8 月）

胡定跃　翦新春　唐瞻贵　雷勇华　黄俊辉（2007 年 8 月）

胡定跃任副书记主持工作（2007 年上半年开始脱产英语培训,做支援非洲医疗队准备）

校党委委托黄俊辉兼任总支书记（2007 年 7 月—2010 年 8 月）

③第三届党总支委员会成员（2010 年 9 月—2014 年 4 月）

黄俊辉　唐瞻贵　黄建华　胡小平　雷勇华（2013 年 5 月党组织关系转湘雅医院）

黄俊辉任书记

（2）党支部负责人（2002—2013 年 3 月）

彭解英 2002—2006 年任口腔内科支部书记。

梁银辉 2002—2009 年任口腔综合支部书记。

唐瞻贵 2002—2006 年任口腔外科支部书记。

许春姣 2007—2013 年 4 月任口腔内科支部书记。

郭峰 2002—2006 年任口腔外科支部副书记,2007—2013 年 4 月任口腔外科支部书记。

刘良奎 2009—2013 年 4 月任口腔综合支部书记。

刘斌杰 2002—2013 年 4 月任口腔内科支部副书记。

蒋灿华 2007—2013 年 4 月任口腔外科支部副书记。

胡小平 2010—2012 年 4 月任口腔综合支部副书记。

吴颖芳 2002—2013 年 4 月任口腔内科支部委员。

刘宪初 2002—2013 年 4 月任口腔外科支部委员。

庞丹林 2002—2013 年 4 月任口腔综合支部委员。

（3）院（系）党组织负责人照片

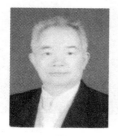

王雨田

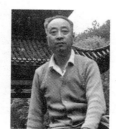

汪恒益

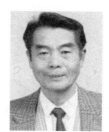

罗远才

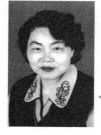

彭解英

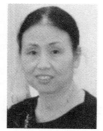

宋爱丽

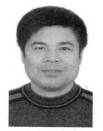

胡定跃

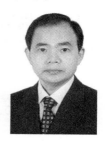

黄俊辉

（4）院（系）行政负责人照片

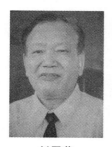

刘蜀蕃

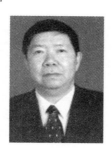

凌天牖

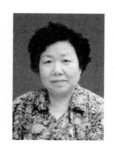

沈子华

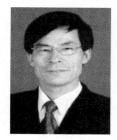

翦新春

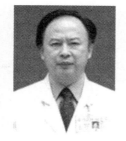

吴汉江

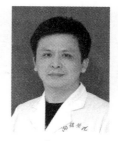

方厂云

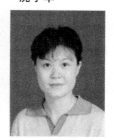

涂　晓

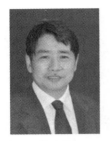
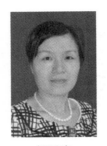
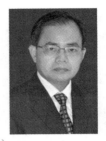
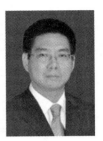

黄建华　　　　　阙国鹰　　　　　黄俊辉　　　　　唐瞻贵

1.4　机构设置

1.4.1　管理部门

1.行政部门负责人

口腔医学院（系）行政管理部门负责人

岗位	姓名	职务	任职年月	备注
系办公室	王雨田	主任	1986.03—1993.08	
系办公室	涂 玲	主任	1993.10—1995.03	
系办公室	陈新群	副主任	1994.02—2002.06	1995年4月—2002年6月主持工作
院办公室	李奉华	主任	2002.07—2010.07	
院党总支办公室	梁银辉	主任	2002.07—2009.12	
院党总支办公室	胡小平	主任	2010.03—2010.07	
院党政综合办公室	胡小平	主任	2010.07—	
教学办公室	刘良奎	主任	2010.07—	
科研与研究生培养办公室	李奉华	主任	2010.07—2013.05	
医务办公室	李奉华	主任	2010.07—2013.03	医疗工作在湘雅医院口腔科
科研与研究生培养办公室	王月红	副主任	2013.06—	主持工作

2. 行政部门负责人照片

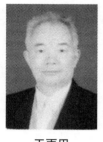

王雨田

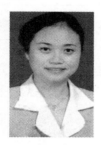

涂 玲

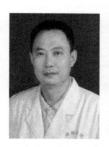

陈新群

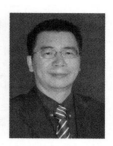

李奉华

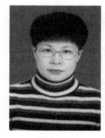

梁银辉

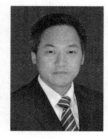

胡小平

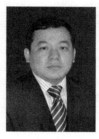

刘良奎

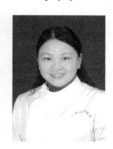

王月红

3. 办公室工作人员

办公室工作人员：李 伟 杨漫云 吴林艳 刘小丽

1.4.2 教研室

口腔医学院（系）历任教研室负责人

姓 名	职 务	任职时间	免职时间	备 注
刘蜀蕃	口腔内科教研室主任（兼）	1987.03		
沈子华	口腔颌面外科教研室主任（兼）	1987.03		
陈运美	口腔矫形学教研室主任（兼）	1987.03		
郑德枢	口腔解剖生理学教研室主任（兼）	1987.03		
许建晃	口腔组织病理学教研室主任（兼）	1987.03		
彭解英	口腔内科教研室副主任	1991.03		

续上表

姓　名	职　务	任职时间	免职时间	备　注
张素银	口腔矫形学教研室副主任	1991.03		
罗远才	口腔解剖生理学教研室主任	1991.03		校人字[1991]第17号任命
彭解英	口腔内科教研室主任	1994.02		校人字[1994]第18号任命
翦新春	口腔颌面外科教研室主任	1994.02		校人字[1994]第18号任命
张素银	口腔矫形学教研室主任	1994.02		校人字[1994]第18号任命
罗远才	口腔解剖生理学教研室主任(兼)	1994.02		校人字[1994]第18号任命
谢予萍	口腔组织病理学教研室副主任	1994.02		
彭解英	口腔内科教研室主任	1994.12		校人字[1994]第87号任命
翦新春	口腔颌面外科教研室主任(兼)	1994.12		校人字[1994]第87号任命
张素银	口腔矫形学教研室主任	1994.12		校人字[1994]第87号任命
涂　玲	口腔解剖生理学教研室主任	1994.12		
谢予萍	口腔组织病理学教研室主任	1994.12		
洪占元	口腔内科教研室主任		1992.07	
邓芳成	口腔颌面外科教研室副主任	1989	1994.02	
李　纯	口腔矫形学教研室副主任		1994.02	
钱仲棐	口腔组织病理学教研室主任(兼)		1994.02	
涂　玲	口腔解剖生理学教研室主任	2002.12		院党字[2002]04号　院行字[2002]04号
姚志刚	口腔组织病理学教研室副主任	2002.12		院党字[2002]04号　院行字[2002]04号
彭解英	牙周黏膜病学教研室主任	2002.12	2011.02	院党字[2002]04号　院行字[2002]04号
彭解英	口腔生物学教研室主任(兼)	2002.12	2006.11	院党字[2002]04号　院行字[2002]04号

续上表

姓 名	职 务	任职时间	免职时间	备 注
方厂云	牙体牙髓病学教研室副主任(兼)	2002.12	2011.02	院党字［2002］04 号 院行字［2002］04 号
阙国鹰	儿童牙病、口腔预防学教研室副主任	2002.12	2011.02	院党字［2002］04 号 院行字［2002］04 号
刘良奎	口腔医学实验中心副主任	2002.12		院党字［2002］04 号 院行字［2002］04 号
陈新群	口腔颌面外科学教研室副主任	2002.12	2011.02	院党字［2002］04 号 院行字［2002］04 号
郭新程	口腔颌面医学影像诊断学教研室副主任	2002.12	2006.12	院党字［2002］04 号 院行字［2002］04 号
陈 蕾	口腔修复学教研室副主任	2002.12	2011.02	院党字［2002］04 号 院行字［2002］04 号
雷勇华	口腔正畸学教研室副主任	2002.12	2011.02	院党字［2002］04 号 院行字［2002］04 号
陈 蕾	口腔材料学教研室主任	2002.12		院党字［2002］04 号 院行字［2002］04 号
刘良奎	口腔医学教学实验室主任	2004.04		中大教字［2004］47 号
唐瞻贵	口腔生物学教研室主任	2006.12	2011.02	院党字［2006］号 院行字［2006］号
蒋灿华	口腔颌面医学影像诊断学教研室副主任	2006.12	2011.02	院党字［2006］号 院行字［2006］号
许春姣	牙周黏膜病学教研室副主任	2006.12	2011.02	院党字［2006］号 院行字［2006］号
刘良奎	口腔医学实验中心主任	2006.12	2011.02	院党字［2006］号 院行字［2006］号
方厂云	牙体牙髓病学教研室主任	2011.02		院党字［2011］2 号 院行字［2011］2 号
阙国鹰	口腔预防医学教研室主任	2011.02		院党字［2011］2 号 院行字［2011］2 号
阙国鹰	儿童口腔病学教研室主任	2011.02		院党字［2011］2 号 院行字［2011］2 号
陈新群	口腔颌面外科学教研室主任	2011.02		院党字［2011］2 号 院行字［2011］2 号
陈 蕾	口腔修复学教研室主任	2011.02		院党字［2011］2 号 院行字［2011］2 号

续上表

姓　名	职　务	任职时间	免职时间	备　注
雷勇华	口腔正畸学教研室主任	2011.02		院党字［2011］2号　院行字［2011］2号
蒋灿华	口腔颌面医学影像诊断学教研室 主任	2011.02		院党字［2011］2号　院行字［2011］2号
许春姣	牙周病学教研室主任	2011.02		院党字［2011］2号　院行字［2011］2号
许春姣	口腔黏膜病学教研室主任	2011.02		院党字［2011］2号　院行字［2011］2号
谢晓莉	口腔生物学教研室主任	2011.02		院党字［2011］2号　院行字［2011］2号
胡延佳	口腔解剖生理学教研室副主任	2011.02		院党字［2011］2号　院行字［2011］2号
刘迎春	口腔修复学教研室副主任	2011.02		院党字［2011］2号　院行字［2011］2号
方厂云	口腔临床药物学教研室	2011.02		院党字［2011］2号　院行字［2011］2号

1.5　教职工名册（1986—2013）*

马立为　方厂云　方小丹　邓年丰　邓芳成　王小平　王月红　王承兴
王会欣　王志平　王雨田　王树芝　王顺良　王　铠　王雅丽　王慧明
尹　乒　尹晓敏　甘袖清　冯云枝　卢若煌　卢燕勤　孙火花　左立军
左　军　仝向娟　申　婷　刘小丽　刘迎春　刘向晖　刘良奎　刘　虹
刘金云　刘金兵　刘其炎　刘欧胜　刘宪初　刘洪潜　刘　琳　刘斌杰
刘蜀蕃　许春姣　米大丽　吕玉梅　吕　萍　朱兆夫　朱志明　阳沙沙
任振虎　汤海山　向　阳　沈子华　肖立伟　肖　环　邱喜丽　吴汉江
吴林艳　吴　珊　吴晓辉　吴晓珊　吴喜玲　吴湘卿　吴颖芳　汪恒益
苏　葵　杨骁伦　陈可佳　陈　罕　陈运美　陈良建　陈章群　陈新群
陈　静　陈　蕾　苏　彤　张乃君　张　丹　张姗姗　张　胜　张素银

* 此名册包括曾经和目前在学院工作的老师、教学辅助人员和管理人员。护理人员仅收集了原本部护士长和门诊专科护士。排名不分先后。

张　博　李小玲　李文艳　李文辉　李　宁　李　伟　李　纯　李运良
李　昆　李奉华　李金茂　李美莲　李思敏　李继佳　李晓娟　李　敏
李雪梅　李　蓉　李　翠　李毅萍　杨　浩　杨爱云　杨漫云　闵安杰
何旭敏　何　泽　何放农　邵春生　宋爱丽　周红波　周彦玢　周雄文
罗坚金　罗远才　罗建国　罗春芳　罗　姜　欧平花　欧新荣　易雪琴
郑有华　庞丹琳　洪占元　姚志刚　姚依娥　姚倩倩　姚善谦　胡小平
胡兰英　胡定跃　胡延佳　胥　红　贺剑鸣　贺智晶　钟孝欢　柳志文
段红明　俞建军　顾　湘　高义军　高　兴　高清平　郭　峰　郭新程
唐小芳　唐绍华　唐艳凤　唐夏茂　唐瞻贵　凌　元　凌天牖　夏舜玲
聂　鑫　徐红卫　涂　玲　涂　晓　袁秀芳　黄小玲　黄　龙　黄立勋
黄生高　黄守辉　黄昌固　黄俊辉　黄建华　曹玲娜　曹　莹　曹　琼
梁　烨　梁银辉　龚朝建　康　懿　彭解英　粟红兵　湛凤凰　蒋灿华
谢文娟　谢予萍　谢爱华　谢晓莉　韩为龙　傅冬冬　曾　丹　曾　芳
曾芸婷　曾　健　喻嘉珍　鲁宇姣　董　新　阙国鹰　雷勇华　管红兵
廖亚洲　谭宏宇　谭国富　燕　飞　颜学德　翦新春

第 2 章　本科生培养

2.1　概况

湘雅口腔医学的学历教育开始于 20 世纪的 1986 年，为培养五年制本科生做准备，在教育行政部门的批准下于 1986 年和 1987 年分别招收了两届三年制口腔医学大专班。本科教育起始于 1987 年秋季，首次招收口腔医学五年制本科生 30 名。1987 年 3 月，原湖南医学院在口腔医学系设立了 5 个教研室，即口腔解剖生理学教研室、口腔组织病理学教研室、口腔内科学教研室、口腔颌面外科学教研室和口腔矫形学教研室。口腔解剖生理学教研室由人体解剖学教研室主任郑德枢教授兼任主任，当年的专职教师为涂玲，刘其炎为专职实验室技术员。口腔组织病理学教研室由病理解剖学教研室主任许建晃教授兼任主任，姚志刚为专职教师，贺剑鸣为教研室实验技术员兼教辅。口腔内科学教研室主任由口腔医学系主任刘蜀蕃教授兼任，教师包括了湘雅医院和湘雅二医院从事口腔内科的医师。口腔颌面外科学教研室主任由沈子华兼任，教师主要是两所附属医院从事口腔颌面外科的医师。口腔矫形学教研室主任由附属二医院口腔科主任陈运美副教授兼任。

为了给本科生开课做准备，1988 年 5 月系领导指派方厂云老师为教学秘书，并由方厂云老师带领教学人员王树芝、刘良奎、李伟、贺剑鸣等前往湖北医学院口腔医学系考察学习教学管理，时间为一周，回校后，参考湖北医学院口腔医学系的模式组织课堂教学和实验室教学。

随着 2000 年中南大学的组建，于 2002 年 5 月成立口腔医学院，方厂云担任教学副院长，分管口腔医学院的教学。根据学院的发展和国内口腔医学教育的发展情况，重新调整和组建了教研室，并新建立了口腔医学教学实验中心。调整后的教研室有：口腔解剖生理学教研室、口腔组织病理学教研室、牙体牙髓病学教研室、牙周黏膜病学教研室、口腔预防医学与儿童口腔病学教研室、口腔修复学教研室、口腔正畸学教研室、口腔颌面外科学教研室、口腔颌面医学影像诊断学教研室。2004 年 4 月，口腔医学实验室（教学）的建制由中南大学确认（参见中大教字［2004］47 号）。2004 年 6 月，方厂云副院长因攻读博士学位外出学习，学院任命口腔内科阙国鹰为院长助理代管教学工作。2006 年 3 月，口腔医学院班子调整，中南大学正式任命阙国鹰为副院长分管教学工作。为了与湘雅医学院教务办及中南大学本科生院的工作相对接，进一步规范教学管理，经学院院务会研究决定，于2010年设置了口腔医学院教学办公室，统一管理学院的教学。

2011年，为了与卫生部高等学校口腔医学类专业"十一五"规划教材的使用相对接，经学院院务会讨论决定，再次调整教研室，并任命了新一届教研室负责人。调整后的教研室包括：口腔解剖生理学教研室、殆学教研室、口腔组织病理学教研室、口腔生物学教研室、口腔颌面医学影像诊断学教研室、口腔颌面外科学教研室、口腔修复学教研室、口腔材料学教研室、牙体牙髓病学教研室、口腔临床药物学教研室、牙周病学教研室、口腔黏膜病学教研室、口腔正畸学教研室、口腔预防医学教研室、儿童口腔病学教研室。在长达近30年的本科培养过程中，随着教育部口腔医学教育指导委员会对培养方案与培养要求的调整，学院对五年制和七年制教学计划进行了多次修订（参见各时期的教学计划）。

1985年开始口腔医学学历教育，当年招收口腔医学大专班。1986年招收第二届，每年30人。1987年秋季首次招收全日制五年本科生，每年计划招生30人至1994年。此前由于口腔医学生的招生指标投放在湖南省内，毕业生分配不理想，于1995年停止招生一年。1996年恢复招生，招生指标投放范围面向全国，每年招生指标为30人，直至2003年（仅2000年招生两个班，60人）。2004年，为顺应当时全国招收七年制口腔医学专业的潮流而停招五年制本科生。后来发现基层需要的人才主要是五年制本科生，另一方面研究生生源出现问题，参考国内兄弟院校的情况，经学院反复论证，于2010年再次恢复招收五年制本科生，每年招生指标30人，生源不同，每年进校的人数略有变化。随着教育部学科学制名录的出台，口腔医学七年制在教育部招生名录中已被删除，2013年中南大学决定停止招收七年制口腔医学生，五年制由原来的30人增加到每年招生60人。

表2-1 招生与毕业学生统计表

年级	五年制					七年制				
	入学人数	毕业人数	取得毕业证人数	取得学位证人数	备注	入学人数	毕业人数	取得毕业证人数	取得学位证人数	备注
1987	30	29	29	29	1人留级					
1988	30	31	31	31						
1989	30	30	30	30						
1990	29	29	29	29						
1991	29	29	29	29						

续表 2-1

年级	五年制					七年制				
	入学人数	毕业人数	取得毕业证人数	取得学位证人数	备注	入学人数	毕业人数	取得毕业证人数	取得学位证人数	备注
1992	25	25	25	25						
1993	27	27	27	27						
1994	30	30	30	30						
1996	30	30	30	30						
1997	30	30	30	30						
1998	30	30	30	30						
1999	26	26	26	26						
2000	59	59	59	59						
2001	31	31	31	31		30	30	30	30	
2002	32	32	32	32		25	25	25	25	
2003	40	39	39	39	1名留级生中途退学	29	29	29	29	
2004						30	30	30	30	
2005						35	35	35	35	
2006						33	33	33	33	
2007						25				待毕业
2008						29				在读
2009						24				在读
2010	31			在读		30				在读
2011	39			在读		28				在读
2012	41			在读		29				在读
2013	65			在读						

2.2 教研室

2.2.1 口腔解剖生理学教研室

口腔解剖生理学教研室于 1987 年 3 月成立,第一任主任由人体解剖学教研室主任郑德枢兼任,后任主任为罗远才(1991.03—1994.12),现任主任为涂玲

（1994.12—），胡延佳（副主任 2011.02—）。刚成立时教研室设在湖南医科大学南院人体解剖楼三楼，有教师办公室 2 间，实验室 1 个。2002 年湘雅医学院河西新校区建立，本科教学搬迁至湘雅新校区，湘雅医学院老校区南院改建为湘雅医院新医疗区，南院人体解剖楼不复存在，口腔解剖生理学教研室及教师办公室随之搬迁至湘雅新校区形态楼六楼。

自 1988 年起，先后面向口腔医学专科生、口腔医学专业五年制本科生及口腔医学专业七年制本硕连读学生开出了《口腔解剖生理解剖学》及研究生《头颈部应用解剖学》课程。自 2003 年开始招收口腔医学基础硕士研究生。《口腔解剖生理学》课程于 1993 年获湖南医科大学第一批"校级优秀课程"荣誉称号。

教研室员工（按进入教研室工作时间顺序排列）：

涂玲，教师（1986 年—）；

刘其炎，技术员（1987 年 12 月—1992 年 12 月）；

刘良奎，技术员（1992 年 12 月—）；

罗远才，教师（1991 年 3 月—1998 年 12 月）；

胡延佳，教师（1997 年 7 月—）。

2.2.2　口腔生物学教研室

口腔生物学教研室成立于 2002 年 12 月，首任教研室主任为彭解英教授（2002.12—2006.12），第二任主任为唐瞻贵教授（2006.12—2011.02），现任主任为谢晓莉教授。

自 1998 年级起开设口腔生物学选修课，总课时 16 学时。任课教师有彭解英、唐瞻贵、谢晓莉、姚志刚、欧新荣。教学辅导员为米大丽老师。

自 2005 年起任课教师有彭解英、唐瞻贵、谢晓莉、姚志刚、欧新荣。2007 年欧新荣老师退出课堂教学，苏彤老师承担部分课时。2004 级（2008）彭解英退出，许春姣加入。2008 年开始设教学秘书，首任教学秘书为苏彤。2005 级（2009）总课时 15 学时。2006 级（2010）总课时 16 学时，许春姣退出，李奉华加入，教学秘书为闵安杰。

第三任主任为谢晓莉教授。2007 级（2011）总课时 15 学时，李奉华退出，许春姣加入。2009 级（2013）米大丽老师退休，教学辅导员为李思敏，教学秘书为陈群（研究生）。2010 级（2014）教学秘书为宋晓晴（研究生）。

授课内容有口腔微生物学（姚志刚）、口腔生物化学（谢晓莉）、口腔疾病分子生物学（唐瞻贵、谢晓莉）、口腔免疫学（欧新荣、苏彤）、牙周骨组织生物学（彭解英、许春姣、李奉华）。

2.2.3 口腔组织病理学教研室

口腔组织病理学教研室成立于 1986 年。

1986 年湖南医学院口腔医学系成立初期,为尽快开展口腔组织病理学的教学工作,学校从临床病理学教研室抽调部分师资力量组成口腔病理学教研室,从病理学教研室选派姚志刚老师参加北京医科大学病理学教研室全国高师班进修学习 1 年(1986—1987)。1987 年 3 月许建晃教授(病理学教研室主任)兼任口腔组织病理学教研室主任,1994 年 2 月钱仲斐教授(病理学教研室主任)兼任口腔组织病理学教研室主任,谢予萍教授任副主任;2002 年 12 月姚志刚老师任口腔组织病理学教研室副主任(主持工作)至今。

口腔组织病理学教研室主要从事口腔医学各层次本科生、研究生、博士生、成教生等口腔组织病理学的理论和实验教学工作,以及院内口腔病理诊断,院外口腔病理会诊工作和科学研究工作。

2.2.4 口腔临床药物学教研室

口腔临床药物学教研室成立于 2011 年 2 月,方厂云教授担任教研室主任至今。口腔临床药物学教研室主要承担口腔医学专业学生的选修课《口腔临床药物学》的教学工作。

2.2.5 口腔内科学教研室

口腔内科学教研室成立于 1987 年 3 月,首任主任为刘蜀蕃教授(兼)。口腔内科学教研室是目前牙体牙髓病、牙周病、口腔黏膜病、儿童牙病、口腔预防医学 5 个教研室的前身,是当时全国统一教材相匹配的二级学科,开设有口腔内科学、牙周病学、口腔黏膜病学、口腔生物学课程。

自 1987 年 3 月建立教研室以来,先后有刘蜀蕃(兼,1987 年 3 月—)、洪占元(?—1992 年 7 月)、彭解英(1992 年任副主任,1994 年 2 月任主任)任主任。

1983 年开始招收硕士研究生,2004 年开始招收博士研究生。

方厂云于 1987 年、1988 年任教学秘书,负责整个口腔系各实验室的筹建工作,带领李伟、王树芝、米大丽等教辅老师去武汉大学(湖北医学口腔系)参观学习教学观摩,制作了牙体牙髓病的治疗方法的各种标本,购置所需教具、挂图,自编了夜大的《口腔内科实验指导》,完成了两届口腔医学大专班(当时叫夜大)的实验室教学。

1989 年、1990 年、1991 年彭解英任口腔内科教学秘书。第一届大专生的实验室教学在原湖南医科大学老图书馆二楼西头(现湘雅医院办公楼)进行。条件较差,用的是涡轮机开髓,需用脸盆接涡轮机流出的水,第二届大专生的口腔内科实验室教学场地搬到了原教务处的一间房,并配备了仿头模。1992 年洪占元主任去世,彭解英任口腔内科学教研室副主任。为迎接第一届五年制本科生进入实验教学，学校在第二教学大楼五楼（原病生教研室）配备了教学用房。王树芝老师利用暑假到长沙各医院收集离体牙，购置教学所需挂图，完善教学设施。彭解英自己刻蜡版，印刷出供第一届五年制本科生使用的自编教材《口腔内科学实验教程》，共 12 章，约 5 万字。为解决将离体牙固定在仿头模上，王树芝老师不断改进方法并获得了满意的效果，由此还发表了论文，获校级教学成果三等奖。1992 年湖南医科大学教学评估中《口腔内科学》课程获学校合格课程，并获 2000 元奖金。教研室用 2000 元的奖金购买照相机。2002 年 5 月口腔医学院成立，撤销了口腔内科学教研室，分别成立牙体牙髓病学教研室、牙周黏膜病学教研室，口腔预防医学教研室。

2.2.6　口腔颌面医学影像诊断学教研室

口腔颌面医学影像诊断学教研室于 1987 年正式设置，主要任务是承担口腔医学专业各系列的口腔颌面医学影像诊断学教学、科研和医疗工作 。首任主任为郭新程教授，蒋灿华教授为现任教研室主任。

目前教研室拥有完善的教学场地、设备及良好的师资队伍。现有教学人员 8 人，其中正高职称 3 人，副高职称 1 人，讲师 2 人，助教 1 人，主管技师 1 人，并配备有专职技术人员，有博士生导师 3 人，获博士学位教师 5 人。在多年的教学工作中，形成了完善而具有特色的教学体系，于 2005 年引进了当时先进的口腔颌面影像诊断设备，实现了影像检查与诊断的数字化，图片清晰、规范，通过局域网将实验室的电脑与影像检查室的主机相连，学生在教室就可直接调阅临床影像资料，从而模拟出临床的"实战"状态，真正做到理论知识与临床实践紧密结合。

教研室人员有着良好的敬业与团队精神，注重教学改革，及时总结教学经验，多次获校教改课题资助，近 5 年发表科研、教学论文 20 余篇。2007 年中南大学批准立项为精品课程建设课程。

2.2.7　口腔颌面外科学教研室

口腔颌面外科学教研室成立于 1987 年，首任主任为沈子华教授（1987），现任教研室主任为陈新群副教授，邓芳成副教授于 1989 年任副主任，翦新春教授于 1994 年任主任。

口腔颌面外科学教研室师资力量雄厚，其中，博士生导师 3 人，硕士生导师 10 余人，1 人被聘为《口腔医学研究》副主编，1 人为《中华口腔医学杂志》编委，2 人为中华口腔医学专业委员会委员，80% 的授课老师具有博士学位。

《口腔颌面外科学》是口腔医学专业五年、七年制本科生第四学年开设的口腔临床主干课程，也是考试课程，由口腔医学院口腔颌面外科教研室承担此课程的教学任务。在教学过程中，教研室不断探索改革新路子，打破现有的课程教学模式；改变传统的课堂教学手段：在现有的《口腔颌面外科学》课程已实现多媒体教学的基础上，进一步开展教学课件的开发及应用的研究，以及 PBL 教学，以解决因招生规模的扩大与有限的实验室、教学设备之间的矛盾，激发学生的自主学习能力，进一步提高教学效率与质量。

教研室采用新的教学思维方式，以培养学生解决问题和分析问题的能力为中心，开展以临床病例为先导，讨论式教学方法；广泛采用计算机辅助教学手段（CAI 软件，电子教案，视听教材）；自行开发研制 CAI 软件，电子教案，使理论课100% 使用 CAI 辅助教学；并对教学材料进行微机化、档案化、现代化管理。

《口腔颌面外科学》于 2000 年被评为湖南医科大学校级优秀课程，2003 年经中南大学批准立项为精品课程建设项目，获学校教学成果二等奖。《唇裂与腭裂修复教学改革研究》和《口腔颌面外科课程教学方法的改革与实践》教学科研课题由学校立项资助。2003 年获中南大学"十佳课件"荣誉证书，教学视听教材《唇裂与腭裂修复教学改革研究》光盘由人民卫生出版社出版向全国发行。

2.2.8 口腔材料学教研室

口腔材料学教研室成立于 2002 年。首任主任为陈蕾教授，任职至今。

口腔材料学教研室是在口腔修复教研室的基础上建立的，主要负责口腔材料学的科学研究与学科建设。承担七年制和五年制本科生、博士研究生、硕士研究生和进修生《口腔材料学》课程的理论教学与实习教学工作。

《口腔材料学》是口腔高等医学教育课程体系中的一门主干课程，是口腔医学专业学生必修的专业课程。口腔材料学是研究口腔医用材料的性能的一门科学，也是口腔医学专业的基础课程，内容涉及物理学、化学、工程学、信息科学，材料科学以及生物医学基础与临床内容。口腔材料学教研室自成立之日起，就将口腔材料学的教学与科研同步发展，其学科发展紧跟国际、国内先进水平，先后获得科研立项资助 3 项，发表论文 10 余篇。

教研室主要师资有陈蕾教授、方厂云教授、陈新群副教授、周雄文副教授、李毅萍副教授等。

2.2.9 口腔修复学教研室

口腔修复学教研室自 1987 年建立至今，已有 20 余年历史。经过口腔修复科几代人的不懈努力、锐意进取，目前口腔修复学已经发展成为国内较有影响力，集医、教、研三位一体，具有硕士学位授予权的学科专业，拥有一批高学历、高素质的医疗教学科研队伍。

口腔修复学教研室是在口腔修复科基础上建立的，主要负责口腔修复学及口腔修复工艺学的学科建设。口腔修复学教研室目前在职人员 20 余人，其中教授 3

人,副教授 4 人。有博士学位的医师占 70% 。教研室承担五年制本科生、七年制本硕连读生、硕士研究生、博士研究生和进修生的口腔修复学和口腔修复工艺学等课程的理论授课及实习教学工作,为口腔医学修复学研究生开设有口腔修复学高级课程。教研室每年招收 10 多名来自全国各地的进修生,并举办多项具有特色的国家级继续教育项目。

近年来在国内外杂志发表论文 30 余篇,获各级科研立项 20 多项。

2.2.10　口腔正畸学教研室

口腔正畸学教研室成立于 2002 年 12 月,其前身为 1986 年成立的湖南医学院口腔医学系口腔矫形学教研室。

口腔医学系成立时,口腔矫形学教研室的教学工作涵盖口腔修复学和口腔正畸学等课程的教学、科研和临床内容。早在 20 世纪 80 年代人民卫生出版社正式出版的《口腔矫形学》教材包含了口腔修复和口腔正畸内容,随着口腔医学教育的不断发展,2000 年以后,《口腔修复学》和《口腔正畸学》正式分开编纂,《口腔矫形学》教材不复存在。2002 年中南大学口腔医学院成立后,为与国内口腔医学教育体系相衔接和趋同,加快学科发展步伐,于 2002 年 12 月成立了口腔正畸学教研室,雷勇华副教授担任第一任教研室副主任(主持工作),2011 年 2 月担任教研室主任。

教研室现任主任为雷勇华教授,现有工作人员 5 名,教授 1 人,副教授 2 人,助教 2 人。其中,硕士研究生导师 3 名。承担口腔医学五年制、七年制本科生、硕士研究生和留学生的《口腔正畸学》教学以及临床见习和实习等教学工作。

2.2.11　牙体牙髓病学教研室

牙体牙髓病学教研室成立于 2002 年 12 月,由原来的口腔内科教研室发展而来。2002 年 12 月方厂云教授任牙体牙髓病学教研室副主任(兼),2011 年任主任。

目前,教研室有教师 7 人,其中,教授 2 人,副教授 2 人,讲师 1 人,助教 2 人,保持了合理的梯度。硕士生导师 5 人,承担有多项国家级、省部级和校级科研或教学科研课题。

牙体牙髓病学是口腔医学专业五年制、七年制本科生口腔临床主干课程。牙体牙髓病学于 2010 年度被评为中南大学精品课程。教研室发表了《牙体牙髓病学教学改革初步尝试》《PBL 应用于牙体牙髓病学教学过程的体会》《牙体牙髓病学实验模型的研制及应用》等一系列教改论文,对优化教学,改进教学方法,提高教学质量起到了很大的促进作用。

2.2.12　牙周病学与口腔黏膜病学教研室

牙周黏膜病学教研室成立于 2002 年 12 月,其前身为口腔内科教研室。彭解英教授从 2002 年 12 月担任教研室主任,许春姣教授于 2006 年 12 月担任副主任,2011 年 2 月任主任。是学院较早招收培养硕士研究生的教研室,2004 年开始招收博士研究生。

教研室经过几代人的共同努力,学科具有结构合理的学术梯队,现有教授 4 名、副教授 5 名、讲师 5 名、博士硕士导师共 8 名、在读研究生 35 名。近年来,先后有 1 名教师获 2005 年湖南省青年骨干教师培养对象,3 名教师获校教学质量优秀奖,1 名教师获授课比赛二等奖,校级教学获奖 12 项,获得各种教学改革基金资助 5 项,发表教学论文 28 篇,主编、副主编及参编教材 27 部。

自 1983 年刘蜀蕃教授和翦新春教授发现我国首例口腔黏膜下纤维性变 (OSF)病例,先后有凌天牖、彭解英等学者对 OSF 进行了系统而深入的研究。1992 年口腔内科学评为校级合格课程,2007 年《牙周病学与口腔黏膜病学》被评为中南大学精品课程。同年,"牙周猪颌手术模型的系列研究"获中南大学实验技术三等奖。1994 年、2006 年两次获国家自然科学基金资助;2001 年,"口腔黏膜下纤维性变系列研究"分别获首届中华医学科技进步三等奖和湖南省科学技术成果奖,2004 年"口腔白斑、口腔扁平苔藓与口腔黏膜下纤维性变分子鉴别诊断标准的研究"为"十五"国家科技攻关计划项目;2006 年主办了海峡两岸 OSF 专题研讨会及 OSF 和其他口腔黏膜病诊疗进展全国继续教育学习班。本学科对 OSF 的研究,始终处于国内领先和国际先进水平。先后获国家自然科学基金 2 项,"十五"国家科技攻关计划项目 1 项,其他省部基金 52 项,科研获奖 8 项,代表性的科研论文 63 篇。目前的科研主攻方向:(1)口腔黏膜下纤维性变的病因学和治疗学研究;(2)牙周骨缺损重建的组织工程学研究。

2.2.13　口腔预防医学与儿童口腔病学教研室

口腔预防医学教研室/儿童口腔病学教研室成立于 2002 年 12 月 31 日,其前身为 1986 年成立的口腔内科学教研室,主任为阙国鹰教授。

口腔医学系成立时,口腔内科教研室涵盖牙体牙髓、牙周、口腔黏膜、口腔预防和儿童口腔医学等课程的教学、科研和临床医疗,教研室人员各自有不同的主攻方向。罗春芳副教授主要从事口腔预防和儿童牙病方向的教学、科研和临床工作。由于 20 世纪 80 年代初,国家尚无口腔预防和儿童牙病的正式教材,以华西、北医等为首的国内口腔医学院校开始自编教材进行教学。我院罗春芳、阙国鹰等通过引进兄弟院校的教材内容,根据自身特点编纂了大量理论教学和实验讲义开展教学,取得了很好的教学效果。同时,为配合全国牙病防治领导小组开展的"920"爱牙日活动，成立了湖南医科大学口腔医学系牙病预防领导小组，自制了《口腔健康调查表》，到幼儿园、中小学校、企业工厂、社区特殊人群，如福利院、聋哑学校等进行口腔健康状况调查，普及口腔健康知识。

1987年正式出版的《口腔预防医学》包含有儿童口腔医学的内容；1995年教材被命名为《口腔预防医学及儿童口腔医学》；2000年以后，《口腔预防医学》和《儿童口腔医学》正式分开编纂并不断改版，增加新内容、新进展。2002年中南大学口腔医学院成立后，为与国内口腔医学教育体系相衔接和趋同，加快学科发展步伐，口腔医学院成立了口腔基础医学系和口腔临床医学系。口腔预防医学教研室和儿童口腔医学教研室作为口腔临床医学系的组成部分，从原口腔内科教研室中独立建制，专门从事口腔预防医学、儿童口腔医学的教学、科研和医疗工作。主要讲课教师有阙国鹰教授、涂晓副教授、李奉华副教授等。

教研室现有工作人员5名，教授1人，副教授1人，助教3人。其中，硕士研究生导师2名。承担口腔医学五年制、七年制《口腔预防医学》和《儿童口腔医学》理论课、实验课教学以及临床见习和实习工作。

先后承担了国家级、省部级和校级科研或教学课题10余项，培养研究生22名。2013年湘雅口腔医院成立口腔预防科和儿童口腔科，李奉华副教授担任湘雅口腔医院儿童口腔科及预防科主任。

2.3　精品课程与双语教学课程

为了响应中南大学的号召，加强课程建设和提高教学质量，学院开展了一系列创建精品课程与双语课程的工作，也取得了较好的成效。目前，已有4门课程获得中南大学校级精品课程，1门课程获得中南大学校级双语教学课程。其中《口腔颌面外科学》（课程负责人：翦新春）于2008年获第一个中南大学口腔医学精品课程，随后相继有《口腔颌面医学影像诊断学》（课程负责人：翦新春）、《牙体牙髓病学》（课程负责人：方厂云）、《牙周黏膜病学》（课程负责人：许春姣）、《口腔修复学》（课程负责人：陈蕾）成为校级精品建设课程。《口腔颌面医学影像诊断学》（课程负责人：蒋灿华）于2011年获中南大学校级双语教学课程。

2.4　教学计划选编

2.4.1　五年制教学计划（1987年版）

湖南医学院八七级口腔医学专业教学安排表(一)

学期	一	二	三	四	五
日期周次	入学教育 1987年9月3日—9月6日 军训1周 1987年9月14日—1988年1月16日 18周 上课16周 考试2周	1988年1月18日—2月6日 寒假3周 1988年2月7日—2月27日 春节 1988年2月29日—3月12日 5周 上课4周 劳动1周	1988年3月14日—7月16日 18周 上课16周 考试2周 1988年7月17日—8月21日 暑假5周	1988年8月22日—12月24日 18周 上课16周 考试2周	1988年12月26日—1989年1月28日 1989年2月4日—3月4日 7周 上课6周 劳动1周 寒假3周 1989年1月29日—2月19日 春节
课程	外语(4)64 体育(2)32 基础化学 有机化学(10)160 医用物理(7)112 医用生物学(4)64 高等数学(3)48	法制课(5)20 △语文45 △医学史20 △医学概论20 △生物数学30 △BASIC语言及程序设计42 △普通心理学16 △普通逻辑学18 △放射物理20	外语(4)64 体育(2)32 革命史(4)64 解剖(8)128 组胚(6)96 法制课116	外语(4)64 体育(2)32 马基(4)64 生化(10)160 口腔解剖生理(5)90	德育(4)20 △医学成像30 △心电原理20 △卫生经济学20 △医学社会学24 △医学工程基础知识40
周学时	30		24	25	
考试科目	外语、化学、物理		外语、体育、革命史、解剖、组胚	外语、马基、生化、口腔解剖生理	
说明	标有"△"的为选修课				

湖南医学院八七级口腔医学专业教学安排表（二）

学期	六	暑假	七	八	寒假	九	暑假	十
日期	1989年3月6日—7月8日 18周	1989年7月9日—8月20日 6周	1989年8月21日—12月23日 18周	1989年12月25日—1月20日 1990年2月24日—2月24日 6周	1990年1月21日—2月11日 3周	1990年2月26日—7月14日 20周	1990年7月15日—8月25日 6周	1990年8月27日—12月29日 18周
周次	上课16周 考试2周		上课16周 考试2周	劳动、社会调研1周	春节1月27日	上课18周 考试2周		上课16周 考试2周
课程	外语(4)64 体育(2)32 微生物(9)144 生理(9)144 统计学(2)32 流行病(2)32		外语(4)64 病理(7)112 药理(6)96 外科手术学(3)48 病生(3.5)56 社建(3)48	德育(6)30 △文献检索(6)30 △社会心理学18 △休克进展20 △青春期医学16 △拉丁文20 △肿瘤病因学20 △实验设计10 △气功、太极拳、健美运动各20 △艺术体操、网球		外语(2)36 诊断学(8)144 放射学(3)54 外总(3)54 口腔病理学(5)90 皮肤科学(2.5)45 眼科学(1.5)27 耳鼻咽喉科学(3)54		内科学(7)112 外科学(6)96 儿科学(2)32 口腔内科学(10)160
周学时	25		26.5			28		25
考试科目	外语、微生物、生理		病理、药理、社建、外语			诊断学、放射学、口腔病理学、外总		内科、外科、口内
说明	标有"△"的为选修课							

湖南医学院八七级口腔医学专业教学安排表（三）

学期	十一	十二	十三	十四
日期周次	1990年12月31日—1991年2月2日 1991年2月25日—1991年5月25日 18周 上课16周 考试2周	1991年2月3日—2月24日 寒假3周 2月15日春节 ／ 1991年5月27日—1991年7月6日 6周 上课6周	1991年7月7日—8月4日 暑假4周 ／ 1991年8月5日—1992年6月27日 47周 生产实习45周 机动2周	1992年6月28日—7月15日 毕业分配
课程	口腔颌面外科学(11)176 口腔修复学(12)192	口腔预防保健(10)60 口腔放射学(6)36 口腔正畸学(7)42 △医学科研设计24 △临床免疫30 △专业外语38 △急救医学20	口腔内科学15周 口腔外科学15周 口腔修复学15周	
周学时	23	23		
考试科目	口外、口腔修复	口腔放射、口腔正畸学		
说明	标有"△"的为选修课			

2.4.2 七年制教学计划(2001年版)

一、培养目标及基本要求

(一)培养目标:培养适应我国社会主义现代化建设需要的、德智体全面发展的、医学理论知识和实际工作能力达到硕士水平的高级医学人才。

(二)基本培养要求:

1.热爱祖国,拥护中国共产党,走社会主义道路;热爱医学事业,有为国富民强而奋斗的理想,有为人民医学事业献身的精神;遵纪守法,求实、创新、奉献,具有良好的思想品德和职业道德。

2.具有较广泛的社会科学知识,较宽厚的自然科学基础,较深厚的医学基础理论,较熟练的专业实践能力,一定的科学研究能力,比较全面的独立学习、独立思维、独立发现问题、分析问题和处理问题的能力,并富有创造精神,熟练掌握一门外语和计算机应用,具有参与未来国际医学科学技术竞争的基本素质和较大的发展潜力。

3.掌握一定的体育和军事知识,达到国家规定的大学生体育和军事训练合格标准,身体健康,能够履行建设和保卫祖国的神圣义务。

4.具有强烈的时代责任感、较高的文化素质和协作精神,能够担负起振兴中国医学事业的重任。

二、专业培养目标及业务培养要求

学生应掌握基础医学和临床医学的基本理论知识,较熟练的医学技能,较宽厚的自然科学,较广泛的社会科学知识和一定的科学研究能力,毕业后能够独立从事基础、临床和科学研究工作。

学生应获得以下知识和能力:

1.掌握马克思主义基础理论和较广泛的社会科学知识;

2.掌握较宽厚的自然科学知识和基本技能;

3.掌握较深厚的基础医学的基本理论和基本技能;

4.掌握系统的口腔医学基本理论知识,具有较熟练的医学技能,毕业后能独立从事口腔临床医疗工作,达到二级学科级住院医师水平;

5.具有一定的医学科研能力;

6.掌握一门外语,具有听、说、写、读的能力,能熟练地阅读和翻译本专业外文书刊;

7.具有较强的自学能力和独立解决问题的能力,富有创造精神和协作精神。

三、修业年限：七年

四、主干学科、主要课程和学位课程

（一）主干学科：公共基础、基础医学、口腔医学。

（二）主要课程(学位课程)：政治、英语、数学、物理、化学、细胞生物学、计算机基础、卫生统计学、生物化学、人体解剖学、组织胚胎学、医学免疫学、医学微生物学、生理学、病理学、病理生理学、药理学、诊断学、分子生物学、内科学、外科学、儿科学、口腔解剖生理学、口腔组织病理学、牙体牙髓病学、牙周病学、口腔黏膜病学、儿童牙病学、口腔预防学、口腔颌面影像诊断学、口腔颌面外科学、口腔修复学、口腔正畸学。

五、课程设置与基本要求

根据培养目标要求循序渐进的原则：①实行"理医结合，七年一贯制"的培养模式，加强基础理论、基本知识的教学和基本技能的训练，注重课程之间的系统性和内在联系；②突出"主干"课程、增加选修课、扩大学生的知识面；③在课程体系和教学内容上注重整体优化和相互渗透。以加强学生知识结构、能力结构和学生素质的培养，培养学生的自学能力、思维能力、研究能力和创新能力。

公共基础课：

（一）政治课：包括政治理论课 200 学时和思想品德教育课 90 学时。通过学习马克思主义哲学原理、马克思主义政治经济学原理、毛泽东思想概论、邓小平理论概论和大学生思想品德修养、法律基础、医学伦理学、形势与政治等课程，使学生掌握马克思主义基本原理，了解毛泽东思想和邓小平理论的精髓，树立辩证唯物主义和历史唯物主义世界观，确立远大的理想和正确的人生观，培养良好的医德医风。

（二）体育课：110 学时，使学生掌握体育的基本知识和运动技能，学会科学锻炼身体的方法，养成经常锻炼身体和讲究卫生的习惯，达到国家教委颁布的《大学生体育合格标准》。

（三）外语课：学习英语 346 学时，分 7 个学期上完，要求通过大学英语六级考试，并能熟练地阅读本专业的英文书刊。

（四）高等数学 140 学时，普通物理 120 学时，无机分析化学 209 学时，有机化学 116 学时。

通过上述课程的学习和实验技能的训练为以后学习专业基本、专业课及有关新的科学技术打下坚实的基础。

医学基础课：

　　人体解剖学 204 学时，组织胚胎学 114 学时，细胞生物学 80 学时，生物化学 128 学时，医学免疫学 54 学时，寄生虫 67 学时，生理学 144 学时，微生物学 72 学时，病理学 144 学时，药理学 102 学时，病理生理学 72 学时，医学遗传学 25 学时。通过学习使学生掌握生命科学和医学科学的基础理论和实验技能，从而为继续学习临床医学打下坚实的基础。

　　医学专业课：

　　诊断学 130 学时，影像诊断学 68 学时，外科手术学 44 学时，外科学总论 44 学时，内科学 90 学时，外科学 90 学时，儿科学 90 学时，眼科学 42 学时，耳鼻喉科学 42 学时，皮肤病学 42 学时。要求学生掌握临床医学专业的基本理论，医学技能和三级预防，并能运用所学知识和技能防治常见病，多发病，进行急、难重症疾病的初步处理，强调培养学生的临床思维能力和实际工作能力。

　　口腔专业课：

　　口腔组织病理学 90 学时，口腔内科学 170 学时，口腔预防学 40 学时，儿童牙病学 30 学时，口腔生物学 20 学时，口腔放射学 38 学时，口腔颌面外科学 176 学时，口腔修复学 192 学时，口腔正畸学 40 学时。

　　口腔内科学：

　　要求学生掌握牙体牙髓病学、牙周病学、口腔黏膜病学的基本概念、基本理论及基本操作技能。熟悉口腔黏膜病、牙周病与全身因素的关系，了解全身性疾病在口腔的表现特征。

　　口腔预防医学：

　　掌握口腔预防医学的基本概念，口腔保健教育的基本任务，口腔流行病的常用指数和窝沟封闭技术的基本操作。了解社区口腔保健概念及口腔医疗保健中的交叉感染和控制。

　　儿童口腔病学：

　　了解儿童医学的概念和儿童牙病的特点，掌握儿童牙体牙髓病、牙周病和口腔黏膜病的诊断要点及处理原则。掌握儿童牙体牙髓病治疗的基本操作技能。

　　口腔生物学：

　　要求学生掌握口腔微生物学研究的主要方法，了解口腔微生物学、口腔生物学、口腔疾病分子生物学、口腔免疫学、牙周骨组织生物学的基本理论。

　　口腔颌面外科学：

　　176 学时，是口腔医学专业早期三大临床课程之一，随着学科的发展，目前已有多分支，但基本理论仍是每个口腔医学专业学生应认真掌握的内容。没有基本的理论指导，临床实践就是盲目的不科学的实践，对于人的生命来说，那就可能会以生命的代价来换取理论，所以，要求学生必须认真掌握口腔颌面外科的基本内容及理论，并了解口腔颌面外科的发展新技术、新进展及新动态，也为研究工作提供必要的理论基础。

口腔颌面医学影像诊断学：

38学时，口腔颌面医学影像诊断学是口腔医学专业中重要的临床课程组成部分，也是口腔医学专业临床工作中每天都要接触应用的技能。所以要求学生必须掌握其基本原理和基本理论、应用基本理论指导临床实践。

口腔修复学：

192学时。掌握口腔修复学的基本原理和基本理论；掌握牙体缺损、牙列缺损、牙列缺失的修复原则、方法及修复制作基本技能；了解现代修复学发展新知识、新技术。

口腔正畸学：

40学时。要求学生掌握（熟悉）口腔正畸学的基本理论和基本技能；掌握简单错𬌗畸形的预防性矫治和阻断性矫治；了解现代口腔正畸学发展新知识和新技术。

方法学：

计算机基础82学时，医学统计学56学时，文献检索28学时，医学科研设计16学时。通过以上课程的学习，掌握医学科学的基础科研方法和手段，为以后的专科学习及科研论文写作打下一定的基础。

六、教学安排及时间分配（见后表）

七、成绩考核及学位授予

1. 成绩考核：按中南大学学生学籍管理有关规定进行，考核分考试和考查两种，凡教学计划规定开设的各门课程，均须进行考试或考查。成绩计算：考试成绩采用百分制计分，考查按优、良、中、及格、不及格五级分制计分，选修课20学时计1学分。

2. 学位授予：学完教学计划规定的课程，考试成绩达到要求，考查成绩及格，选修课修满30学分，毕业论文通过答辩者，按国家规定授予医学学士或医学硕士学位。

八、说明

1. 采用"理医结合，七年一贯制"学士、硕士学位连续培养的办学模式。

2. 教学过程中第一学年力争使学生打下扎实的自然科学基础，有较广泛的人文科知识。第二、三学年以医学基础课为主，为将来学习专业课打下基础。第四、五、六年主要学习专业课和临床通科学习，第二次打基础。第七年为专科实习，撰写毕业论文，力争使学习在此阶段具备初级住院医师的水平，并具有较大发展潜力。

3. 外语教学：学习英语346学时，培养学生具有较强的阅读能力，一定的听、说、写的能力。大学第三年应通过大学英语六级考试。医学英语、专业英语的教学，紧密结合专业课的学习，要求在教学中包括讲授、板书、查房、病历讨论、论文答辩以及各种考试都应有一定比例的英文教学内容。

4. *严格的淘汰制*：按《中南大学临床医学专业五、七学制转换条例》实行五、七学制转换。

中南大学 2001 级七年制口腔医学专业时间分配表（按周计算）

学年	教学	考试	军训、劳动、社会实践	假期	机动	总计
一	33	4	军训 3	11		51
二	38	4		11		53
三	37	4		10		51
四	37	4		11		55
五	40	2		4		46
六	38	2		3	1	44
七	57	2			1	60
总计	280	22	6	50	2	370

中南大学2001级七年制口腔医学专业教学安排表（一）

学期	一	二	三	四	五
日期周次	2001年9月3日—2002年1月25日 18周 上课16周 考试2周	2002年3月4日—2002年7月19日 20周 上课18周 考试2周	2002年9月2日—2003年1月17日 20周 上课18周 考试2周	2003年2月17日—2003年7月18日 22周 上课20周 考试2周	2003年9月1日—2004年1月9日 19周 上课17周 考试2周
	寒假 2002年1月28日—3月1日 寒假5周 2月12日春节	暑假 2002年7月22日—8月30日 暑假6周	寒假 2003年1月20日—2月14日 寒假4周 2月1日春节	暑假 2003年7月21日—8月29日 暑假6周	寒假 2004年1月12日—2月6日 寒假4周 1月22日春节
课程	入学教育 英语(4)60 体育(1)16 医用物理学(2)34 高等数学(5)76 计算机导论(2)32 无机分析化学(8)102 无机分析化学实验(2)28	英语(4)76 体育(1)20 医用物理学(4)68 高等数学(3)42 计算机高级语言(3)50 无机分析化学(实验)(3)42 有机化学(6)98	英语(4)54 体育(2)32 人体解剖学(4)76 组胚(5)96 马克思主义哲学 原理(3)54 细胞生物(4)64 法律基础(2)36	英语(5)96 体育(2)38 生化(6)108 医学免疫学(3) 人体解剖(6)96 思想品德教育34 分子生物学(4)56 医学心理学(2)30	医学英语(2)30 寄生虫学(4)54 生理(8)122 微生物(4)62 政治经济学原理(2)34 文献检索(2)28 医用统计学(4)56 毛泽东思想概论(2)28 口腔解剖(5)90
周学时	22	22	23	26	29.0
考试科目	英语、物理、化学、数学	英语、数学、物理、化学、计算机	英语、解剖、组胚、马哲	英语、体育、生化、免疫、解剖	毛概、经济学、生理、微生物、口腔解剖
选修课			医学史16 医学概论16 行为医学16	医院经济学16 生物物理16 普通逻辑学16	拉丁文16 实验动物学28

中南大学 2001 级七年制口腔医学专业教学安排表（二）

学期	六	七	八	九	十、十一
日期周次	2004年2月9日—7月9日 22周 上课20周 考试2周	2004年8月30日—2005年1月28日 22周 上课20周 考试2周 2005年1月31日—2月25日 寒假四周 2月9日春节	2005年2月28日—7月8日 19周 上课17周 考试2周 2005年7月11日—8月19日 暑假六周	2005年8月22日—12月30日 19周 含考试 2006年1月2日—1月20日 病房见习三周 2006年1月23日—2月17日 寒假四周 2006年1月29日春节	2006年2月20日—2007年1月10日 48周 通科实习47周 机动3周 2007年1月22日—2月2日 通科学习阶段考试二周 内12周 外12周 口腔23周
课程	医学英语(2)36 病理(7)122 药理(6)86 卫生(4)62 邓小平理论概论(4)70 自然辩证法(2)28 流行病学(2)30 医学伦理学20 科研设计16 外科手术学(3)44 口腔病理(4.5)90	医学英语(4)60 诊断学(8)130 影像诊断学(4)68 卫生学(3)48 眼科(1)20 耳鼻喉(3)48 儿科(2)30 皮肤(2)28	妇产科(2)32 内科(5)80 外科(4)64 卫生法学16 口腔放射(2)38 口腔修复(10)192	口内(8.5)170 口外(9)176 口腔预防(2)40 口腔正畸(2)40 儿童牙病(1.5)30	
周学时	29.5	28	27.5	23	
考试科目	病理、病生、邓概、药理	英语、诊断学、影像诊断学、卫生学、外总	外科、口放、口修	口内、口外、口预、口腔正畸、儿童牙病	

中南大学2001级七年制口腔医学专业教学安排表（三）

学期	十二		十三、十四		
日期周次	2007年2月5日—3月2日 寒假4周 2月18日春节	2007年3月5日—2007年5月11日 10周 上课10周	2007年5月14日—2008年6月13日 定向实习57周	2008年6月16日—6月20日 论文答辩	2008年6月23日—6月27日 毕业分配
课程		临床药理24 临床免疫16 肿瘤基础16 临床生化16 法医学16 临床生理24 临床生理24 临床流行病16 医学遗传16 临床解剖16 老年病学24		口腔材料学 30学时 *运动医学 20学时 *核医学 20学时 *康复医学 20学时 *急诊医学 20学时 牙体牙髓病学 80学时 牙周黏膜病学 60学时 实习：108周	
周学时		18.5			
考试科目					

2.5　口腔医学实验中心

中南大学口腔医学院实验教学中心于 2002 年 11 月成立，其前身为 1986 年湖南医科大学口腔医学系五大教研室——口腔解剖生理学教研室、口腔组织病理学教研室、口腔内科学教研室、口腔颌面外科学教研室、口腔矫形学教研室的教学实验室。2002 年成立口腔医学院以后，为了实现资源整合与资源共享，将教研室设立的教学实验室统一归口实验中心管理。自口腔医学院成立以来，在学校的大力支持下，实验室装备、建设与管理等方面均取得了较大的发展。口腔医学实验中心现设三个实验室（第一实验室、第二实验室、第三实验室）。刘良奎任主任，有专职人员 3 人。主要工作是承担或协助承担口腔解剖生理学、口腔组织病理学、牙体牙髓病学、牙周黏膜病学、口腔预防与儿童牙病学、口腔正畸学、口腔修复学、口腔颌面外科学、口腔颌面影像诊断学等口腔医学专业课的实验教学任务。实验室总面积近 300 平方米，其中，包括多媒体教室、通用实验室和颌面外科专用实验室，装备为 600 多万元，近 200 台件的教学设备。

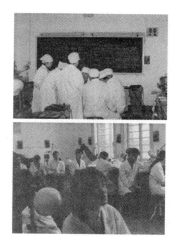

建系初期的实验室

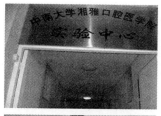
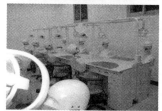

口腔医学院成立之后的实验中心

1. 实验室的发展

2002 年 12 月，为了优化教学资源，实现教研室资源共享，成立了口腔医学实验中心，刘良奎任实验中心副主任。实验室设置在学院教学楼一楼（湘雅老校区老图书馆一楼），2008 年 7 月在教学楼二楼东头新建了供七年制学生进行科研训练的专用实验室，2012 年因湘雅口腔医院成立，教学楼一楼需要改建为口腔诊室和实践教学门诊，使将教学楼四楼原湖南医科大学档案馆调剂为实验中心及仿头模实验室搬迁至四楼，同年增设口腔临床实习前综合实验室。

2. 实验室建设

自实验室建立以来，学院本着以投促建、以投促改、自我建设、自我完善、统一规划、合理使用的基本原则，积极筹集资金，兴建改造教室和实验室。通过学校"实验室建设项目"和学院自筹等多渠道筹资投入实验室建设。2003 年 3 月学校投资 40 万元改造口腔医学院专业教学实验室，建设第一个仿真头模实验室，添置仿

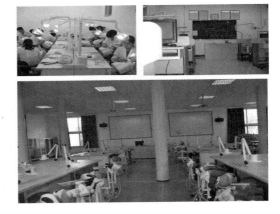

2013 年装备的全德国进口的教学设备

头模及治疗机系统 16 台套及中央供气系统 1 套。2004 年 5 月，获 30 万元学校实验室建设专项经费进行实验室Ⅱ期改造，建设第二个仿真头模实验室，新增仿真头模及治疗机系统 16 台套。2006 年 5 月，获 30 万元学校实验室建设专项经费进行实验室Ⅲ期改造，主要进行实验室专业教学模型建设。2007 年 6 月，获 30 万元实验室建设专项经费进行"长学制口腔医学专业教学实验室建设"。建设七年制科研实验室。2008 年 6 月，获 30 万元学校实验室建设专项经费，经当时的黄俊辉院长争取，学校追加 38 万，共计 68 万元，对口腔专业基础教学实验室进行建设并加强了实践教学设施建设，增加 4 台牙椅。2009 年 9 月，获 25 万学校实验室建设专项经费完善仿头模实验室治疗机系统 16 台套并购置牙椅 1 台。2010—2013 年，学院整体实验室建设规划，将原湖南医科大学档案馆 160 平方米的用房改建为教学实验室用房，共获得学校实验室专项建设经费 300 万分批建设经费，从德国进口世界先进品牌仿头模及治疗及系统(KAVO)33 台套。目前实验室各种设备近 600 多万元，200 多台件；有多媒体教室 1 间，教学用计算机 30 台；实验室使用面积达 300 多平方米。

3. 实验教学

学院的实验教学围绕实践能力和创新意识的培养展开了全方位的改革，实验教学内容、方法、手段改革进一步深化。目前口腔医学实验中心能开出各层次的教学实验项目为 80 个；改进实验数 30 个，其中，综合性所占有实验课程的比例达 80% 以上。部分实验开出实验效率、实验手段等方面达国内先进水平。实验室开放为学生自主学习、研究性学习创造了优良的条件，为学生个性发挥提供了广阔的空间，大大提高了学院的办学质量和办学效益。

2.6　校外教学医院(基地)

校外教学医院(基地)有湘潭市口腔医院和长沙市口腔医院。

湘潭市口腔医院于 2004 年 4 月向学院提出，申请成为口腔医学院的教学基地，后经中南大学批准正式签订《协议书》，成为口腔医学院第一个校外实习基地。于 2005 年开始接收第一批 15 名 2010 级五年制口腔医学专业学生通科实习，2010 年 10 月获"湖南省普通高等学校优秀实习教学基地"称号。

长沙市口腔医院于 2007 年 4 月提出申请，2010 年 3 月获中南大学批准(参见"确认长沙市口腔医院为中南大学湘雅医学院口腔教学医院的批复")，2010 年 4 月正式签订"中南大学实践教学医院共建协议书"，成为口腔医学院第二个校外教学医院。于 2013 年开始接收 3 名第一批中南大学口腔医学院 2008 级七年制口腔医学专业学生进行口腔通科实习。

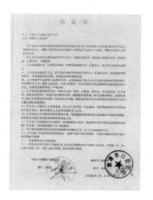
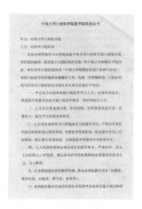
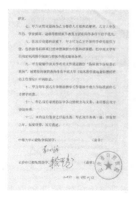
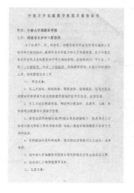
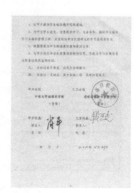

协议书

2.7 教学获奖与荣誉

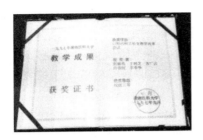

口腔内科教学成果奖

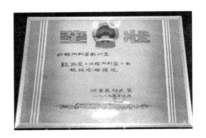

口腔内科被评为合格课程

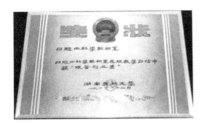

口腔内科被授予"艰苦创业"奖

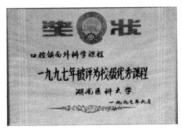

1997 年口腔颌面外科学被评为校级优秀课程

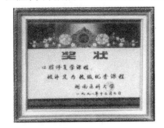

1997 年口腔修复学被评为校级优秀课程

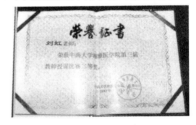

刘虹获第三届教师授课二等奖

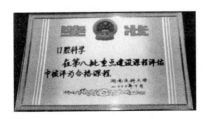

口腔科学课程在第八批重点建设课程
评估中被评为合格课程

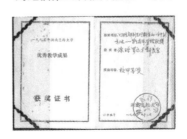

口腔解剖生理学"学生自体姶取模教学"
获校甲等奖

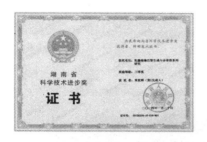

中南大学教学成果一等奖(2013)

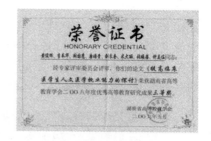

湖南省高等研究成果三等奖

2.8　毕业生名单与照片

2.8.1　五年制毕业生名单与照片

1987 级

张　胜	高　伟	刘文波	刘志辉	马建群	翟晓红	刁小华	陈再和
左欣良	胡　革	周伏文	杨常清	胡　晔	涂芙蓉	孟　樱	匡世军
刘湘平	陈良建	陈纪文	王　为	廖武堂	唐秋莲	何艳珍	莫朝阳
李　赞	康祖铭	黄勉芳	谢小明	邹飞毅			

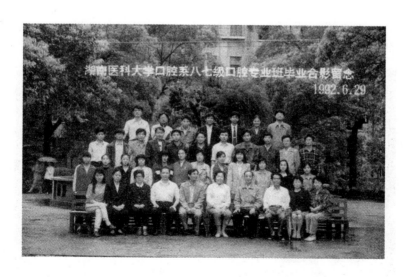

1988 级

吴颖芳	尹晓敏	卢燕勤	许慧卓	蒋　文	李瑰琦	周宇航	肖无谓
周海文	曾飞跃	夏海霞	徐建平	宋治锋	周会喜	潘　超	曾曙光
李爱平	张　胜	向　峰	张　洁	那晓东	刘彦华	罗　静	刘　阗
朱剑湘	朱　奇	李忠辉	王永华	胡　淳	袁红霞	刘丽芳	

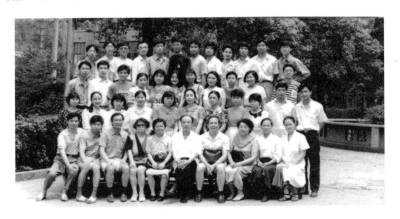

1989 级

吴　昊	严奉国	张呸胜	张丽华	丁红军	陈　铁	王文光	李智娟
伍海涛	谭家礼	曾素娟	钟　理	蒋灿华	王　洁	舒　焱	匡忠生
李文政	李文辉	蒋　洁	李叶清	邹　萍	苏　彤	刘文华	冯　波
晏　辉	李建平	陈　偲	杨团结	王春龙	张新宇		

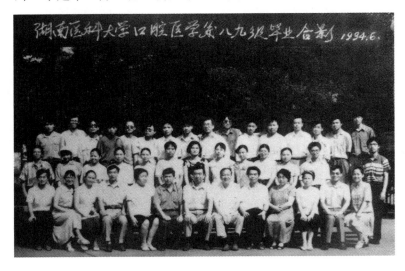

1990 级

高清平	郭　锋	湛立伟	熊跃环	刘　晟	肖　绘	罗杨力	王　丽
赵跃武	易建国	沈飞跃	宋秋景	李　俊	张树生	龙卫平	刘斌杰
龙对法	谭　翎	范慧雯	焦光辉	张敬杨	蒋金玲	奉晓彬	阳金楚
张　频	陈　莉	邹锡新	刘　映	张武军			

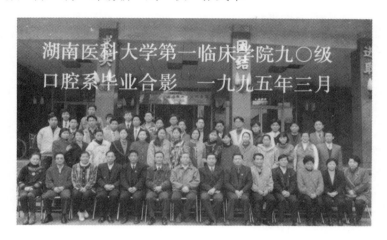

1991 级

张华湘	陈　晖	林　琳	曾　丹	张　彤	李　梅	邓新平	曾德伟
唐圣斌	马康黎	曾汉西	李　琴	周玉英	毛娅妮	胡　蓉	杨汉林
李志强	谢　文	彭　勃	彭　慧	王灿云	梁花梅	黄芙蓉	徐　钢
郭富伟	申志云	奉红波	聂笃余	陈　伟			

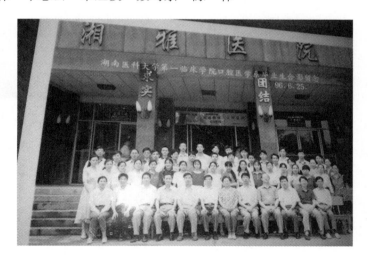

1992 级

庞丹琳　费继新　黄世真　余洪强　孙　浩　翟　敏　马　骁　熊娅芳
陈　婷　米君国　王现明　腾　华　张　立　汤文广　李秀艳　陈　波
王　琛　徐　延　黄　龙　杨娅辉　李　涛　丁　咏　胡延佳　郑开国
杨建丰

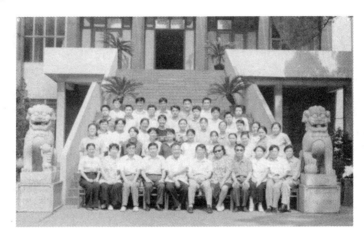

1993 级

程　勇　李　谨　刘　琳　张　红　吴　江　曹　萤　黄　罡　蔡海燕
梁洪斌　乔新歆　李芳凝　李晋云　高益林　许艳华　梁　斌　李少林
王　硕　李　霞　倪　丽　谭跃文　仇　旭　王　凤　胡方育　吕清兰
童建斌　景　泉　田　华

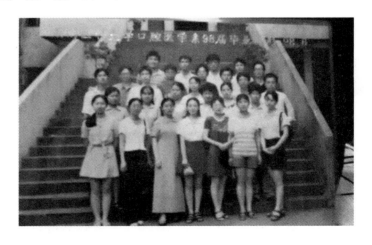

1994 级

杨建浩	唐　铃	冯　岩	邹　波	张　明	左　军	张明灿	艾　恒
王彦丽	樊　岗	江四满	王华宁	周艺群	谢兴潜	蒋雪娟	姚礼洪
黄　瑛	洪振华	刘　伟	兰庭超	曾吟新	何　伟	孙海龙	宋　健
李金茂	潘建芬	戴车晓	张丽华	周　海	刘吉平		

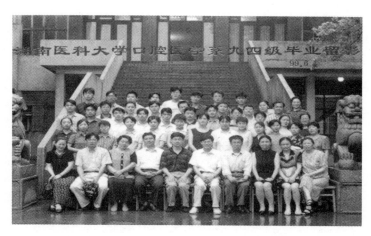

1996 级

胡　明	李　明	胡　毅	王　颖	钱建芳	李　清	郑玉峰	邓行华
王及科	李　北	郭迎新	王　旋	衡　超	马会芳	白明海	刘艳梅
李仁强	杨群英	张文武	刑　燕	常财旺	胡飞琴	石　亮	全向娟
王　芳	张　雷	曾　亮	王远思	李淑珍	薛　冬		

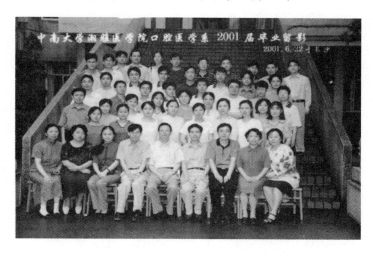

1997 级

郁晓强	张建兴	马祖利	黄云川	杨　军	姚本栈	刘世峰	喻文颖
刑　泉	周响辉	邹　智	谢三祥	蒋柳宏	郑澍春	胡广伟	陈剑声
胡蓉斌	洪珍珍	郝宏宇	董　滢	王　静	熊培颖	张丽萍	葛凤华
俞志维	黄　慧	吕　洁	蔡　惠	范华俐	王　涛		

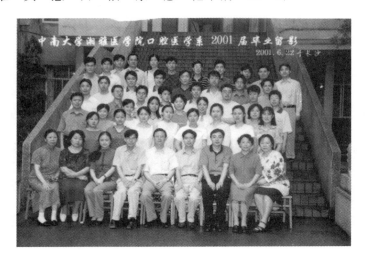

1998 级

邓昭明	吴　畏	龚爱秀	马长柏	姜国明	邓　蔡	刘程辉	蔺　琳
阎忠义	黄河平	曾继华	牛卉溪	马文涛	陈　勇	张雪梅	张玉皓
刘彦攀	夏　宇	翟洁梅	杨河平	张春香	易　峰	陈慧霞	黄宇华
赵平城	俞　丹	邵春生	黄汝祥	朱　武	吴平安		

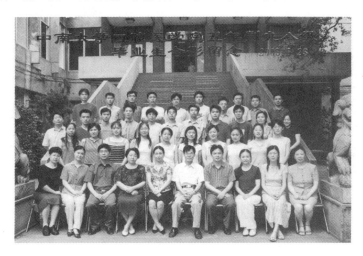

1999 级

毛 杰	曾苑琴	王素梅	陈志敏	范晓升	周 琳	季娟娟	李进东
王树林	易雷鸣	杨志萍	苏 征	江华州	洪晟或	游 戈	李德宏
邹文静	李辉莉	唐 路	张盛炎	冯 嵩	邝亦元	黄 澜	钟孝欢
蒋校文	尹林玲						

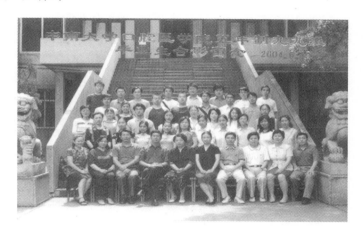

2000 级

胡孔辉	张 睿	王健秋	沈 宏	董晋嘉	谢宝强	曾晓华	杨 旭
高亚超	石 燕	莫止源	李 翠	湛志远	梁婉君	陈志平	韦 艺
贺 佳	葛权泉	刘 健	王会欣	李芙良	卢 霞	周海华	张 绚
范丽苑	李 涛	王 君	殷凌云	何 凯			

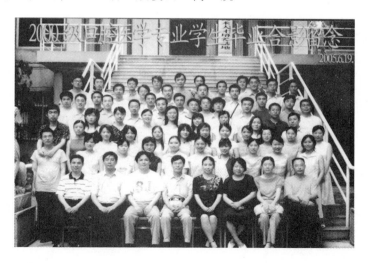

2001 级

金珊珊	杨伟佳	邓铭思	左陈启	苏志坚	黄 尧	夏水斌	蒋 倩
白真玉	陈 晨	吴月婷	何利邦	邹毅军	袁 星	于 浩	宋冠杰
王 谭	惠鎏玲	辛宝琴	陈碧莲	常擎安	陈胡杰	王 叮	李芬莲
丁 见	石晓明	代景生	黄冬梅	黄静娜	徐 波	雷 伽	

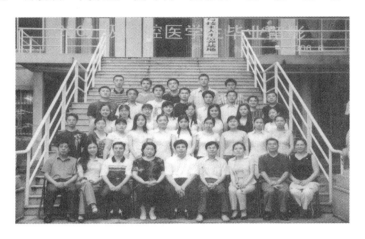

2002 级

王文娟	雷 磊	胡 静	李 雪	金 丹	马春跃	夏舒迟	陆夫礼
车 蓓	丁娟娟	方小丹	刘佳林	徐 琳	沙烟直	张思慧	杨书雄
何 柳	陈可佳	余志刚	向 阳	张 划	唐健霞	陈芳屏	罗小良
李芬芳	邝丽君	周折冲	周子亮	欧阳思远	周剑坤		

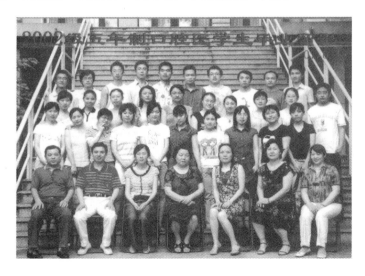

2003 级

汪瑞芳	梁 斌	张学武	郭 楠	成思源	詹育香	范成超	范前云
吴 恙	胡传宇	汪 玲	雷 丹	雷 蕾	左 良	谢宏亮	汪伟明
谭 瑶	李 蓉	余祺嘉	粟 峰	李 超	张 娟	邹双双	朱亚丽
刘 哲	尹贻鑫	郑斐斐	林 恒	马克娜	黄奇蓉	梁 雪	刘思奇
萧明妹	王立臣	刘 博	葛哲超	周玥颖	陆小枫	邓华明	杨 凯

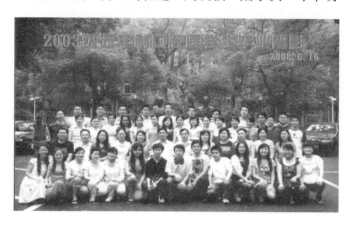

2.8.2 七年制毕业生名单与照片

2001 级

马力为	陈敏慰	刘柳慧	姚珏琦	赵 晶	李 娟	李 名	钟伟英
庞 娜	侯 雯	周艳平	贺智晶	高 兴	吴晓珊	王月红	陈明伟
黄慧静	吴 洁	宋 亮	朱毅男	杨大为	马胤喆	彭海燕	谭向荣
潘海兴	陈伟程	何 勇	赵 静	郑 遥	崔晓明		

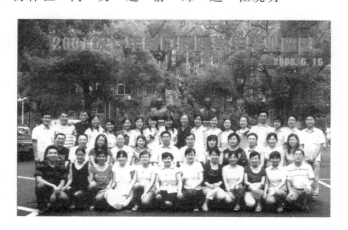

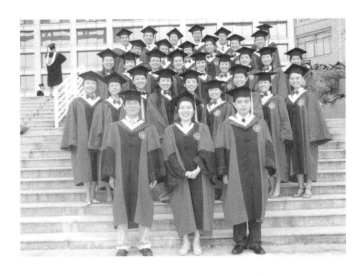

2002 级

于　霞　郭　文　张　华　张　宇　袁剑鸣　曹博玮　汪　嘉　李　恒
张珊珊　吴　更　汪丹丹　罗　芬　欧阳瑾　贺祖武　陈　倩　邓明辉
李　全　龚朝建　李孟铨　雷慧云　谢　静　冀琳静　黄子成　周　静

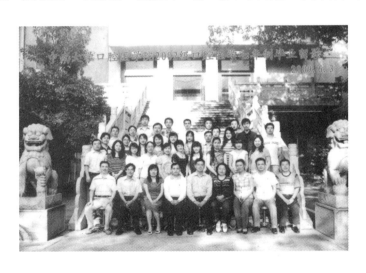

2003 级

李银丹	李斌龙	靳路远	夏　超	邓　立	李鸿艺	刘彦杰	李继佳
向　旭	刘　犀	张　雷	蒋　梁	李民冬	全宏志	陈像洋	何赐丁
龙聊秀	彭洁琼	姜　艳	唐彦丰	张　博	姜　涛	李蕴蕴	于彩莉
刘志云	李　璐	游滢滢	刘　辉	李　娟			

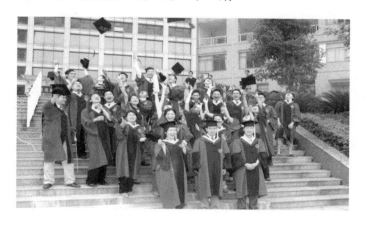

2004 级

孟庆玉	燕　飞	张　宁	郭　玥	卢　静	陈秋迎	梁伟腾	王冬梅
韦　宇	江新香	李　丹	吴　嵘	石芳琼	董　新	曹　琼	左巧娟
闵　倩	申　婷	潘文婷	裴赛敏	卢若煌	徐　飞	刘　贺	童　磊
张　彦	黄　江	杜　瑞	田丽丽	朱文渊	张　凯		

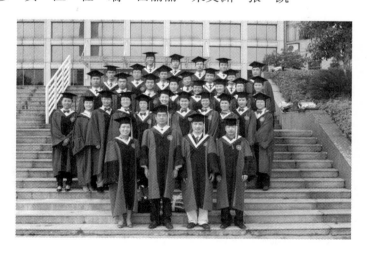

2005 级

李文杰	谢 尚	孙晓晔	张笑雨	刘博闻	白璐怡	李雪昔	李依冉
赵钦文	袁海波	胡 睿	胡 超	梁富英	李 敏	任振虎	赵志立
邓幼杰	杨 苗	罗崇岱	王柏胜	吴文科	周晔晔	吴志芳	刘云峰
阳 燕	袁勇翔	张绍芳	杨 淇	刘欣欣	吴 一	李 艳	杜 玉
郑 廉	谢 迪	金 晶					

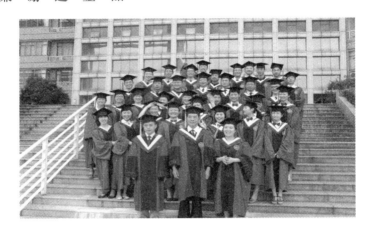

2006 级

王 璐	杨欣晨	梁 烨	彭 馨	杨伊汩	黄大维	王婧谊	何丰鹏
孙菁菁	龙智灵	陈志英	李学杰	宋学龙	郭丰源	汤丹萍	鲁宇姣
徐雅尼	王祥柱	毛 琴	周 茜	肖砺锋	刘 达	邱喜丽	王 木
孔祥宇	卢守仪	王晓娟	周杨一帆	纪佳佳	李文强	隋 瑞	金淑芳
陈 静							

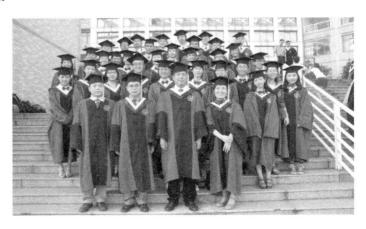

第 3 章　研究生培养与留学生培养

3.1　概况

自 1978 年改革开放后，原湖南医学院恢复招收研究生。1983 年刘蜀蕃教授招收硕士研究生，翦新春成为本校口腔医学的第一个研究生。1986 年 7 月 28 日，口腔内科学被批准为硕士学位授权点。1989 年口腔系组织了以刘蜀蕃、沈子华、陈运美、洪占元、黄昌固等骨干力量进行全国第四批博士学位授权学科申报，但由于种种原因未能获得批准。1993 年 9 月 28 日口腔颌面外科口腔临床硕士点获得批准，2002 年翦新春教授被评为外科学（整形外科方向）博士生导师，招收了蒋灿华、许春姣攻读博士学位。同年，口腔基础医学获硕士学位授权点。2004 年开始招收外国留学生攻读口腔医学硕士学位，第一批学生有来自巴勒斯坦的米克和来自巴基斯坦的米阳和努尔。2005 年获口腔医学一级学科硕士学位授权点。自 2002 年口腔医学院成立后，几届口腔医学院领导班子先后曾二次组织博士学位授权点的申报，由于条件尚未成熟没有成功，直到 2012 年获准在临床医学下设立口腔整形美容学博士学位授权点。自 1983 年开始招收硕士研究生以来，目前有口腔医学硕士学位和内科学、外科学、耳鼻咽喉头颈外科学、口腔整形美容学博士学位授予权，在校攻读硕博士学位的学生类别有长学制（七年制本硕连读生）、全国统一招生考试录取的硕士研究生、在职人员申请硕士学位学生、统一招生录取的博士研究生和在职人员申请博士学位学生。平均每年招收硕博士研究生约 40 人左右。到目前为止，有硕士研究生导师 30 余名，培养硕士研究生 200 余人，博士生导师 6 人，毕业博士生 27 名。

3.2 培养方案选编

3.2.1 硕士研究生培养方案

1.口腔基础医学硕士研究生培养方案

口腔基础医学硕士研究生培养方案

学位类别:	310 医学硕士学位
一级学科代码与名称:	1003 口腔医学
二级学科代码与名称:	100301 口腔基础医学
执行开始—终止年级:	2013—2018
制订二级单位:	口腔医学院、湘雅口腔医院、湘雅医院、湘雅二医院、湘雅三医院、湘雅医学院海口医院

一、学科概况

本学科是口腔医学的基础学科。它结合国内外研究的新成就,从口腔胚胎学与组织病理学、口腔解剖生理学与神经生物学等方面研究口腔医学中的生命科学基础理论和应用问题。

本学科是目前湖南省唯一集口腔基础医学教学、科研、医疗于一体的具有硕士专业学位授予权的学科。通过几代人的共同努力,本专业已得到了长足的发展。自 1986 年开始系统地培养了 20 余届口腔医学专业本科生,2001 年开始培养口腔医学七年制学生,同时,与其他学科合作参与了多届硕士研究生的培养。由于重视加强基础在口腔临床学科的应用,本学科的研究重点是解决临床提出的重点和难点问题,从而建立起重点攻关的科研队伍,达到多出成果、早出成效、基础和临床双向突破的目的。自从 2003 年开始招收口腔基础医学硕士研究生以来,已在口腔应用解剖学、舌下神经损伤修复的机理及动物模型的建立、口腔黏膜下纤维性变的病因及病理学研究、口腔黏膜病变的神经生物学与实验形态学研究、口腔癌变机理研究、腭裂及咽后瓣动物模型等研究方面取得了瞩目的成绩。特别是口腔黏膜下纤维性变、口腔癌变机理研究、口腔疣状癌的系列研究等方面,获得了省部级科技进步奖二、三等奖,并成立了中南大学口腔医学研究所、中南大学口腔癌前病变研究所等研究机构。

二、培养目标

为口腔医学事业的发展培养符合我国四个现代化要求的德、智、体全面发展的具有口腔医学硕士水平的师资和科研技术人才。具体要求如下：

拥护中国共产党的领导，拥护社会主义制度，热爱祖国，掌握辩证唯物主义和历史唯物主义的基本原理；具有良好的科研作风、职业道德和合作精神，品行优秀，身心健康；掌握本学科坚实的基础理论、系统的专门知识，掌握本学科的现代实验方法和技能，具有从事科学研究或独立担负专门技术工作的能力，能适应科技进步和社会经济文化发展的需要；在科学研究或专门工程技术工作中具有一定的组织、管理能力。具备英语听、说、读、写能力，能熟练阅读国外英语专业期刊，并能与国外同行进行语言交流。

三、学科专业主要研究方向

序号	研究方向代码名称	研究方向英文名称
1	10030101 口腔基础医学（口腔解剖生理学）	10030101　Basic　stomatology　（Oral Anatomy and Physiology）

四、学习年限、课程学习时间与培养要求

本学科全日制研究生学制为 3 年，实行弹性学制，在学的最长年限为 5 年，其中课程学习时间为 1 年。

培养要求：

（1）实行指导教师负责的指导小组培养工作制，导师个别指导与指导小组集体指导相结合的培养方式。指导小组成员应协助导师把好各个培养环节的质量关。

（2）导师指导研究生制定个人培养计划、选学课程、查阅文献资料、参加学术交流和社会实践、确定研究课题、指导科学研究等。

（3）导师应全面关心和培养研究生的思想、业务和健康素质，提高研究生的综合素质。

（4）研究生根据个人培养计划按学期选修课程，每学期选修的总学分全脱产研究生不超过 17 学分。

五、学分要求与课程设置

表一　课程分类、分组与学分要求

课程类别	学分要求	专业学位课分组	学分要求	分组说明
公共学位课	7	必修一组	2	科研方法课
专业学位课	15	必修二组	4	专业基础课
选修课	6	必修三组	4	专业核心课

续表一

课程类别	学分要求	专业学位课分组	学分要求	分组说明
培养环节	7	必修四组	2	专业方向课
补修课	4	必修五组	3	医学实验课
总学分	35			

表二 课程设置

课程类别	课程号与名称	学时	学分	开课学期	说明
公共学位课	030211101 科学社会主义理论与实践	32	2	1 秋季	
公共学位课	010111102 科学技术哲学	32	2	1 秋季	
公共学位课	050211101 硕士生综合英语	128	3	秋、春季	
必修一组	100111110 科研设计	32	2	秋季	
必修二组	120511101 科技信息检索	32	2	秋季	
必修二组	071011412 发育生物学	32	2	春季	
必修三组	100111102 高级病理学	48	2.50	春季	
必修三组	100312402 头颈应用解剖	24	1.50	春季	
必修四组	100312501 口腔医学新进展		2	秋季	
必修四组	100312301 口腔基础医学 1	32	2	春季	
必修五组	071011105 实验动物学	32	2	春季	
选修课	120217802 学术研讨及第二课堂		1	秋季	
选修课	071011103 神经生物学	56	3	春季	
选修课	100111208 现代组织化学	54	2.50	秋季	
选修课	100111109 超微病理学	18	1	春季	
补修课	071001408 生物信息学	48	2.0	春季	
补修课	100101303 生物医学研究伦理学	32	2.0	秋季	
培养环节	000001801 学术交流与学术报告		2	秋季	
培养环节	000001802 形势与政策		2	秋季	
培养环节	000017803 专题研讨	16	1	春季	
培养环节	000001804 学位论文选题报告		1	秋季	
培养环节	000001805 学位论文中期进展报告		1	秋季	
培养环节	100111106 生物医学论著的英文写作	16	1	春季	
培养环节	000001807 实践教学		1	秋季	

课程说明：

补修课是指跨学科或以同等学力考取的研究生必须加修的课程。硕士生必须补修所考取学科本科生阶段的专业基础课 2 门以上。补修课计算学分，但不在硕士生应修满的规定学分之内。

全日制研究生参加《形势与政策》课为 2 学年，考核合格计 2 学分，才准许答辩。

要求硕士生在学期间听取 10 次以上学术报告或专题介绍（组织单位是学校有关部门、二级单位或学科，或外单位），积极参加省级以上学术会议；在申请进行硕士学位论文答辩之前，硕士生应与所在单位或相关专业的本科生进行一次学术交流活动。

硕士生参加学术报告，每次应有不少于 500 字的总结，并经导师签字后留存，达到要求后，按规定时间交本单位研究生管理办审核，并记载成绩。

六、社会实践与实践教学（临床能力训练）

本学科研究生应从社会实践与实践教学中任选一门作为必修环节。研究生必须完成学校安排的研究生社会实践任务。硕士生参加社会实践的学时为 30 学时，视情况还可以酌情增加。硕士生的实践教学工作可以是助教、助管、参加"三下乡"活动（0.5 个月以上）等。

要求熟悉口腔医学基础课程（根据所研究的方向不同而确定一门课程）主要的教学环节，根据所学专业方向，选择相应的教学内容。要求研究生在第三学期参加教研室的听课、教评、预讲和培养性讲课活动，参加实验教学。在讲师以上教师指导下，完成一定的教学任务（面对学生学时数约 40 ~ 50 学时，其中理论课不少于 10 学时）。锻炼和培养组织教学和语言表达能力。

七、学年总结与中期筛选

在每学年放假前，学校组织对研究生一学年来的政治思想表现、课程学习成绩、科研业绩等方面进行一次全面总结、评定和考核，考核结果作为调整研究生的奖学金和助学金等级的依据。

每学期对研究生进行筛选，达到退学规定的研究生要根据研究生学籍管理规定进行学籍处理。

研究生中期筛选是对具有正式学期的全日制研究生在课程学习基本结束后，进入学位论文之初进行的一次综合考核与评定。本学科研究生在第四学期 3 月中旬进行中期筛选考核。考核内容包括思想政治表现、课程学习成绩、科研综合能力、身心状况四部分。

考核结果设优秀、合格、不合格三个等级。考核结果为优秀、合格的研究生，可按培养计划进入学位论文工作，继续攻读学位。对于考核不合格的研究生，3个月内进行一次补考核。补考核通过者，继续攻读相应学位；补考核仍不合格者，按中南大学研究生学习管理有关规定给予退学处理。考核结果将作为研究生评优、评奖、硕士研究生提前攻读博士学位的重要依据。"中期筛选考核表"将存入研究生业务档案。

八、学位论文选题报告

研究生在导师的指导下，应在第一学期内确定学位论文研究方向，在查阅大量文献资料的基础上作公开的选题报告，确定研究课题。

1. 查阅与研究方向相关的文献资料60篇以上，其中近5年发表的外文资料占1/3以上。

2. 论文选题立足本专业前沿，理论上或技术上具有创新，并具有可行性；学位论文选题报告应具有一定的学术意义或应用价值，或对国家经济、教育、文化和社会发展具有一定实用价值；并在教研室内公开组织有4~5位同行专家参加的选题报告会，通过后方可进行课题科研工作；首次选题未获通过者，应在6个月内补做。

3. 研究生在"研究生教育管理信息系统"上填写网络版《中南大学研究生学位论文选题报告》，选题报告评审通过后，交所在单位研究生管理办存档，由研究生助理记载成绩。

九、学位论文工作检查与考核

在每年的10月中旬，对所有进入学位论文工作的研究生的学位论文进展情况进行检查与考核。由二级单位布置，分科研所（系、教研室、科室）组成检查小组对研究生的论文工作进展情况、取得的阶段性成果、存在的问题、与预期目标的差距等进行检查考核，切实解决研究生论文工作中遇到的困难。

对综合能力较差、论文工作进展缓慢、投入时间和精力不足的研究生提出警告，或按学籍管理规定进行处理。

十、发表学术论文

1. 研究生在学期间必须至少发表1篇与学位论文紧密相关的学术论文，并且应以中南大学为第一署名单位，研究生为第一作者或其导师为第一作者、研究生为第二作者。

2. 研究生在学期间发表的论文确认以在期刊（不包括增刊）正式发表的论文为准，允许有1篇论文以录用通知书为准（但必须正式发表以后方能取得学位）。

3. 各检索源期刊以研究生入学（或注册）当年公布的收录期刊目录为准，学习期间如遇期刊调整，被调入和调出的期刊均为有效。影响因子按研究生在学期间的最高值计算。

4. 对外国留学生及中国港澳台学生发表论文的要求参照本规定执行。

5. 本规定自 2013 年入学的研究生、2013 年起注册参加研究生课程学习（或考试）的各类学位申请者开始施行。以往有关规定凡与本规定不一致者，以本规定为准。

十一、学位论文答辩

学位论文应按学校要求以中文形式撰写，在导师的指导下由研究生本人独立完成，且研究生论文工作时间不得超过 1 年。学位论文必须观点正确、条理清晰、论据可靠、论证充分、推理严谨、逻辑性强、文字通顺，并经答辩委员会答辩通过。

各学科专业要严把学位论文质量关，并对论文不端行为进行检测。不达到要求，不得送审。在正式答辩之前，必须进行预答辩，并在预答辩通过后，才能进行正式答辩。

十二、制定培养方案的主要参加专家

唐瞻贵　涂　玲　黄俊辉　黄建华　阙国鹰　李奉华

2. 口腔临床医学硕士研究生培养方案

口腔临床医学硕士研究生培养方案

学位类别：	345 临床医学硕士专业学位
一级学科代码与名称：	1003 口腔医学
二级学科代码与名称：	100302 口腔临床医学
执行开始—终止年级：	2013—2018
制订二级单位：	口腔医学院、湘雅口腔医院、湘雅医院、湘雅二医院、湘雅三医院、湘雅医学院海口医院

一、学科概况

口腔临床医学目前招收口腔内科学、口腔颌面外科学、口腔修复学、口腔正畸学的研究生。口腔内科学建立于 1986 年，教研室具有较完备的医教研学术人才梯队，形成了以口腔黏膜下纤维性变为绝对优势的科研方向。口腔黏膜下纤维性变（OSF）的研究领域获得国家自然科学基金资助，获得了中华医学奖、湖南省科学技术进步奖等突出的研究成果，该研究居国内领先地位，达到了国际先进水平。近年来，在重建牙周骨缺损的研究领域获得初步进展，其研究课题已得到卫生部和湖南省科技厅等省部级课题资助。

口腔颌面外科学专业成立于1986年，是中南大学重点建设学科。经过几代人的努力，特别是近10余年来，随着先进诊疗设备的大量应用，新理念、新技术的不断涌现，本专业得到了长足发展，业务内容不断扩大。20世纪90年代初在国内率先开展了颅颌面畸形的诊断与治疗的系列研究，并出版了《口腔颌面部畸形与缺损外科学》专著，现已成为中南地区唇腭裂序列治疗的研究中心之一。口腔颌面外科曾获得国家"十五"科技攻关项目（子课题）、国家自然科学基金、湖南省自然科学基金、湖南省科技厅、湖南省卫生厅、湖南省教育厅、湖南省中医药管理局及CMB基金等国家级和部省级科研课题数10项，并先后荣获中华医学科技奖、湖南省医学科技奖、湖南省科学技术进步奖等奖项。目前学术梯队结构合理，科研任务饱满，并与肿瘤研究所、分子生物实验室等相关机构建立了稳定而良好的合作关系，形成了以口腔颌面部畸形与缺损的外科治疗及口腔癌变机理研究为龙头的研究方向，并在双侧唇裂或唇腭裂术后严重鼻唇畸形二期治疗的基础与临床研究、口腔疣状癌发病机理、口腔颌面部创伤、口腔组织工程等方面形成了自己的特色，在国内具有较强的学术优势。

口腔修复学教研室成立于1986年，是口腔临床医学中的一个重要组成部分，是研究用符合生理的方法修复口腔及颌面各种缺损的一门学科。它研究口腔及颌面各种缺损及畸形的病因、机理、症状、诊断、预防和治疗方法，利用人工材料制作各种装置、矫治器或各种修复体，以恢复、重建或矫治患者各类缺损或异常的口腔颌面疾病，恢复其正常形态和功能，以促进患者的健康。本学科在牙体缺损的固定修复，牙列缺损的修复及颌间缺损的修复方面具有较高的水平。

口腔正畸学是口腔临床医学中的一个重要组成部分，它的主要内容是研究儿童牙颌颅面的生长发育和在儿童生长发育过程中由于疾病、营养、遗传，替牙异常、不良习惯等原因造成的牙颌畸形的机制，以及利用各类矫正方法对牙颌畸形的预防和治疗，以矫治牙颌畸形的形态异常及恢复口颌系统的正常功能。本学科应用国内外先进矫正技术对各类牙颌畸形的矫治，具有较高的水平。

二、培养目标

1. 培养拥护中国共产党的领导，拥护社会主义制度，热爱祖国，具有良好的医德医风，团结协作，身体健康，愿献身于口腔医学事业的高素质人才。

2. 具有较强的临床分析和思维能力，在上级医师的带领、指导下进行临床能力训练，达到能独立处理本学科（二级学科）领域内的常见病，能对下级医师进行业务指导，达到《住院医师规范化培训》中规定的第一阶段培训结束时要求的临床工作水平，必须通过卫生部办公厅和国务院学位办印发的《口腔医学专业（硕士）

学位临床能力考核内容和要求》(卫办科发[2001]92 号)的考核。

3. 必须通过卫生部办公厅和国务院学位办印发的《口腔医学专业(硕士)学位思想品德考核内容和评定等级》(卫办科发[2001]92 号)的考核和评定,达到优或合格等级。

4. 掌握本学科坚实的基础理论和系统的专业知识,熟悉相关的边缘学科理论,能结合临床实际,学习并掌握临床科学研究的基本方法,完成一篇学位论文并通过答辩;掌握一门外国语,具有较熟练阅读本专业外文资料的能力。

三、学科专业主要研究方向

序号	研究方向代码名称	研究方向英文名称
1	10030201 口腔临床医疗技能与训练(牙体牙髓病学)	10030201 Stomatological clinical skills and training (Endodontics)
2	10030202 口腔临床医疗技能与训练(牙周病学)	10030202 Stomatological clinical skills and training (Periodontics)
3	10030203 口腔临床医疗技能与训练(口腔黏膜病学)	10030203 Stomatological clinical skills and training (Mucosal Disease)
4	10030204 口腔临床医疗技能与训练(预防口腔医学)	10030204 Stomatological clinical skills and training (Preventive Dentistry)
5	10030205 口腔临床医疗技能与训练(儿童口腔医学)	10030205 Stomatological clinical skills and training (Pediatrics Dentistry)
6	10030206 口腔临床医疗技能与训练(口腔颌面外科学)	10030206 Stomatological clinical skills and training (Oral and Maxillofacial Surgery)
7	10030207 口腔临床医疗技能与训练(口腔修复学)	10030207 Stomatological clinical skills and training (Prosthodontics)
8	10030208 口腔临床医疗技能与训练(口腔正畸学)	10030208 Stomatological clinical skills and training (Orthodontics)

四、学习年限、课程学习时间与培养要求

本学科全日制专业学位研究生学制为 3 年,实行弹性学制,在学的最长年限为 5 年,其中课程学习时间为 1 学期。

口腔临床医学专业学位研究生的主要课程教学在入学第一学期完成,从第二学期开始进入临床训练。临床医疗技能训练阶段共 1.5 年,科研能力训练阶段共 1 年。

导师应全面关心和培养研究生的思想、业务和健康素质,提高研究生的综合素质;指导研究生制订个人培养计划、选学课程、查阅文献资料、参加学术交流和专业实践、确定学位论文课题、指导学位论文工作等。

研究生根据个人培养计划按学期选修课程,全脱产研究生每学期选修的总学分不超过 20 学分,在职研究生不超过 9 学分(不包括培养环节的学分)。

五、学分要求与课程设置

表一 课程分类、分组与学分要求

课程类别	学分要求	专业学位课分组	学分要求	分组说明
公共学位课	7	必修一组	2	科研方法课
专业学位课	10	必修二组	2	专业基础课
选修课	4	必修三组	2	专业核心课
培养环节	10	必修四组	2	专业方向课
补修课	4	必修五组	2	医学实验课
总学分	31			

表二 课程设置

课程类别	课程号与名称	学时	学分	开课学期	说明
公共学位课	030217101 科学社会主义理论与实践	32	2	秋季	
公共学位课	010117101 自然辩证法概论	32	2	秋季	
公共学位课	050211103 医学专业学位硕士生综合英语	90	3	秋季	
必修一组	100111110 科研设计	32	2	秋季	
必修二组	071011302 分子生物学研究方法与技术	48	3	春季	
必选三组	100312310 口腔颌面部畸形与缺损外科处	32	2	春季	
必修三组	100312401 口腔肿瘤学	24	1.50	春季	
必修三组	100312402 头颈应用解剖	24	1.50	春季	
必修四组	100312501 口腔医学新进展		2	秋季	
必修四组	100312302 口腔临床医学 I	32	2	春季	
必修五组	071011105 实验动物学	32	2	春季	
选修课	120511101 科技信息检索	32	2	秋季	
选修课	100111102 高级病理学	48	2.50	春季	
选修课	100111208 现代组织化学	54	2.50	秋季	

续表二

课程类别	课程号与名称	学时	学分	开课学期	说明
选修课	100111109 超微病理学	26	1	春季	
选修课	071011414 生物信息学	48	2	春季	
选修课	100111106 生物医学论著的英文写作	16	1	春季	
选修课	083111201 生物医学数学	48	3	秋季	
选修课	100311400 口腔内科外科修复正畸临床新进展讲座	48	3	秋季	
选修课	100411102 医学统计学	64	4	秋季春季	
选修课	071011103 神经生物学	56	3	春季	
选修课	071011104 医学遗传学	28	1.50	春季	
选修课	100411103 临床流行病学	32	2	秋季	
选修课	071011412 发育生物学	32	2	春季	
培养环节	000001801 学术交流与学术报告		2	秋季	
培养环节	000001802 形势与政策		2	秋季	
培养环节	000012801 临床能力（硕士生）		4	秋季	
培养环节	000001804 学位论文选题报告		1	秋季	
培养环节	000001805 学位论文中期进展报告		1	秋季	
培养环节	000001806 社会实践		1	秋季	
培养环节	000001807 实践教学		1	秋季	

课程说明：

补修课是指跨学科或以同等学力考取的研究生必须加修的课程。硕士生必须补修所考取学科本科生阶段的专业基础课 2 门以上。补修课计算学分，但不在硕士生应修满的规定学分之内。

全日制研究生参加《形势与政策》课为 2 学年，考核合格计 2 学分，才准许答辩。

要求硕士生在学期间听取 10 次以上学术报告或专题介绍（组织单位是学校有关部门、二级单位或学科，或外单位），积极参加省级以上学术会议；在申请进行硕士学位论文答辩之前，硕士生应与所在单位或相关专业的本科生进行一次学术交流活动。

硕士生参加学术报告，每次应有不少于 500 字的总结，并经导师签字后留存，达到要求后，按规定时间交本单位研究生管理办审核，并记载成绩。

六、社会实践与实践教学（临床能力训练）

硕士专业学位研究生在学期间，必须保证在相关培养基地进行不少于半年的实践教学，可采用集中实践与分段实践相结合的方式；应届本科毕业生考取的研究生实践教学实践原则上不少于 1 年。研究生要提交实践学习计划，撰写实践学习总结报告。研究生可以在基地边实践，边做学位论文。

研究生必须完成学校安排的"三下乡"活动等研究生社会实践任务。研究生参加社会实践的学时分别为 30 学时，视情况可以酌情增加。

口腔医学硕士研究生临床能力训练的安排、要求和考核等根据《中南大学临床医学专业学位工作实施细则》（中大研字［2002］2 号）、《中南大学口腔医学硕士专业学位实施细则》（中大研字［2000］14 号）等有关文件要求制定。

（一）口腔内科学

完成 3~6 个月的口腔临床学科及相关临床医学学科轮转，9 个月的口腔内科门诊、急诊诊疗工作。完成口腔内科学实验教学工作 30 学时以上，并协助指导本科生、进修生的临床实习。

（二）口腔颌面外科学

研究生临床能力训练的安排、要求和考核等根据《中南大学口腔医学硕士专业学位实施细则》（中大研字［2000］14 号文件有关要求制定。训练时间为 1.5 年，其中口腔颌面外科门诊 3 个月，病房 6 个月，相关临床医学专科轮训 9 个月。

社会实践与实践教学是口腔临床医学（口腔颌面外科学）专业的必修环节。必须完成的由学校安排的社会实践任务不少于 30 学时，实践教学工作为担任口腔颌面外科学教研室助教工作 1 个学期或参加"三下乡"活动 0.5 个月以上。

（三）口腔修复学

按国务院学位办，卫生部办公厅［2001］92 号通知《口腔医学专业学位临床能力考核内容和要求》标准执行。

（四）口腔正畸学

按国务院学位办，卫生部办公厅［2001］92 号通知《口腔医学专业学位临床能力考核内容和要求》标准执行。

七、学年总结与中期筛选

每学年放假前，学校组织对研究生一学年来的政治思想表现、课程学习成绩、科研业绩等方面进行一次全面总结、评定和考核，考核结果作为调整研究生的奖学金和助学金等级的依据。

每学期对研究生进行筛选，达到退学规定的研究生要根据研究生学籍管理规定进行学籍处理。

研究生中期筛选是对具有正式学期的全日制研究生在课程学习基本结束后，进入学位论文之初进行的一次综合考核与评定。本学科研究生在第四学期 3 月中旬进行中期筛选考核。考核内容包括思想政治表现、课程学习成绩、科研综合能力、身心状况四部分。

考核结果设优秀、合格、不合格三个等级。考核结果为优秀、合格的研究生，可按培养计划进入学位论文工作，继续攻读学位。对于考核不合格的研究生，3个月内进行一次补考核。补考核通过者，继续攻读相应学位；补考核仍不合格者，按中南大学研究生学习管理有关规定给予退学处理。考核结果将作为研究生评优、评奖、硕士研究生提前攻读博士学位的重要依据。"中期筛选考核表"将存入研究生业务档案。

八、学位论文选题报告

研究生在导师的指导下，应在第一学期内确定学位论文研究方向，在查阅大量文献资料的基础上作公开的选题报告，确定研究课题。

1. 查阅与研究方向相关的文献资料 60 篇以上，其中外文文献资料在 20 篇以上。

2. 学位论文选题应来源于应用课题或现实问题，必须要有明确的职业背景和应用价值；硕士生选题报告一般在科研所（教研室、科室）内公开组织进行，并在教研室内公开组织有 4～5 位同行专家参加的选题报告会通过后方可进行课题科研工作；首次选题未获通过者，应在 6 个月内补做。

3. 研究生在"研究生教育管理信息系统"上填写网络版《中南大学研究生学位论文选题报告》，选题报告评审通过后，交所在单位研究生管理办存档，由研究生助理记载成绩。

九、学位论文工作检查与考核

每年的 10 月中旬，对所有进入学位论文工作的研究生的学位论文进展情况进行检查与考核。由二级单位布置，分科研所（系、教研室、科室）组成检查小组对研究生的论文工作进展情况、取得的阶段性成果、存在的问题、与预期目标的差距等进行检查考核，切实解决研究生论文工作中遇到的困难。

对综合能力较差、论文工作进展缓慢、投入时间和精力不足的研究生提出警告，或按学籍管理规定进行处理。

十、发表学术论文

1. 研究生在学期间必须至少发表 1 篇与学位论文紧密相关的学术论文，并且应以中南大学为第一署名单位,研究生为第一作者或其导师为第一作者、研究生为第二作者。

2.研究生在学期间发表的论文确认以在期刊(不包括增刊)正式发表的论文为准,允许有1篇论文以录用通知书为准(但必须正式发表以后方能取得学位)。

3.各检索源期刊以研究生入学(或注册)当年公布的收录期刊目录为准,学习期间如遇期刊调整,被调入和调出的期刊均为有效。影响因子按研究生在学期间的最高值计算。

4.对外国留学生及中国港澳台学生发表论文的要求参照本规定执行。

5.本规定自2013年入学的研究生、2013年起注册参加研究生课程学习(或考试)的各类学位申请者开始施行。以往有关规定凡与本规定不一致者,以本规定为准。

十一、学位论文答辩

学位论文的要求:

(1)学位论文应紧密结合临床实际,以总结临床实践经验为主;

(2)学位论文应表明申请人已经掌握临床科学研究的基本方法。

学位论文应按学校要求以中文形式撰写,在导师的指导下由研究生本人独立完成,且研究生论文工作时间不得超过1年。学位论文必须观点正确、条理清晰、论据可靠、论证充分、推理严谨、逻辑性强、文字通顺,并经答辩委员会答辩通过。

各学科专业要严把学位论文质量关,并对论文不端行为进行检测。不达到要求,不得送审。在正式答辩之前,必须进行预答辩,并在预答辩通过后,才能进行正式答辩。

十二、制定培养方案的主要参加专家

唐瞻贵	翦新春	彭解英	方厂云	雷勇华	谢晓莉	阙国鹰	陈 蕾
许春姣	李奉华	欧新荣	蒋灿华	苏 彤	卢燕勤	高清平	凌天牗
吴汉江	冯云枝	柳志文	黄生高	高义军	肖立伟	张 胜	黄建华
郭新程							

3. 口腔病理学硕士研究生（留学生）培养方案（中文版）

口腔病理学硕士研究生（留学生）培养方案（中文版）

学位类别：	310 医学硕士学位
一级学科代码与名称：	1003 口腔医学
二级学科代码与名称：	100301 口腔基础医学
执行开始—终止年级：	2013—2018
制订二级单位：	口腔医学院、湘雅口腔医院

一、学科概况

（一）学科概况、学科优势与特色

本学科是口腔医学的基础学科。口腔基础医学结合国内外研究的新成就，从口腔胚胎学与组织病理学、口腔解剖生理学与神经生物学等方面研究口腔医学中的生命科学基础理论和应用问题。

本校口腔医学是集口腔基础医学和口腔临床医学教学、科研、医疗于一体的学科，拥有硕士专业学位和科学学位授予权和部分专业的博士学位授予权。通过几代人的共同努力，已得到了长足的发展。自 1981 年开始系统地培养研究生以来，已培养了 30 余届口腔医学专业硕士研究生，20 余届本科生。2001 年开始培养口腔医学七年制学生。口腔基础医学从 2003 年开始招收硕士研究生。口腔基础医学在口腔应用解剖学、舌下神经损伤修复的机理及动物模型的建立、口腔黏膜下纤维性变的病因及病理学研究、口腔黏膜病变的神经生物学与实验形态学研究、口腔癌变机理研究、腭裂及咽后瓣动物模型等研究方面取得了瞩目的成绩。

二、培养目标

为口腔医学的医疗、教学和科学研究发展培养合格，具有口腔医学硕士水平的师资、临床医生和科研技术人才。具体要求如下：

（一）道德要求

遵纪守法、品德优良、积极高尚的事业心和严谨的治学态度和实事求是的科学作风。

（二）专业培养要求

1. 掌握坚实的口腔医学基础理论知识和操作技能，以及相关口腔临床医学专业的基本理论，并具有从事高等医学院校教学工作和独立担负口腔基础（相应专业）医学技术工作的能力。了解所在研究领域的前沿和本学科新技术和新进展，掌握从事基础医学科研的基本原则、规范和方法。初步具备从事口腔基础医学研究工作的能力,能完成基础医学教学工作。

2.了解所选课题研究领域的进展,熟练掌握与研究课题有关的科研技术;能进行科研设计,并能够独立进行科研工作。

3.具有创造性科学思维,对所作的课题有较系统的研究。

4.毕业前有一篇综述,在一定范围内报告,并在统计源期刊上发表;至少参加一次国内学术会议。

(三)中文和外语要求

非英语国家的留学生应该具备英语和中文听、说、读、写能力,能熟练阅读中文和英语专业期刊,并能进行语言交流。

三、学科专业主要研究方向

序号	研究方向代码名称	研究方向英文名称
1	10030105 头颈部癌症的发病学研究	Research on the epidemiology and etiology of head-neck cancers
2	10030106 头颈部癌症的转移机制研究	Research on the mechanism of metastasis of head-neck cancers
3	10030107 头颈部肿瘤标志物研究	Research on the mark of head-neck cancers
4	10030107 口腔黏膜病组织病理学研究	Research on the histopathology of oral mucosal disease.

四、学习年限、课程学习时间与培养要求

学习年限3年,课程学习时间为1学期,修满规定的学分,安排如下:

第一年:学习学位课程及选修课程(见表)。

第二年:

①学习专业课及实验室技术、参加教学实践;

②阅读有关文献,完成文献综述;

③学位论文选题与实验设计,开题报告;

④与临床相关的基础研究专业,参加一定量的临床工作。

第三年:进行学位论文的科学研究工作,撰写论文及答辩。

课程设置

课程类别	课程号与名称	学时	学分	开课学期	说明
01 公共学位课	010117101 自然辩证法概论	16	1	秋季春季	
01 公共学位课	050211103 医学专业学位硕士生综合英语（非英语国家学生）	90	1	秋季	
11 必选一组	100312501 口腔医学新进展		3	秋季	
11 必选一组	071011412 发育生物学	32	2	春季	
11 必选一组	100111110 科研设计	32	2	秋季	
11 必选一组	120511101 科技信息检索	32	2	秋季	
11 必选一组	120217802 学术研讨及第二课堂		1	秋季	
11 必选一组	071011105 实验动物学	32	2	秋季	
11 必选一组	100111102 高级病理学	48	2.5	秋季	
11 必选一组	100111109 超微病理学	26	1	春季	
11 必选一组	100312402 头颈应用解剖	24	1.5	春季	
11 必选一组	100312301 口腔基础医学 I	32	2	春季	
40 选修课	100111208 现代组织化学	54	2.5	秋季	
45 培养环节	000001801 学术交流与学术报告		2	秋季	
45 培养环节	000001802 形势与政策		2	秋季	
45 培养环节	000017803 专题研讨	16	1	春季	
45 培养环节	120217801 学位论文选题报告		1	秋季	
45 培养环节	100111106 生物医学论著的英文写作	16	1	春季	
45 培养环节	000001807 实践教学		1	秋季	
45 培养环节	000001801 学术交流与学术报告		2	秋季	

五、实践教学及临床能力训练

1. 要求熟悉口腔医学基础课程（根据所研究的方向不同而确定一门课程）主要的教学环节，根据所学专业方向，选择相应的教学内容。要求研究生在第三学期参加教研室的听课、教评、预讲和培养性讲课活动，参加实验教学。在讲师以上教师指导下，完成一定的教学任务（面对学生学时数约 40～50 学时，其中理论课不少于 10 学时）。锻炼和培养组织教学和语言表达能力。

2.临床能力训练阶段时间：口腔病理 7 个月，普通病理 3 个月，口腔颌面外科门诊 1 个月，口腔内科门诊（黏膜病学）2 个月。

六、学年总结与考核

临床训练结束后对学生进行专业理论与临床能力综合测试和考核。

七、学位论文选题报告

1.查阅与研究方向相关的文献资料 60 篇以上，其中近 5 年发表的外文资料占 2/3 以上。

2.论文选题立足本专业前沿，具有一定的创新，并具有可行性。在教研室内公开组织同行专家参加的选题报告会通过后方可进行课题科研工作。

八、学位论文工作检查与考核

在每学期的第 7～8 周，由教研室对研究生的论文工作进展情况、取得的阶段性成果、存在的问题、与预期目标的差距等进行检查考核，切实解决研究生论文工作中遇到的困难，并提出解决方案。

九、公开发表学术论文（取得科研成果）的要求

1.研究生在学期间要求至少发表 1 篇与学位论文紧密相关的学术论文，并且应以中南大学为第一署名单位，研究生为第一作者或其导师为第一作者、研究生为第二作者。

2.研究生在学期间发表的论文确认以在期刊（不包括增刊）正式发表的论文为准，允许有 1 篇论文以录用通知书为准（但必须正式发表以后方能取得学位）。

3.本规定自 2013 年入学的研究生、2013 年起注册参加研究生课程学习（或考试）的各类学位申请者开始施行。

十、学位论文答辩

学位论文应按学校要求以中文形式撰写，在导师的指导下由研究生本人独立完成，且研究生论文工作时间不得超过 1 年。学位论文必须观点正确、条理清晰、论据可靠、论证充分、推理严谨、逻辑性强、文字通顺，并经答辩委员会答辩通过。

十一、培养方案制定主要参加专家

黄俊辉　　姚志刚

4. 口腔病理学硕士研究生（留学生）培养方案（英文版）

Graduate Program for Master Degree Candidate of Oral Pathology

Degree Category:	310 Master Degree of Medicine
Name and Code of First Level Discipline:	1003 Stomatology
Name and Code of Second Level Discipline:	100301 Basic Medicine of Stomatology
Begin to End:	2013—2018
Program Maker:	School of Stomatology, Xiangya Hospital of Stomatology

1. Overview, Superiority and Characteristic of Discipline

Introduction

The Basic Medicine of Stomatology is basic science to Stomatology. It is designed to emphasize and explore the basic theory of life science from Oral Embryology & Histopathology, Oral Anatomy & Physiology and Neurobiology.

Stomatology at Central South University is a discipline combined with teaching, research and clinical, and is qualified of granting Master Degree of Clinical and Science as well as some Doctoral Degrees. Over several decades, stomatology has gained a much progress. Since the graduate program begun in 1981, more than 20 generations of undergraduates, 30 generations of postgraduates have graduated successfully. Seven-year-program of Stomatology begun in 2001, and master program for basic medicine of stomatology begun in 2003. Basic medicine of stomatology makes progress on oral anatomy, repair mechanism and animal model of hypoglossal nerve, etiology and pathology of oral submucous fibrosis, neurobiology and experimental morphology of oral mucous lesion, oral canceration mechanism, cleft palate and animal model of throat wall flap.

2. Aim of Program

It is aimed to train the qualified oral surgeon with mater degree level's teaching, clinical and research background, in order to make progress of stomatology.

a. Morality

Abide by national laws, statutes and policies, and observe all of university's rules and regulations. Good morality, positive on the dedication to work and good research attitude in style of seeking truth form facts of science.

b. Academic Requirement

Student is expected to well grasp the basic theory and clinical skill of stomatology, have a broad understanding for related disciplines, and qualified to work in medical school as lecture giver and work independently in clinical equivalent to his/her title. Student is expected to have the knowledge about the new advancement and cutting - edge in stomatology field, and have the comprehensive knowledge on basic research principal, norm and methods.

The graduate student is expected to conduct original research in a specific area of stomatology, with well knowledge of its new advancement and good scientific skill. Student is expected to establish the creative scientific thinking, and conduct a systemic research on his/her project.

Before submitting his/her thesis to Graduate School for Master Degree, student is required to have at least one first - author ("review" at least) accepted for publication in a peer - reviewed journal (indexed by CSTPCD), and attend at least one national conference.

c. Requirement for Language

Students from non - English countries are required to have a good listening, speech, reading and writing on English and Chinese, and have the ability to read Chinese and English journals as well as communicate in both languages.

3. Research Interests of Discipline

Number	Code and name of research interests (Chinese)	Research interests (English)
1	10030105 头颈部癌症的发病学研究	Research on the epidemiology and etiology of head-neck cancers
2	10030106 头颈部癌症的转移机制研究	Research on the mechanism of metastasis of head-neck cancers
3	10030107 头颈部肿瘤标志物研究	Research on the mark of head-neck cancers
4	10030107 口腔黏膜病组织病理学研究	Research on the histopathology of oral mucosal disease.

4. Program Duration, Courses and Requirement

Three years total, coursework is one semester, students must gain all the credits required:

Year 1, Required and Elective Coursework (see the table)

Year 2, Specialized Courses, Laboratory Skill and Participation in teaching;

Complete the reference review after reading literature related to the research interest;

Selection and Design of the Dissertation, Dissertation Prospectus and Thesis Research Proposal;

Basic researches related to clinical, and attendance in clinical work required.

Year 3, Complete the dissertation research and write the dissertation.

Course work

Category	Code and name of course	Hour	Credit	Time	Supplement
01 General Degree Course	010117101 Outline for Dialectics of Nature	16	1	Spring and Fall	
01 General Degree Course	050211103 Comprehensive English for master degree graduate (non-native English students)	90	1	Fall	
11 Required Course	100312501 New Advancement in Stomatology		3	Fall	
11 Required Course	071011412 Biology of Evolution	32	2	Spring	
11 Required Course	100111110 Science Research Design	32	2	Fall	
11 Required Course	120511101 Science Technology Information Retrieval	32	2	Fall	
11 Required Course	120217802 Seminar and Second Classroom		1	Fall	
11 Required Course	071011105 Experimental Zoology	32	2	Fall	
11 Required Course	100111102 Advanced Pathology	48	2.5	Fall	
11 Required Course	100111109 Ultrastructural Pathology	26	1	Spring	
11 Required Course	100312402 Head and Neck Applied Anatomy	24	1.5	Spring	
11 Required Course	100312301 Oral Basic Medicine I	32	2	Spring	
40 Elective Course	100111208 Modern Histochemistry	54	2.5	Fall	

续上表

Category	Code and name of course	Hour	Credit	Time	Supplement
45 Training	000001801 Academic Communication and Report		2	Fall	
45 Training	000001802 Situation and Policy		2	Fall	
45 Training	000017803 Thesis Seminar	16	1	Spring	
45 Training	120217801 Dissertation Prospectus		1	Fall	
45 Training	100111106 English Writing for Biomedical Works	16	1	Spring	
45 Training	000001807 Teaching		1	Fall	
45 Training	000001801 Academic Communication and Report		2	Fall	

5. Training in Teaching and Clinical Work

Students are required to be acquainted with the teaching of stomatology basic courses, and choose his/her teaching content according to his/her research interest. Participation in courses and lectures as well as teaching revaluation and creative lectures must be met in the third semester, and students must attend the experiment teaching. Acquisition of teaching and speech skill through the completion of teaching under the instruction of faculty with lecturer or above title (about 40 – 50 course hours, theory course no less than 10 hours)

Clinical training: oral pathology seven months, general pathology three months, oral and maxillofacial surgery one month, oral medicine (oral mucosal disease) two months

6. Evaluation and Examination of Academic Year

Comprehensive evaluation and examination of theory and clinical skill are taken after the completion of clinical training program.

7. Dissertation Prospectus

Reading more than 60 literatures related to research interest, among which publications in the near five years must consist of two thirds;

Dissertation selection must have creativity and feasibility. It should be conducted until gain the approval by peer-reviewed experts organized by department faculty.

8. Revaluation and Examination of Dissertation Research Progress

Department faculty will evaluate the progress, discuss the ongoing problems and give the students solutions or suggestions about their difficulties. Student is encouraged to keep in touch with faculty about their research progress so as to make the best use of their expertise.

9. Requirement for Publications (Research Achievement)

Student is required to have at least one peer-reviewed publication, which first address is Central South University and student is first author or as second when thesis advisor is first author.

Before awarding the degree, students must have at least one publication in formal journal (supplement excluded).

The program is effective from graduate admitted in 2003; all kinds of degree applicants registered the graduate coursework (or examination) in 2013.

10. Thesis Defense

Dissertation must be written in Chinese format according to the university rules, and completed independently by graduate student under the guidance of thesis advisor. Completion of the dissertation must be no more than one year. Dissertation should be based on scientific facts, which view is clear and right, argument is reliable, reasoning and logic is strong and the writing is fluent. Dissertation should be approved by thesis committee.

Program Maker:

黄俊辉　姚志刚　(Junhui Huang　Zhigang Yao)

3.2.2　博士研究生培养方案

口腔整形美容学博士研究生培养方案(科学学位)如下。

口腔整形美容学博士研究生培养方案(科学学位)

学位类别:	210 临床医学博士学位
一级学科代码与名称:	1002 临床医学
二级学科代码与名称:	1002Z1 口腔整形美容
执行开始—终止年级:	2013—2018
制订二级单位:	口腔医学院、湘雅口腔医院

一、学科概况

临床医学是医学门类中涵盖面最广的一级学科,整形美容学作为隶属于临床医学下的一个分支学科,是临床医学中发展最为迅速、社会关注度最高、市场前景最好的学科之一。随着医学科学技术的进步,整形美容学研究范围不断扩展,深度不断增加,在与相关学科不断融合的基础上,产生了许多交叉学科,特别在与口腔医学的紧密结合中,产生了一门新兴学科——口腔整形美容学。

口腔整形美容学是一门以口腔颌面部骨组织及皮肤、黏膜软组织、牙及牙周组织等相关部位的畸形、缺损与美学需求为主要研究对象,研究其发病机理、诊断手段及治疗方法的学科。口腔整形美容学主要涉及整复外科学、美容外科学、口腔颌面外科学、口腔修复学、牙体牙髓病学、牙周病学、口腔正畸学、解剖学、美容心理学、材料学及组织工程学等相关学科领域。

口腔颌面部由于部位的暴露性及解剖的特殊性,对于人们的容貌美及言语、咀嚼、吞咽、呼吸等功能都有着至关重要的影响。而由于遗传、发育、感染、外伤、肿瘤、生理性损耗及增龄性病变等因素,常常导致颜面部以及牙体牙列的各种畸形与缺损,以及外观上的不美观或功能上的不协调,如唇腭裂、颅颌面畸形、外伤后的颌面部不对称、肿瘤切除手术后的口腔颌面部软(硬)组织缺损、牙体病变、牙列不齐、牙列缺损(失)等,均对人们的外形容貌及生理、心理造成较大影响。近年来,随着社会的发展和经济文化水平的提高,人们对容貌美观及生活质量的追求也在不断提高,过去为人们所忽视的一些问题也逐渐成为人们就医的原因,如颌面部的轮廓整形、面部的年轻化、先(后)天畸形的整复、牙体牙列的美容等。口腔整形美容学主要通过整复手术、皮瓣移植、正颌手术、牙体美容、牙龈牙周手术、牙体修补、牙列修复、赝复修复、牙列正畸等手段来恢复、提升患者的功能完整及容貌美,满足其美观与生理、心理需求。

该学科研究内容较传统口腔颌面外科学有较大延伸,较广义的整形美容学具有自己的独特性,其主要的研究内容有:

1. 口腔颌面部组织缺损的修复与重建;
2. 颅颌面畸形的一期矫正与后期整复;
3. 口腔种植及颜面部赝复修复;
4. 牙列畸形与缺损的整复。

二、培养目标

总目标:拥护中国共产党的领导,拥护社会主义制度,热爱祖国,掌握辩证唯物主义和历史唯物主义的基本原理;具有良好的科研作风、科学道德和合作精神,品行优秀,身心健康;掌握本学科坚实的基础理论、系统的专门知识,掌握本学科的现代实验方法和技能，具有从事科学研究或独立担负专业技术工作的能力，能适应科技进步和社会经济文化发展的需要；在科学研究和专业技术工作中，具有一定的组织和管理能力。

具体要求是：

1. 掌握口腔整形美容学的基础理论和现代研究方法。

2. 掌握口腔整形美容学临床操作技能。

3. 能从事与口腔颌面部软(硬)组织缺损的修复与器官重建，口腔颌面部先天畸形的矫正与整复，口腔种植及颜面部赝复修复，牙美容、修复与牙列正畸等方面的诊疗工作。

4. 能独立开展口腔整形美容学的科研工作。

5. 具有与临床医生、护理人员、患者及其亲属进行良好沟通并提供完善的口腔整形美容服务的能力。

6. 具有进行国际高层次学术交流的能力。

7. 具有健康的体魄和心理素质。

三、学科专业主要研究方向

序号	研究方向代码名称	研究方向英文名称
1	1002Z101 口腔整形美容学	1002Z101 Oral & Plastics and Aesthetics

四、学习年限、课程学习时间与培养要求

（一）学习年限、课程学习时间

本学科全日制(在职)博士研究生学制为 3 年，实行弹性学制，在学的最长年限为 6 年，其中课程学习时间为 1 学期。

（二）培养要求

（1）实行指导教师负责的指导小组培养工作制，导师个别指导与指导小组集体指导相结合的培养方式。指导小组成员应协助导师把好各个培养环节的质量关；跨学科培养博士生，应从相关学科中聘请副导师。

（2）导师指导研究生制定个人培养计划、选学课程、查阅文献资料、参加学术交流和社会实践、确定研究课题、指导科学研究等。

（3）导师应全面关心和培养研究生的思想、业务和健康素质，提高研究生的综合素质。

（4）研究生根据个人培养计划按学期选修课程，每学期选修的总学分全脱产研究生不超过 17 学分，博士生课程学习应在资格考试前完成。

五、学分要求与课程设置

学分要求

课程类别	学分要求	专业学位课分组	学分要求	分组说明
公共学位课	4	必修一组	2	专业核心课
专业学位课	4	必修二组	2	专业基础课
选修课	0	必修三组	0	其他
培养环节	8	必修四组	0	其他
补修课	0	必修五组	0	其他
总学分	16			
学分说明				

课程设置

课程类别	课程号与名称	学时	学分	开课学期	说明
01 公共学位课	010101102 中国马克思主义与当代	32	2	秋季	
01 公共学位课	050201101 博士生综合英语	64	2	秋季	
11 必选一组	100212432 整形外科学	8	0.5	秋季	
11 必选一组	100302301 口腔基础医学Ⅱ	32	2	春季	
11 必选一组	100212431 创伤外科学	12	1	秋季	
12 必选二组	100202320 临床心理学Ⅱ	36	2	春季	
12 必选二组	100302302 口腔临床医学Ⅱ	32	2	春季	
12 必选二组	100312402 头颈应用解剖	24	1.5	秋季	
40 选修课	100212201 高级医学心理学	16	1	秋季	
40 选修课	100117402 分子生物学	40	2.5	秋季	
45 培养环节	000001803 博士生资格考试		1	秋季	
45 培养环节	000001804 学位论文选题报告		1	秋季	
45 培养环节	000001805 学位论文中期进展报告		1	秋季	
45 培养环节	000001801 学术交流与学术报告		2	秋季	
45 培养环节	000001802 形势与政策		2	秋季	
45 培养环节	000001807 实践教学		1	秋季	
60 补修	100111110 科研设计	32	2	秋季春季	
60 补修	100411102 医学统计学	64	4	秋季春季	

六、临床能力训练、社会实践、实践教学

博士生的实践教学工作可以根据情况讲授课程部分内容、协助指导硕士生，参加"三下乡"活动(0.5个月以上)等。本专业的实践教学应在第三学年第一学期结束前完成。

七、学年总结与筛选考核

在每学年放假前，学校组织研究生对一学年来的政治思想表现、课程学习成绩、科研业绩等方面进行一次全面总结、评定和考核，考核结果作为调整研究生的奖学金和助学金等级的依据。

每学期对研究生进行筛选，达到退学规定的研究生要根据研究生学籍管理规定进行学籍处理。研究生中期筛选是对具有正式学籍的全日制研究生在课程学习基本结束后，进入学位论文之初进行的一次综合考核与评定。本学科研究生在第三学期进行中期筛选考核。考核内容包括思想政治表现、课程学习成绩、科研(临床)综合能力、身心状况四部分。

考核结果设优秀、合格、不合格三个等级。考核结果为优秀、合格的研究生，可按培养计划进入学位论文工作，继续攻读学位。对考核结果不合格的研究生，3个月内进行一次补考核。补考核通过者，继续攻读相应学位；补考核仍不合格者，按中南大学研究生学籍管理有关规定给予退学处理。考核结果将作为研究生评优、评奖的重要依据，"中期筛选考核表"将存入研究生业务档案。

八、进入博士学位论文工作资格考试

课程学习达到要求后，博士生必须参加资格考试，通过后才能取得进入博士学位论文工作的资格。

博士研究生资格考试采用笔试(可开卷)、口试相结合的方式，笔试部分的内容应有一定的广度、深度和难度。包括下述内容：(1)政治思想品德、行为道德和科研态度方面；(2)个人培养计划的执行情况和课程学习成绩；(3)基础理论、专业知识、现代科学技术方面的知识和技能；(4)对所在学科和所从事研究领域的国内外最新研究动态与进展、前沿课题、主要研究方法和手段等方面的了解情况；(5)所具备的科研素质、创新精神和发展潜力。

博士研究生资格考试按一级学科统一组织，成立较稳定的考试小组。可安排在第二学期(直博生第四学期)末或第三学期(直博生第五学期)初，应提前两个月通知博士生。第二次资格考试仍未通过的博士生应予退学。

九、学位论文选题报告

研究生在导师的指导下，应在第一学期内确定学位论文研究方向，在查阅大量文献资料的基础上作公开的选题报告，确定研究课题。查阅的文献资料应在120 篇以上，其中外文文献资料一般应在 1/3 以上。

学位论文选题应立足于学科前沿，在理论或技术上能做出创新成果，具有较大的实用价值或潜在价值。首次选题报告未获通过者，应在 1 年内补做。选题报告应在一级或二级学科范围内公开举行，可结合学术报告会进行，一般应在进行科研训练 3 个月内完成。

研究生在"研究生教育管理信息系统"上填写网络版《中南大学研究生学位论文选题报告》，选题报告评审通过后，交所在单位研究生管理办存档，由研究生助理记载成绩。

十、学位论文工作检查与考核

研究生在每年的 10 月中旬，对所有进入学位论文工作研究生的学位论文进展情况进行检查与考核。分教研室或科室组成检查小组对研究生的论文工作进展情况、取得的阶段性成果、存在的问题、与预期目标的差距等进行检查考核，切实解决研究生论文工作中遇到的困难。

对综合能力较差、论文工作进展缓慢、投入时间和精力不足的研究生提出警告，或按学籍管理规定进行处理。

十一、发表学术论文

至少须在本学科领域的国内外学术期刊上发表论文 3 篇，其中 2 篇被 SCI 检索、其余 1 篇为 CSCD 核心库期刊论文。论文应以中南大学为第一署名单位，研究生为第一作者或导师第一作者、研究生为第二作者。在学期间发表的论文确认以在期刊（不包括增刊）正式发表的论文为准，允许有 1 篇论文以录用通知书为准（但必须正式发表以后方能取得学位）。

十二、学位论文答辩

（1）研究生的学位论文要求用中文撰写，在导师的指导下由研究生本人独立完成，研究生从事论文工作的时间应不少于 1 年。

（2）学位论文必须观点正确，条理清晰，论据可靠，论证充分，推理严谨，逻辑性强，文字通顺。

（3）选题必须紧密结合临床实际而又具有创新性。可以是前瞻性的临床研究，也可以是动物实验研究。

（4）论文的研究结果应具有一定的实用价值和理论意义，表明研究生对某一学术课题有新的发现，提出新的见解，具有科学性。

（5）论文表明作者能运用所学基础理论和专业知识来分析、解决研究课题中的关键问题、表明研究生具有从事科学研究的能力。

（6）论文表明作者对研究课题的现状很清楚，知识面广。除写成博士论文外还同时附有与毕业论文密切相关的一篇综述。综述的参考文献的总数不少于 100 篇。其中外文文献资料一般应在 1/3 以上。

十三、主要参加专家

唐瞻贵　谢晓莉　李奉华　卢燕勤　胡延佳　庞丹琳　闵安杰

3.3　招生与毕业信息

3.3.1　硕士研究生信息

1986—2001 年硕士研究生毕业信息表

湘雅医院

学科	研究生姓名	毕业时间	导师组姓名	论文题目
口腔内科学	蒉新春	1986	刘蜀蕃	口腔黏膜下纤维性变的临床研究
口腔内科学	高 山	1989	刘蜀蕃	口腔黏膜下纤维性变、白斑及鳞癌细胞形态定量分析
口腔内科学	王小平	1991	刘蜀蕃	氯化镧防龋的实验研究
口腔内科学	邓年丰	1991	沈子华	腮腺肿瘤 ABH（O）血型抗原改变与肿瘤预后判断的初步研究
口腔内科学	喻建军	1992	沈子华	左旋多巴促进兔下颌骨缺损愈合的实验研究
口腔内科学	唐瞻贵	1993	沈子华	大蒜对 4NQO 诱发大鼠口腔癌前病及口腔癌的影响
口腔内科学	方厂云	1993	刘蜀蕃	槟榔提取物的细胞毒性 BDNA 损伤作用的实验研究
口腔内科学	郭新程	1994	沈子华	实验性地鼠颊囊癌变过程中朗格罕氏细胞形态与定量的动态研究
口腔内科学	顾 湘	1994	沈子华	口腔磷癌基底膜Ⅳ型胶原、层粘连蛋白的免疫组化和定量分析研究

续上表

学科	研究生姓名	毕业时间	导师组姓名	论文题目
口腔内科学	苏 葵	1995	刘蜀蕃	肥大细胞与口腔黏膜下纤维性变的关系初步研究
口腔临床医学（口外）	王承兴	1996	翦新春	青少年牙周炎牙小皮形态及组织化学特征研究
口腔临床医学（口外）	湛凤凰	1996	沈子华	P53 蛋白和 Epstein-Barr 病毒 DNA 在腮腺肿瘤中的表达
口腔临床医学（口外）	欧新荣	1997	沈子华	TNF、IFN 与化疗药物、放疗协同抑制舌癌细胞生长的实验研究
口腔临床医学（口内）	胥 红	1997	彭解英	口腔黏膜下纤维性变中胶原纤维与成纤维细胞的超微结构研究
口腔临床医学（口外）	郭 峰	1998	翦新春	涎腺部分良恶性肿瘤中 $TGF\beta_1$、$TGF\beta_2$ 的免疫组化及定量研究
口腔临床医学（口内）	许春姣	1998	彭解英	口腔黏膜下纤维性变中内皮素 – 1 的免疫组织化学和超微结构研究
口腔临床医学（口外）	蒋灿华	1999	翦新春	咽后瓣手术的应用解剖学研究
口腔临床医学（口矫）	卢燕勤	1999	张素银	正畸力作用下牙周膜内应力分布与破骨细胞关系的定量
口腔临床医学（口内）	韩为农	1999	彭解英	PDGF – B 及其受体 PDGF – Rβ 在口腔黏膜下纤维化组织中的表达和分布
口腔临床医学（口外）	黄立勋	2000	翦新春	咽后瓣术后血管改建的动态实验研究
口腔临床医学（口外）	雷荣昌	2001	翦新春	咽后瓣术后组织学动态研究
口腔临床医学（口外）	邹 萍	2001	唐瞻贵	口腔疣状癌的临床病理研究
口腔临床医学（口外）	高清平	2001	张素银	正畸力作用下大鼠牙周组织 EGF 及其受体的表达与分布
口腔临床医学（口内）	吴颖芳	2001	彭解英	IFN – γ、TNF – α 对口腔黏膜下纤维性变患者颊黏膜成纤维细胞的生物学效应研究
口腔内科学	阚国鹰	2001 在职	彭解英	丹参治疗口腔黏膜下纤维性变的实验研究和初步临床观察
口腔内科学	刘斌杰	2001 在职	彭解英	丹参诱导口腔黏膜下纤维性变成纤维细胞凋亡的实验研究

湘雅二医院

学科	姓 名	毕业时间	导师组姓　名	论文题目
口腔内科学	段红明	1992	陈运美	口腔颌面部恶性肿瘤患者的营养状况评价
口腔内科学	刘金兵	1993	陈运美	细胞菌蛋白在舌癌中表达及其在舌癌颈淋巴结微转移灶诊断中的价值
口腔内科学	柳志文	1994	凌天牖	正常口腔黏膜、口腔扁平苔藓、口腔鳞癌中人类乳头状瘤病毒 DNA 的分布研究
口腔内科学	高义军	1995	凌天牖	口腔黏膜下纤维性变组织中转化生长因子 β_1 mRNA 表达的原位杂交研究
口腔内科学	黄生高	1995	凌天牖	槟榔提取液诱发大鼠口腔黏膜下纤维性变的初步研究
口腔内科学	徐金龙	1996	凌天牖	口腔黏膜下纤维性变组织中 I、II 型胶原基因表达的研究
口腔临床医学（口外）	张 胜	1997	吴汉江	平阳霉素、磁性微球治疗海绵状血管瘤的实验研究
口腔临床医学（口内）	冯云枝	1998	凌天牖	槟榔提取物对人类口腔黏膜上皮角朊细胞分泌内皮素的影响
口腔临床医学（口外）	郭 军	1998	吴汉江	海绵状血管瘤硬化治疗的实验研究
口腔临床医学（口内）	李文辉	2000	凌天牖	高压氧对人类口腔黏膜成纤维细胞基质金属蛋白酶 -1 及其抑制因子 -1 基因表达影响的实验研究
口腔临床医学（口外）	王 凯	2001	李运良	唇腭裂患者父母心理健康状况研究
口腔临床医学（口内）	吴湘卿	2001	凌天牖	高压氧治疗对口腔黏膜下纤维性变患者血和尿中羟脯氨酸含量的第一影响

湘雅三医院

学科	姓 名	毕业时间	导师组姓　名	论文题目
口腔临床医学（口外）	陈良建	2001 在职	黄建华	口腔鳞癌端粒酶研究

2005—2013 年硕士研究生毕业信息表

2005 年

学科	研究生姓名	导师组姓名	论文题目
口腔内科学	王 静	彭解英	口腔黏膜下纤维化中 VEGF. KDR. TSP 的表达
口腔内科学	邢 泉	彭解英	ET－1 及其受体口腔黏膜下纤维化中表达的研究
口腔内科学	曹 莹	方厂云	大鼠牙乳头细胞体外增殖和分化及复合纳米羟基磷灰石的培养研究
口腔临床医学（口外）	俞志维	唐瞻贵	口腔疣状癌 p73，p51 和 ING1 的表达研究
口腔临床医学（口外）	洪珍珍	唐瞻贵	口腔疣状癌 Stat3、CyclinD1、β－catenin 和 E－Cadherin 基因的表达研究
口腔临床医学（口外）	李金茂	唐瞻贵	口腔疣状癌 nm23－H1、nm23－H2 及 MMP2 基因 mRNA 的表达与 nm23－H1 基因序列分析研究
口腔临床医学（口外）	马康黎	唐瞻贵	口腔疣状癌 MMP－2、TIMP－2 和Ⅳ型胶原表达研究
口腔临床医学（口外）	刘友良	唐瞻贵	口腔疣状癌 MMP－9、TIMP－1 及 LN 表达研究
口腔临床医学（口外）	潘建芬	唐瞻贵	口腔疣状癌 STK15、LAMC2 和 MTA1 基因的表达研究
口腔临床医学（口外）	左军	翦新春	组织工程骨修复腭裂硬腭骨缺损的动物试验研究
口腔临床医学（口外）	邹智	翦新春	OSF 牙龈组织中内皮素－1 的表达研究

2006 年

学科	研究生姓名	导师组姓名	论文题目
口腔临床医学（口外）	刘程辉	唐瞻贵	口腔疣状癌 Heparanase、PTEN、Survivin 和 p65 基因的表达研究
口腔基础医学	张春香	涂 玲	脑溢安对大鼠舌下神经压榨伤后神经再生与神经元保护作用的研究
口腔基础医学	唐艳萍	涂 玲	脑溢安对大鼠舌下神经压榨伤后 nNOS 表达及神经纤维再生的影响
口腔内科学	蔡 惠	方厂云	临床烤瓷工艺和茸毛链球菌对烤瓷合金腐蚀行为的影响
口腔内科学	张雪梅	方厂云	纳米羟基磷灰石前体与胶原自组装成类骨质复合材料的实验研究

续上表

学科	研究生姓名	导师组姓名	论文题目
口腔内科学	夏宇	方厂云	整合素 a_1、a_2 在口腔黏膜下纤维性变发病机制中的作用
口腔临床医学（口外）	马文涛	翦新春	颊黏膜瓣封闭法牙槽嵴裂修复术后的软组织形态学改变
口腔临床医学（口内）	蔺琳	凌天牖	口腔黏膜下纤维性变中 HIF-1a、CTGF 的表达研究
口腔临床医学（口外）	邵春生	吴汉江	A-RDMJ 对小鼠涎腺放射性损伤的保护及治疗作用研究
口腔临床医学（口外）	吴平安	李运良	MSXI 基因微卫星多态性与非综合征性唇腭裂的关联性研究
口腔临床医学（口外）	石亮	黄建华	IPO-38，BMP-4 在牙源性角化囊肿中的表达研究

2007 年

学科	研究生姓名	导师组姓名	论文题目
口腔临床医学（口外）	蒋校文	翦新春	bFGF 在口腔黏膜下纤维性变和白斑组织中表达差异的研究
口腔临床医学（口外）	曲彬彬	唐瞻贵	OPN 在口腔疣状癌中表达的研究
口腔内科学	李辉莉	方厂云	槟榔碱对口腔黏膜成纤维细胞微丝骨架及胶原吞噬作用的影响
口腔内科学	苏征	方厂云	牙龈卟啉单胞菌脂多糖对牙周膜成纤维细胞胶原吞噬作用的影响
口腔临床医学（口内）	易雷鸣	凌天牖	血管紧张素 II 及血管紧张素 II-II 型受体在口腔黏膜下纤维性变中的表达研究
口腔临床医学（口内）	黄琰	高义军	口腔黏膜下纤维性变及其癌变组织中 Survivin、C-myc 的表达研究
口腔临床医学（口外）	游弋	吴汉江	单侧颞下颌关节强直三种治疗术式对双侧髁突生物力学影响的三维有限元研究
口腔临床医学（口外）	邝亦元	吴汉江	抓钩式内支撑颧弓骨折固定器的研制
口腔临床医学（修复）	王压冲	冯云枝	不同桩核材料及牙本质肩领高度和形态对前牙抗撕裂强度的影响
口腔临床医学（正畸）	王明朗	黄生高	持续静压力对成骨样细胞整合素 α_5 和整合素 β_1 mRNA 表达的影响
口腔临床医学（正畸）	钟孝欢	黄生高	静态牵张应变作用下 PPHrP 对人成骨样细胞增殖及其 C-fosmRNA 表达的影响

2008 年

学科	研究生姓名	导师组姓名	论文题目
口腔修复学	邹文静	冯云枝	下颌第一前磨牙邻𬌗面缺损根管治疗后不同修复方式的有限元力学分析
口腔修复学	曾晓华	冯云枝	不同排龈药物对牙龈炎症的影响及排龈效果的比较
口腔修复学	陈 梅	冯云枝	桩道预备及不同桩核粘结系统对残根微渗漏的影响
口腔临床医学（正畸）	闫 颖	黄生高	IGF－1 联合 TGF－β_1 促 MG－63 细胞的增殖和分化效应
口腔临床医学（正畸）	王会欣	黄生高	静态牵张对人成骨样细胞增殖及细胞周期蛋白 D1 表达的影响
口腔临床医学（正畸）	王晓誉	黄生高	正畸力作用下人龈沟液 MMP－1 及 TIMP－1 表达变化的研究
口腔临床医学（口外）	张 绚	吴汉江	舌鳞癌舌淋巴结转移及连续整块切除术治疗舌癌的意义
口腔临床医学（口外）	李 涛	吴汉江	OSF 伴口腔鳞癌的临床病理学研究
口腔临床医学（口外）	杨晓伦	吴汉江	舌癌连续整块切除血管化（肌）皮瓣修复重建术后的功能评价
口腔临床医学（口内）	石 艳	柳志文	CXCR4、P－Akt 在口腔扁平苔藓、口腔白斑及口腔鳞状细胞癌组织中表达的研究
口腔临床医学（口内）	侯大为	柳志文	口腔扁平苔藓患者的社会心理因素、人格特征分析及其与血清皮质醇的相关性研究
口腔内科学	张 凯	彭解英	整合素链激酶在口腔黏膜下纤维化组织中表达的研究
口腔内科学	张 睿	彭解英	OSF 及其癌变组织中细胞凋亡及 Bcl－2\Bax 的表达研究
口腔临床医学（口外）	李 波	李运良	SATB2 基因微卫星多态性与单纯性腭裂的关联研究
口腔临床医学（口外）	陈顺金	翦新春	NF－KappaB 的异常表达与槟榔咀嚼者口腔鳞癌发病危险因素相关性研究
口腔临床医学（口内）	刘 健	凌天牖	槟榔碱和细胞外钙离子诱导角质形成细胞 S100A7mRNA 表达的研究
口腔临床医学（口内）	傅润英	凌天牖	槟榔碱刺激下口腔黏膜成纤维细胞以及 Hacat 细胞 HGF/c－met 的表达研究
口腔内科学	刘海霞	谢晓莉	产黑色素类杆菌在感染根管内分布的研究
口腔内科学	殷凌云	谢晓莉	不同根管器械预备弯曲根管的效果比较
口腔临床医学（口外）	李 翠	郭新程	不同骨质牙种植体修复及其方式初探
口腔临床医学（口外）	王 君	郭新程	JDNF 在腺样囊性癌中的表达及其视觉中枢侵犯研究

续上表

学科	研究生姓名	导师组姓名	论文题目
口腔临床医学（口外）	韦艺	郭新程	CSA 和 TNF－r 对体外培养人牙龈成纤维细胞增殖和胶原代谢的影响
口腔内科学	韩玉珍	高义军	口腔黏膜下纤维性变及其伴发口腔癌组织中 MDM2、$p21^{WAF/CIP1}$ 蛋白表达的研究
口腔内科学	温春燕	高义军	FH17、P16 蛋白在口腔黏膜下纤维性变及其伴发口腔癌组织中的表达研究
口腔临床医学（口外）	王任钦	唐瞻贵	SKP2，P27 在口腔疣状癌中的表达研究
口腔临床医学（口外）	肖莎	唐瞻贵	PECAM－1 在口腔疣状癌中的表达研究
口腔临床医学（口外）	朱武	唐瞻贵	Survivin，Bcl－2 在口腔疣状癌中的表达及相关性研究

2009 年

学科	研究生姓名	导师组姓名	论文题目
口腔临床（口外）	刘遵望	翦新春	下颌骨内置弧形牵引式牵张成骨器修复犬下颌颏部骨缺损的实验研究
口腔临床（口外）	李旭东	翦新春	牙槽骨受植区预备及不同植骨块对骨增量效果的影响的实验研究
口腔临床（口外）	刘欧胜	唐瞻贵	口腔疣状癌体视学研究
口腔临床（口内）	石晓明	方厂云	高糖对牙周膜成纤维细胞胶原吞噬作用及 uPARAP mRNA 表达的影响
口腔临床（口内）	李芬连	许春姣	MCP－1 在口腔黏膜下纤维性变中的表达及与巨噬细胞浸润的关系
口腔临床（口内）	唐国旗	谢晓莉	大蒜素对人牙周膜成纤维细胞 DNA 合成及细胞周期影响的研究
口腔临床（口内）	陈胡杰	凌天牖	槟榔碱对 HaCaT 细胞株 CyclinD1 及 P16 表达的影响研究
口腔临床（口内）	肖艳波	高义军	口腔黏膜下纤维性变及其癌变的临床调查研究
口腔临床（口外）	黄宏伟	吴汉江	舌鳞癌原发病灶与淋巴结转移的临床及病理研究
口腔临床（口外）	白真玉	李运良	Cox－2 和 HER－2/neu 在口腔鳞状细胞癌中的表达及其相关性
口腔临床（口修）	伍栋	冯云枝	SiO_2 薄膜对镍铬合金烤瓷冠色彩再现的影响
口腔临床（口修）	赵莹琼	冯云枝	氟金云母/磷灰石玻璃陶瓷涂层体外生物学性能研究

续上表

学科	研究生姓名	导师组姓名	论文题目
口腔临床（正畸）	邓铭思	黄生高	布洛芬缓解口腔正畸分牙后疼痛的研究
口腔临床（正畸）	邹毅军	黄生高	静态牵张力下 CGRP 对人成骨样细胞 MMP-3 及 TIMP-1mRNA 表达的影响
口腔临床（口修）	黄冬梅	陈良建	充气式载银纳米 TiO_2 硅橡胶赝复体的性能和制备的研究

2010 年

学科	研究生姓名	导师组姓名	论文题目
口腔临床（口外）	沙烟直	翦新春	MRI 在舌癌诊断及术式选择中的地位
口腔临床（口外）	陈可佳	翦新春	鼻咽纤维镜在舌根癌诊断中的地位
口腔临床（口外）	方小丹	唐瞻贵	口腔疣状癌基因组 DNA 甲基化谱研究
口腔临床（口内）	罗小良	谢晓莉	大蒜素对脂多糖诱导人牙周膜成纤维细胞凋亡及 IL-1β、TNF-α 分泌的影响
口腔临床（口内）	肖子轶	谢晓莉	不同厚度无托槽隐形矫治器力学特性的实验测定
口腔临床（正畸）	夏舒迟	卢燕勤	隐形矫治器的材料硬度和设计变化对其生物力学效应的影响
口腔临床（正畸）	徐琳	卢燕勤	无托槽隐形矫治器关闭上中切牙间隙的三维非线性有限元分析
口腔临床（口修）	熊瑛	陈蕾	不同表面处理对纤维桩黏结性能和牙根抗折裂强度的影响
口腔临床（口内）	武甲子	柳志文	原癌基因 pim-1、c-myb 在口腔扁平苔藓、口腔白斑和口腔鳞状细胞癌中表达的研究
口腔临床（口外）	陈芳屏	吴汉江	常规法和超声骨刀法拔除下颌水平低位阻生智齿临床比较研究
口腔临床（口外）	余志刚	吴汉江	颊黏膜鳞癌原发病灶与淋巴结转移的临床及病理学研究
口腔临床（口外）	宋永海	吴汉江	上皮钙黏附素、基质金属蛋白酶-9、生存素在不同预后舌癌中表达的初步研究
口腔临床（口修）	唐健霞	冯云枝	两种漂白方法对不同牙色修复材料边缘微渗漏影响的研究
口腔临床（正畸）	李芬芳	黄生高	降钙基因相关肽与一氧化氮合酶在实验性牙移动中的作用
口腔临床（口外）	李毅	黄建华	MRI 辅助定位下舌鳞癌的分子边界研究
口腔临床（口修）	张思慧	陈良建	载 TGF-β1 微球涂层多孔钛对成骨细胞功能的影响

2011 年

学科	研究生姓名	导师组姓名	论文题目
口腔临床(口外)	汪伟明	唐瞻贵	KLK6、KRT 13 在口腔疣状癌中的表达的研究
口腔临床(口外)	赵丽莉	唐瞻贵	恶性高热的临床及相关基因研究
口腔临床(口外)	李　超	蒋灿华	MICA – NKG2D 通路介导对口腔鳞癌免疫杀伤效应的实验研究
口腔临床(口内)	冯　妮	谢晓莉	冷光漂白对人牙釉质表面显微硬度的影响
口腔临床(口内)	魏　珍	谢晓莉	Beyond 冷光美白对树脂 – 牙釉质微拉伸强度及树脂边缘微渗漏影响的研究
口腔临床(口内)	邹　莉	阙国鹰	鼻咽癌放疗后龋相关危险因素研究
口腔临床(正畸)	张　划	卢燕勤	不同矫治量不同厚度无托槽隐形矫治器产生的矫治应变的电测法测定
口腔临床(正畸)	雷　蕾	卢燕勤	滑动摩擦系数对滑动关闭间隙效应的影响
口腔临床(口修)	张　娟	陈　蕾	不同抛光方法对钴铬合金表面性能影响的研究
口腔临床(口修)	成思源	陈　蕾	硅烷化处理对钴铬合金防腐蚀性能的影响
口腔临床(口内)	王　晓	凌天牖	槟榔碱及高压氧对人脐静脉内皮细胞表达 α – SMA 影响的初步研究
口腔临床(口内)	梁　斌	高义军	Mtwo 镍钛系统在根管再治疗中的性能及再治疗对根尖微渗漏的影响
口腔临床(口内)	李洁婷	柳志文	AIDS 患者临床资料分析及 AIDS 合并口腔念珠菌感染患者血浆中 IL – 12、ICAM – 1 表达水平研究
口腔临床(口外)	胡传宇	吴汉江	EGF、EGFR 在相近临床分期不同预后舌鳞癌中的表达的初步研究
口腔临床(口外)	杨书雄	吴汉江	舌癌下颌骨骨切开坚强内固术后咬合关系变化的临床研究
口腔临床(口外)	左　良	吴汉江	口内入路切除下颌骨良性肿瘤游离髂骨移植重建术后髁突位置及骨高度动态变化的临床研究
口腔临床(口修)	刘　哲	冯云枝	氟金云母/氟磷灰石复合树脂的表征和聚合收缩研究
口腔临床(正畸)	周玥颖	黄生高	牵张力和 Apelin 单独或联合作用对 MG – 63 成骨样细胞增殖和分化的影响
口腔临床(正畸)	于欣辰	肖立伟	白细胞介素 – 10 在大鼠正畸牙移动过程中对 RANKL 及 OPG 表达的影响
口腔临床(口修)	汪瑞芳	陈良建	Mg – Zn – (β – TCP)复合材料生物相容性评价

2012 年

学科	研究生姓名	导师组姓名	论文题目
口腔临床(口外)	张俊卿	唐瞻贵	MMP1、Dnase1L3 在口腔疣状癌中的表达研究
口腔临床(口外)	古才艳	翦新春	口腔黏膜下纤维性变癌变组织中 MMP－2 表达的研究
口腔临床(口外)	胡慧君	欧新荣	唇腭裂婴幼儿气质及行为特性的研究
口腔临床(口外)	杨 丹	蒋灿华	CCL18 在口腔鳞癌患者血清与肿瘤组织中的表达及意义
口腔临床(口内)	陈 茜	谢晓莉	大蒜素对根尖周炎根管渗出液和龈沟液中 MMP－8 水平的影响
口腔临床(口内)	袁福来	谢晓莉	灼口综合征患者心理健康状况及脑功能影像学研究
口腔临床(口内)	肖 璇	彭解英	口腔黏膜下纤维性变并存白斑的临床病理研究
口腔临床(口内)	单年禧	方厂云	uPARAP 在口腔黏膜下纤维性变中的表达及意义
口腔临床(口内)	李飞来	阙国鹰	MTA 对大鼠牙乳头细胞增殖和分化能力影响的实验研究
口腔临床(口修)	张媛媛	陈 蕾	pH 与 Cl^- 浓度对纯钛及钴铬合金耐腐蚀性能的影响
口腔临床(口修)	杨斐渊	陈 蕾	反复熔铸对钴铬合金耐腐蚀性能的影响
口腔临床(口内)	王 达	柳志文	复方当归注射液对肌成纤维细胞增殖和凋亡的实验研究
口腔临床(口内)	李 慧	高义军	C－6 神经酰胺诱导外周血 T 淋巴细胞凋亡及 Caspase－3 活性变化的实验研究
口腔临床(口修)	袁 星	冯云枝	氟金云母－氟磷灰石复合树脂的微渗漏和释氟量
口腔临床(口修)	龙 慧	冯云枝	杜仲胶作为根管充填材料的初步研究
口腔临床(正畸)	熊 祎	黄生高	正畸病人的心理评估
口腔临床(正畸)	雷家轩	肖立伟	机械力学刺激及雌激素干预对成骨样细胞 MG－63 雌激素受体－α36 表达影响
口腔临床(口外)	鲁汝清	郭新程	口腔鳞癌 DNA 倍性与临床病理学特性及分子切缘的相关性研究
口腔临床(口修)	吴泽烨	陈良建	明胶微球缓释 IGF－1 与 TGF－β_1 对 MG63 细胞功能的研究

2013 年

学科	研究生姓名	导师组姓名	论文题目
口腔临床(口外)	李袁	唐瞻贵	miR-181b 在口腔疣状癌和鳞癌中的表达研究
口腔临床(口外)	蒋智升	蒋灿华	水飞蓟宾通过诱导自噬抑制腺样囊性癌肺转移的实验研究
口腔临床(口外)	黄鹏鑫	蒋灿华	涎腺腺样囊性癌肺转移细胞系肿瘤干细胞亚群的筛选鉴定
口腔临床(口外)	游镜民	苏彤	DEC1、TIAM1 基因与口腔鳞癌复发的相关性研究
口腔临床(口内)	冯海燕	谢晓莉	二烯丙基化三硫对粪肠球菌毒力因子 esp、gelE 基因表达的影响
口腔临床(口内)	刘贞	阙国鹰	氟保护漆和窝沟封闭联合应用防止继发龋的体外实验模型研究
口腔临床(口内)	姜海敏	李奉华	循环加载对牙本质黏结强度及黏结界面微渗漏的影响
口腔临床(口修)	杨宝贵	高清平	一个单纯性先天缺牙家系的临床表现和 PAX9、MSX1 及 AXIN2 基因突变分析
口腔临床(正畸)	李芳	雷勇华	前方牵引联合快速扩弓对单侧完全性唇腭裂患者软组织侧貌的影响
口腔临床(正畸)	王琰	雷勇华	安氏II类1分类下颌后缩 Twin-block 矫治前后软硬组织变化及相关分析
口腔临床(口内)	谢小燕	高义军	FHIT 及 P16 基因甲基化与口腔黏膜下纤维性变癌变的关系研究
口腔临床(口修)	朱萱	冯云枝	
口腔临床(口修)	李韬	冯云枝	牙周病患者龈沟液中铁离子、Hepcidin、OPG 和 RANKL 的检测
口腔临床(正畸)	汪宁	肖立伟	摇椅弓和种植支抗打开成人安氏 II2 错𬌗前牙咬合的比较研究
口腔临床(口外)	范腾飞	吴汉江	cN0 期口腔鳞癌患者改良肩胛舌骨上颈淋巴清扫术后生存质量评估
口腔临床(口外)	潘超	郭新程	上前牙健康牙龈与牙龈炎牙周炎治疗后牙龈美学对比研究
口腔临床(口修)	付春颖	陈良建	多孔 HA/BaTiO$_3$ 复合材料对成骨细胞功能影响的体外研究

3.3.2 博士研究生信息

博士研究生毕业信息表（2005—2013）

学位授予学科	研究生姓名	获学位年月	导师组姓名	论文题目
临床医学	蒋灿华	2005年7月	翦新春 张志愿 （与上海交通大学医学院附属第九医院联合培养）	复方"参阳"冲剂辅助治疗口腔鳞癌疗效评价及其药效学研究
临床医学	许春姣	2005年7月	翦新春	黄芪—壳聚糖/聚乳酸支架对犬牙周骨缺损修复的实验研究
临床医学	雷荣昌	2006年6月	翦新春	异种松质骨支架构建组织工程骨的实验研究
临床医学	欧新荣	2006年6月	翦新春	血管化组织工程骨修复牙槽嵴裂的研究
临床医学	高义军	2006年6月	凌天牖	端粒酶逆转录酶与口腔黏膜下纤维性变关系的初步研究
临床医学	李霞	2006年6月	凌天牖	肌成纤维细胞在口腔黏膜下纤维性变发病机制中的作用研究
临床医学	高清平	2007年5月	翦新春　巢永烈	天然牙和全瓷饰面瓷摩擦磨损的性能研究
临床医学	李明	2010年12月	彭解英	槟榔碱对上皮细胞周期、凋亡、恶性转化影响的初步研究
临床医学	吴颖芳	2010年6月	彭解英	丹参联合小剂量波尼松龙治疗黏膜下纤维性变临床和蛋白质组学研究
临床医学	谢晓莉	2010年6月	凌天牖	LTA及LPS对人牙周膜细胞凋亡和炎性细胞因子的影响
临床医学	周雄文	2010年6月	翦新春	aD3对不同月龄雄性大鼠颌骨股骨rank/rankL/OPG的影响
临床医学	张胜	2010年6月	凌天牖	舌鳞癌基因组DNA甲基化谱的初步构建
临床医学	王铠	2010年6月	凌天牖	染色体3p21.3区域中口腔鳞癌相关候选抑癌基因的筛选及其功能的初步研究
临床医学	康祖铭	2011年6月	凌天牖	一个中国土家族下颌前突家系的临床和遗传学研究
临床医学	黄生高	2011年12月	凌天牖	DAP12信号通路在压应力诱导小鼠单核细胞RAW264.7向破骨细胞分化中的作用

续上表

学位授予学科	研究生姓名	获学位年月	导师组姓名	论文题目
临床医学	刘欧胜	2012 年 12 月	唐瞻贵、王松灵	异体牙周膜干细移植和机体（B 淋巴细胞）体液免疫应答研究
临床医学	王月红	2012 年 6 月	唐瞻贵	口腔疣状癌、口腔鳞癌全基因组及 miRNA 表达谱研究
临床医学	刘斌杰	2012 年 6 月	翦新春	口腔黏膜下纤维性变相关 miRNA 表达谱的建立及其功能的初步探讨
临床医学	吴晓珊	2012 年 6 月	翦新春	肌肉三维组态的形成机制－以羽毛肌肉为模型的探索研究
临床医学	贺智晶	2012 年 6 月	翦新春	口腔黏膜下纤维性变病例蛋白质组学研究
临床医学	钟孝欢	2012 年 12 月	翦新春	胰岛素对成骨细胞机械力学应答反应影响的实验研究
临床医学	张珊珊	2012 年 12 月	凌天牖	姜黄素对口腔黏膜下纤维性变 SD 大鼠模型抗纤维化作用及机制的研究
临床医学	尹丘	2013 年 6 月	翦新春	双相 FHA/SrHA 涂层的构建及其生物相容性
临床医学	李奉华	2013 年 6 月	彭解英	槟榔碱对口腔黏膜上皮细胞 MMP－2 及成纤维细胞 CTGF 表达影响的信号通路机制研究
临床医学	李继佳	2013 年 6 月	彭解英	靶向双重抑制 TBK1 和 IKKi 的新型化合物抗舌癌作用及机制研究
临床医学	左军	2013 年 6 月	唐瞻贵	DBD 改性对纯钛表面生物相容性影响的体外研究
临床医学	王璇	2013 年 6 月	唐瞻贵	自体骨髓间充质干细胞用于小型猪全脱位牙延迟再植的实验研究

3.4　留学生信息

2004 年口腔医学院开始招收外国留学生，至 2013 年共招收留学生 30 人，基本信息如下：

留学生信息表（2004—2013）

年份	中文姓名	英文姓名	国家	研究专业方向	导师	培养单位
2004	米克	Mvgdacl	巴勒斯坦	口腔颌面外科	翦新春	湘雅医院
2004	努尔	Noor	巴基斯坦	牙体牙髓	谢晓莉	湘雅医院
2004	米阳	Mian Faeeuich Imern	巴基斯坦	口腔修复学	陈蕾	湘雅医院
2005	乌兹玛	Uzma	巴基斯坦	口腔正畸	翦新春	湘雅医院
2009	普瑞克	PrakashBT	尼泊尔	口腔修复学	陈蕾	湘雅医院
2009	阿玛里			口腔正畸学	肖立伟	湘雅二医院
2010	阿麦吉			牙体牙髓病	谢晓莉	湘雅医院
2010	罗马			牙周病学	许春姣	湘雅医院
2010	马芳芳			口腔正畸学	卢燕勤	湘雅医院
2010	万莎			口腔正畸学	卢燕勤	湘雅医院
2010	罗特			口腔颌面外科	吴汉江	湘雅二医院
2010	泰乐普			口腔正畸学	肖立伟	湘雅二医院
2010	陶山松			口腔颌面外科	郭新程	湘雅三医院
2011	莫里	MUNNEE, KRISHNA	毛里求斯	口腔颌面外科	唐瞻贵	湘雅医院
2011	王西	RAM, VAHSISH	毛里求斯	牙体牙髓病学	谢晓莉	湘雅医院
2011	穆萨	TRAORE, MOUSSA	几内亚	口腔颌面外科	蒋灿华	湘雅医院
2011	陈卡瑞	CHEN, GARY	印度	牙体牙髓病学	阙国鹰	湘雅医院
2011	胡山	Husam Haji Bakr	叙利亚	口腔修复学	高清平	湘雅医院
2011	艾都	Abdullah Aldowaji	舒利亚	口腔正畸学	卢燕勤	湘雅医院
2011	罗辉	Atef Mohamed KhaledEl. Rafi	埃及	口腔正畸学	卢燕勤	湘雅医院
2011	安贝尔	ANBAR, AHMAD GHIAZHUSSIEN	约旦	口腔正畸学	肖立伟	湘雅二医院
2011	达米妮	CHICKOOREE, DAMINEE	毛里求斯	正颌外科学	张胜	湘雅二医院
2011	奥玛	Omar Alakel	叙利亚	口腔修复学	冯云枝	湘雅二医院
2012	马玉林	MA, YU LIN	印度	牙体牙髓病学	方厂云	湘雅医院
2012	艾哈	ANBAR, IHAB GHAYAZ HUSSEIN	约旦	口腔正畸学	肖立伟	湘雅二医院
2012	妮莎	SHRESTHA, NEESHA	尼泊尔	口腔正畸学	肖立伟	湘雅二医院

续上表

年份	中文姓名	英文姓名	国家	研究专业方向	导师	培养单位
2013	丁氏英	THI ANH DINH	越南	口腔正畸学	卢燕勤	湘雅口腔医院
2013	泰 格	Taghrid Ahmed Mohammed AL-Dhohrah	也门	口腔病理学	黄俊辉	湘雅口腔医院
2013	杜辉阳	Huy Duong Do	越南	牙周病学	刘斌杰	湘雅口腔医院
2013	刘由棒	ARNOLD YEOU PANG LIU	约旦	口腔修复学	高清平	湘雅医院
2013	阿瑞斯	ABD ALGANYIALRAYES	叙利亚	口腔修复学	冯云枝	湘雅附二院
2013	沙米	SAMI ALSAKAL	叙利亚	口腔正畸学	肖立伟	湘雅附二院

第4章 成人教育

4.1 概 况

1986—1987 年湖南医学院招收了两届口腔专业成人教育大专班,后因招收全日制五年制口腔医学本科生而停止夜大招生。

2005 年,口腔医学院再次开办口腔医学成人教育学习班,招收具有专科学历,具有执业资格的口腔医学人员。培养具备医学基础理论和临床医学知识,掌握口腔医学的基本理论和临床操作技能,能胜任口腔医疗、预防工作,具有较强的实际操作技能的口腔医学专门人才。层次为专升本,学习形式为业余,学习年限最初为 3 年,后改为 2.5 年。

根据口腔医学成人教育的特点,2005 年参与制定中南大学成人高等学历教育口腔专业培养方案和教学大纲;2010 年又校订中南大学成人高等学历教育口腔专业培养方案和教学大纲。注重专业基础课程和专业课程的基础理论、基本知识、基本技能教学,注重/加强学生人文社科素质教育和专业素质教育和学生沟通能力以及进行终身学习能力的培养。在办学过程中,不断总结经验并通过评估提升教学水平。学生每一届的人数变化都很大,因此公共课程包括成教公共课程部分的讲授与麻醉学系、检验学系、护理学系和预防医学系联合办学。专业课由口腔医学院单独开班,专业老师讲授。

教务工作由学院教学办统一安排,具体负责人如下:2005 年 3 月至 2007 年 5 月由梁银辉负责,2007 年 5 月至 2012 年 12 月由米大丽负责 2005 级至 2012 级的学籍工作,其中,2010 年 3 月至 2010 年 8 月由胡小平兼管 2010 级新生入学第一学期的具体工作,2013 年 1 月至 6 月由刘良奎兼管,2013 年 7 月至今由李思敏负责。

从 2005 年招收第一批学生,至 2012 年共招收 8 届成教学生共计 188 名,毕业 7 届,已毕业学生 182 名。其中 1 名学生被录取为全日制硕士生。目前已有 77 名学生取得本科学位证,占毕业生人数的 42.3% 。

教学进程表及各届学生人数如下所示。

表 4-1　口腔医学专业专升本(业余班)教学进程表

课程类别	顺序	课程		考试	考查	总学时	面授	自学	一学年 1期	一学年 2期	二学年 3期	二学年 4期	三学年 5期
公共课	1	政治		1		120	16	104	16				实践与总结
	2	英语		1，3	2	180	120	60	40	40	40		
	3	计算机基础			1	40	30	10	30				
专业基础课	4	生理学		1		48	30	18	30				20周
	5	生物化学		2		48	30	18		30			
	6	药理学			2	52	30	22		30			
	7	免疫学			1	27	24	3	24				
	8	诊断学		2		68	20	48		20			
	9	口腔解剖生理学		2		30	30	30		30			
	10	口腔组织病理学		2		60	30	20		30			
	11	外科学总论		3		50	30	20			30		
	12	预防医学			1	48	30	18	30				
专业课	13	口腔内科学		3		110	50	60			50		
	14	口腔颌面外科学		4		110	50	60				50	
	15	口腔修复学		4		110	44	66				44	
	16	口腔影像诊断学		3		32	12	20			12		
	17	口腔正畸学			3	32	12	20			12		
	18	口腔材料学			3	16	8	8			8		
选修课	19	科研设计				16	12	4	12				
	20	医学科技信息检索				16	12	4	2				
	21	人文社科活动课程	医学心理学			16	8		8				
			医学伦理学				8		8				
	22	医学基础与专业基础活动课程	眼科学			24	4					4	
			耳鼻咽喉科学				12					12	
			卫生法学				8					8	
	23	实践与总结				800							800
总学时数						2053	660	613	198	182	152	118	800
考试/考查门数				12	7				3/3	4/2	4/2	2/0	

表4-2　各届学生情况表

年级	入学人数	毕业人数	取得学位证人数	备 注
1986 级	19	19		大专
1987 级	35	35		大专
2005 级	18	18	15	
2006 级	38	36	30	
2007 级	48	47	9	
2008 级	36	35	11	1 名学生考上全日制硕士生
2009 级	18	18	2	
2010 级	5	5	3	
2011 级	23	23	7	
2012 级	2			在读
合计	242	236	77	

4.2　学生名册

1986 级口腔医学大专班名册(全日制)

苏江宁　宁　波　阳　辉　张珍宏　吴晓辉　郭　红　唐卫东　周际旋
刘　德　魏　彤　蓝晓文　曾　蓉　钟心敏　李　曙　廖铁山　张　泓
范文逵　张　屹　刘　兵

1987 级口腔医学大专班名册(全日制)

黄　新　张　胜　刘　平　姜西挺　陈　颖　罗智勇　谷永江　戴岳翔
刘　亮　喻奕斌　降　颖　黄树平　刘慧林　朱湘华　刘向清　何　勇
何　雷　夏　云　周雄文　谢　平　陈　亮　赵　燕　姜海燕　陈　斌
黄　敏　徐　艳　黄戈尔　贺燕萍　王文清　刘　恒　熊凤姣　刘　奕
黄　萍　刘　强　李　慧

2005 级口腔医学专升本班学生名册

梁　聪　何　杨　刘　英　肖勇军　邬　艳　李志超　张玉红　易中美
余珊珊　曾　戎　艾子瑜　蔡子康　高晓娟　周丽华　袁艳华　朱致军
司马靖　龚铁山

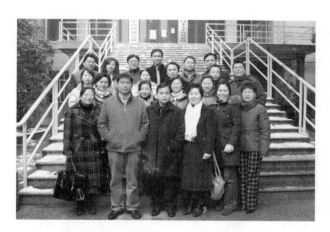

2005 年口腔医学专升本班合影

2006 级口腔医学专升本班学生名册

刘秀珍　易晓峰　秦荧潞　张慧明　徐亦然　孙　诚　葛　峰　夏运生
贺聪才　曾　伟　符伟柱　袁宇姣　王　浩　唐　琳　邹　强　唐　情
蒋欢欢　江　伟　华　画　郑　健　邹　华　尹建军　姚志平　吴　芳
丁湘蓉　袁玉霞　周桂霞　彭韬伟　刘　青　郭　西　李贤花　王艺芳
舒小春　姚玉珍　邹　丹　胡颖灿

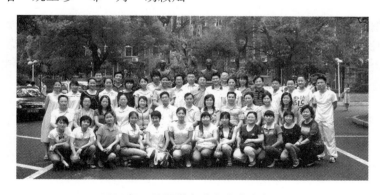

2006 级口腔医学专升本班学生合影

2007 级口腔医学专升本班学生名册

梁 帆	刘 凌	章学诚	王素云	谭 莎	陈 彬	刘希飞	付丽群
彭 立	洪振乾	易汉花	曾灿文	彭勇翔	李 璐	熊 梅	艾 辉
许沛霞	卢爱斌	黄珊珊	何桂勤	卢春红	喻向上	李悦年	王珊珊
龚 鑫	陈易丽	杨 慧	欧 望	刘 溪	姚 瑶	夏鸣蔚	李玉丽
周 丹	黄磊维	张光佐	王 静	杨红武	周 勇	刘 波	樊 欣
张冬莲	蒋 岚	李 焰	邓 攀	陈 炎	金 芳	张 柯	

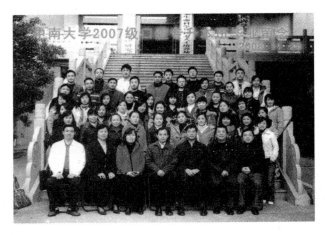

2007 级口腔医学专升本班学生合影

2008 级口腔医学专升本班学生名册

汤剑明	杨贵鸣	王丽君	黄 莎	陈昌啸	易 鹰	严 霞	黄晶晶
那 娜	姚明哲	李红军	喻 瑜	罗 超	匡 娜	江 燕	李 红
文 伟	张利智	朱婷婷	王建科	周志华	伍慧敏	冯 凌	席风云
龚 红	叶国红	陈 清	李 洁	周云高	蒋 雄	李 威	杨寓斌
莫 彦	冷 芳	曾 珍					

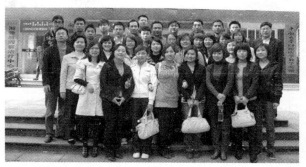

2008 级口腔医学专升本班学生合影

2009 级口腔医学专升本班学生名册

车万通　樊　毅　肖艳霞　赵艳妮　段　毅　康盛逸　魏尚巍　江　艳
李　琪　张昔平　易　琳　李　问　谭贵女　谭艳芬　曾红梅　谢昊晏
肖丽妮　侯莉萍

2010 级口腔医学专升本班学生名册

张秋瑶　侯凤霞　唐先果　刘李萍　成　斌

2011 级口腔医学专升本班学生名册

谢　姣　赵　芳　王颜丽　禹红波　柳　恋　梁江洪　何　花　周浩波
陈　波　匡　改　王　柳　陈春培　谭培坤　龙　晖　李　娜　湛　祥
罗光磊　欧厚玉　黎林春　郭　珊　郭　靓　陈鹏钧　邓红浪

2012 级口腔医学专升本班学生名册

唐燕萍　张　敏

第 5 章　科学研究

5.1　概况

　　学院(系)自成立之日起就将科学研究作为学院上水平、创品牌、促进学科建设与发展的重要途径。学院科研工作经历了从初级探索到科研质量升华的过程。口腔医学系成立之前,老师们在科学研究方面就做了大量的工作,如 1956 年柳树嘉主任在北京参加苏联专家主办的颌面外科学习班,回院后开展了下颌骨切除术及颌面外科的中小型手术;20 世纪 60 年代,沈子华教授等开展了面颊部恶性肿瘤联合根治术、放疗、化疗,面颊部缺损皮瓣、皮管修复术、全鼻再造术、颞颌关节强直手术,与神经外科联合开展了成釉细胞侵犯颅底的颅内肿瘤切除术、氮介半身化疗治疗晚期恶性肿瘤等;由刘蜀蕃等完成的"10% 明矾液治疗颌面部深部血管瘤"获 1978 年 6 月全国医药卫生科学大会授奖;1979 年附二院口腔科承担了建科以来的首个省级课题"口腔疾病治疗"。口腔医学系成立后,科学研究得到了较快的发展,1988 年蒴新春教授在国际口腔颌面外科杂志上发表了建系以来的第一篇 SCI 论文,1995 年沈子华教授获得第一个国家自然科学基金,到后来的专家参与国家 863、973 项目和科技部惠民专项等国家重大项目的研究。据不完全统计,就口腔颌面外科 1 个专业,近几年来先后获得各类科研课题 66 项,进院科研经费达 580 余万元,国家自然科学基金 5 项;"国家重大科学研究计划"项目子项目 1 项;其他国家级课题 6 项;发表论文 400 余篇,其中 SCI 论文 23 篇,在国外出版专著 1 部,参编国外著作 1 部,其他著作 26 部,获得专利 2 项,申请专利 1 项;先后获得省部级科技成果奖 5 项,其中二等奖 2 项,三等奖 3 项,其他科研奖项 15 项。

　　为了促进口腔医学学科的发展,提高核心竞争力,学院高度重视科研工作,做了大量的管理工作,主要体现在以下几个方面:

　　1. 创品牌,树特色,扩大学科影响力,提高学科声誉

　　为了创立湘雅口腔医学品牌,树立学科特色,扩大学科的社会影响力和提高学科声誉,学院采取了一系列措施,包括:

　　(1)开设"湘雅口腔医学讲坛",构建学术交流平台。自 2008 年开始开设"湘雅口腔医学讲坛",每周三下午准时开讲。登上"湘雅口腔医学讲坛"的既有国际国内著名专家、学者,也有本校青年教师和学生。"湘雅口腔医学讲坛"为学者们

传播知识和获取知识提供平台。

（2）举办或承办全国性"口腔医学新进展研讨会"、学会或专业学组会议。2008—2013 年连续 9 次举办或承办全国性口腔医学新进展研讨会及学会或专业学组会议，有代表性意义的是 2009 年和 2011 年的学术会议。2010 年，中华口腔医学会名誉会长、北京大学口腔医院名誉院长张震康教授、中华口腔医学会会长王兴教授、中华口腔医学会牙周病学专业委员会名誉主任委员、著名牙周病学专家曹采芳教授、北京大学口腔医学院和武汉大学口腔医学等单位的专家出席会议，来自湖南、江西、海南等省口腔医学专业医务人员 200 余人参加会议。2011 年的会议有来自美国、加拿大等 5 个不同国家和地区的专家学者出席，其中包括王兴会长、香港大学 Nabil Samman 教授、上海交通大学邱蔚六院士、中国口腔医学会名誉会长樊明文、副会长余光岩、副会长孙正、秘书长王勃等 20 余位国际口腔领域顶尖级专家，另有来自北京大学、四川大学、上海交通大学、第四军医大学、武汉大学、中山大学、首都医科大学、南方医科大学等高校口腔医学院的领导、专家和会议代表约 300 人出席。一年一次的口腔医学新进展会议得到了学校领导的高度重视和支持，黄伯云、高文兵、张尧学、李桂源、田勇泉、陶立坚等校领导出席了会议。

通过每年举办 1~2 次全国性学术会议，一是为本校师生提供了获取新知识、新技术的机会；二是扩大了湘雅口腔的社会影响力；三是为科研创新提供良好的氛围和环境。

2. 提高科研重要性与加强科研管理的认识

创新是科研的本质，是科研的灵魂。学院首先是将提高师生员工的科研意识作为促进科学研究的核心内容。先后多次举办培训班，采用"请进来，送出去"的方法培养师生的科学研究意识和科研能力。

先后聘请了 10 多位国内外知名的学者和专家为兼职或客座教授，定期或不定期地来院讲学。

3. 建立科学研究体系

学院根据实际情况正确把握科研工作的整体布局，营造科学、合理的科研布局。依托中南大学各附属医院口腔医学中心、口腔科和湘雅口腔医院，科研工作结合临床实践，优先解决临床实际问题。以临床应用研究为主体，围绕临床诊断和治疗中的关键技术、重大疾病救治方案与策略，坚持需要性、可行性、先进性、科学性和效益性相统一的原则，提倡多学科联合攻关，切实解决临床工作中遇到的疑难问题。结合湖南人喜食槟榔，导致口腔黏膜下纤维化及口腔癌等疾病的高发现象，有计划、有目的地将科研重心转移至上述相关方向。同时跟踪高新技术，加强基础研究，增强发展后劲。并有意识地进行发展研究，推动科研工作的可持续发展。

4.建立规范化的科研管理制度,形成科学、高效、有序的管理体系

为了保证科研工作的可持续发展,学院先后制订了一系列规范化的科研管理制度。突出科研目标管理,增强科研人员的责任感、紧迫感,促进科研水平的提高。通过对学院整体科研力量的调查研究,制定合理、可行的科研计划,确定科研发展目标,形成了有湘雅特点的口腔疾病科研方向。用远期科研目标统揽全局,对近期科研目标进行细化。同时,学院不断改善科学研究条件,先后建立了研究所、长学制学生科研公共平台,为师生提供良好的科研条件。

5.科研与学科建设相结合

重点学科是学科建设的龙头。在卫生部启动临床重点专科建设项目后,口腔颌面外科将发展目标定格到了国家临床重点专科上,经过积极准备,精心组织,湘雅医院口腔颌面外科成为全国 12 个临床重点专科之一。目前,该学科有卫生部临床重点建设专科 1 个,口腔医学为校级重点一级学科,校级精品课程 4 门,校级精品建设课程 1 门。学院根据自身的条件和优势,以重点学科为龙头、优势学科为主体、相关学科为辅助、高新技术为依托、疾病治疗链为纽带、重大科研项目为切入点,优化整合学科结构,形成结构合理、优势显著、特色鲜明、实力雄厚的优势学科群,形成良好的学科生态环境。充分发挥重点学科的学术引导,技术辐射和经验借鉴作用,带动一般学科建设。对影响学院发展的薄弱学科进行倾斜建设。统筹兼顾,促进学科建设滚动式发展,打造出医疗有成绩、技术有特色、质量有保证、学术有成果、社会有影响、竞争有实力、发展有后劲的优秀学科,提高学院的整体水平。

5.2　课题立项统计

表 5 - 1　1984—1995 年中标科研课题

课题名称	课题负责人	经费(万元)	中标时间	资助单位
微血管损伤及相关效应与口腔黏膜下纤维化关系的研究	沈子华	5.0	1994	国家自然科学基金
口腔癌前病变冷冻治疗的实验研究	沈子华	0.4	1993	湖南省科委
大蒜对口腔癌变局部免疫的影响及临床应用研究	唐瞻贵	1.1	1994	湖南省科委
口腔癌前疾患的研究	翦新春	0.5	1985	湖南省卫生厅
牙周炎的高压氧治疗	洪占元	0.2	1988	湖南省卫生厅
带血管神经肌肉移植整复面瘫畸形的研究	邓芳成	0.5	1988	湖南省卫生厅
口腔癌前病变的防治	刘蜀蕃	0.5	1992	湖南省卫生厅
萎缩牙槽嵴的诊断与临床治疗	翦新春	0.4(美元)	1990	湖南医科大 CMB 基金

表 5 - 2　1996—2001 年中标科研课题

课 题 名 称	课题组成员	项目来源	起止年月	课题编号	经费(万元)
原位形成类骨矿化期复合物重建牙周骨缺损的实验研究	方厂云 彭解英 罗春芳 胡懿合 王承兴 米大丽	卫生部科研基金	1997.01—1998.12	96 - 2 - 098	立项
大蒜治疗口腔癌前病变的应用研究	唐瞻贵 翦新春 沈子华 徐锡萍 燕美玉 李新中	湖南省科委	1997.07—2000.07	97SSY1036	1.0
青少年牙周炎牙小皮形态及组织化学特性的研究	翦新春 陈新群 王承兴 蒋灿华 郭　峰	湖南省科委	1998.12—2000.12	98SSY2009	2.0
大蒜治疗口腔癌前病变的应用研究	唐瞻贵 翦新春 沈子华 徐锡萍 燕美玉 李新中	湖南省科委	1998.12—2000.12	98SSY2014	1.0
原位固化磷酸盐骨修复材料研究	方厂云 卓　铖 彭解英 胡懿合 刘斌杰	湖南省科委	2000.01—2002.12	99SSY 1009 - 25	2.0
细胞因子网络在口腔黏膜下纤维化的研究	彭解英 许春姣 翦新春 韩为农 周　鸣	湖南省科委	2000.01—2002.12	99SSY 2002 - 14	1.5
咽后瓣术后血供与瓣萎缩对腭裂患者腭咽闭合影响研究	翦新春 蒋灿华 罗学港	湖南省科委	2000.07—2001.12	1013 - 24	1.0
湖南省口腔医学信息网络系统	翦新春 吴林艳 刘志敏 陈新群	湖南省科委	2000.07—2001.12	00ZRY2022	2.0
中国人种恶性高热 RYR1 基因变异研究	唐瞻贵 邓锡云 袁建辉 苏　彤 陈新群 王艳青	湖南省科委	2000.07—2001.12	1013 - 81	2.0
恶性高热的临床研究	唐瞻贵 苏　彤 陈新群 翦新春 李晋芸	湖南省卫生厅	2001.01—2003.12	00025	0.5
大蒜药控系统(药膜)治疗牙周病的临床研究	彭解英 方厂云 李新中 罗春芳 汤爱国 胥　红 许春姣	湖南省中医药局	1996.07—1998.12	96041	1.0
湘江水体污染物生物毒性研究	方厂云	湖南省环保局	2001.01—2002.12		2.0
双侧唇腭裂术后严重鼻唇畸形治疗的新术式的设计及临床应用	翦新春	院内资助	1997		0.3
原位形成类骨矿化期复合物重建牙周骨缺损的实验研究	方厂云	院内资助	1997	卫生部立项院内资助	0.8
口腔疣状癌 MDM2、P53 基因表达研究	唐瞻贵 谢晓莉 苏　彤 姚志刚 李晋芸 张　雷 仝向娟	省自然科学基金委	2002.01—2003.12	01JJY 2093	0.5

续表 5 - 2

课题名称	课题组成员	项目来源	起止年月	课题编号	经费(万元)
复方大蒜制剂治疗慢性根尖周炎的临床研究	谢晓莉 张海龙 刘虹 刘斌杰	卫生厅	2001	2001 - Y21	0.6
精密附着体(PA)型义齿研究课题	陈蕾	湖南省计委	2001.06—2004.06	2001 年	2.0
舌癌临床治疗研究(横向课题)	欧新荣	天津中新药业	2001.09	2001 年	1.0
环孢霉素 A 替硝唑漱口水治疗牙周黏膜病的临床应用研究	柳志文	湖南省卫生厅	1996	9643	1.0
高压氧治疗改善机体器官硬变机理实验研究	凌天牖	湖南省科委	1999	99SSY 2002 - 6	2.0
腭裂患者语言障碍评价的研究	冯云枝	湖南省科技厅	2000	1013 - 28	1.0
先天性唇裂序列治疗研究	李运良	湖南省民政厅	2000	省民政厅(2000)	10
人工种植牙临床研究	吴汉江	湖南省财政厅	2000	省财政厅(2000)	5.0
舌侧矫治器的开发研究	黄生高	湖南省科委	2000	1013 - 71	1.0
舌侧矫治器的开发研究	黄生高	院内	2000	1013 - 71	1.0
牛心包膜材料引导骨组织再生的研究	吴汉江	湖南省财政厅	2001	省财政厅(2001)	5.0
唇腭裂患者语言训练	冯云枝	湖南省财政厅微笑列车	2001	省财政厅微笑列车(2001)	0.5 万美元
洁治爽含漱液的研制	凌天牖	湖南省中医药局	1996	96069	2.0
腭裂术后腭音闭合功能的研究	李运良	湖南省民政厅	2001	(2002)	10.0
OSF 细胞因网络的研究	冯云枝	院内资助	1999		0.5
富含血小板的松质骨移植的实验研究	朱兆夫	院内资助	1997		0.5
OSF 的实验及临床研究	凌天牖	湖南省科委	1987		1.0
磁性硬化剂微球对口腔颌面海绵状血管瘤靶向治疗的实验研究	吴汉江	卫生部	1994	98 - 2 - 084	2.0
腭裂牵张成骨	黄建华	远大集团	2000		3.0
常规病理检查淋巴结阴性的乳腺癌淋巴结微转移及预后的研究	黄俊辉	湖南省社会发展科技项目	2001	01ssy 2008 - 42	1.0

表 5 - 3　2002 年中标科研课题

项目名称	项目成员			项目来源	起准号或编号	资助金额（万元）
儿童和成人矫治深覆殆机制的临床研究	雷勇华	卢燕勤		湖南省科技厅	02SSY3049	1.0
丹参对槟榔碱性损伤的内皮细胞生物活性影响的研究	彭解英 尹晓敏	阙国鹰 吴颖芳	曹礼贵	湖南省科技厅	02SSY3052	1.0
头颈鳞癌转移抑制基因 Maspin 表达及其与肿瘤侵袭、转移的相关性研究	唐瞻贵 苏 彤 仝向娟	谢晓莉 李晋芸	赵素萍 张 雷	湖南省科技厅	02SSY3055	1.5
难治性根尖周炎的临床深入研究及机理探讨	谢晓莉 刘 虹	张海龙 刘斌杰	唐瞻贵	湖南省科技厅	02SSY3059	0.5
口腔疣状癌局部免疫机制及临床深入研究	唐瞻贵 谢晓莉 仝向娟	李晋芸 陈新群 张 雷	顾 湘 苏 彤	湖南省卫生厅	Y02 - 021	0.8
YAG 激光对牙体组织作用机制的实验研究	涂 晓 阙国鹰 彭解英	方厂云 许春姣	刘斌杰 尹晓敏	湖南省卫生厅	Y02 - 002	0.8
脑溢安对舌下神经损伤的保护机制研究	涂 玲 文小丹	刘良奎	张建一	湖南省中医药局	223103	0.5
丹参对槟榔碱所致内皮细胞损伤保护作用的研究	彭解英 吴颖芳 李 明	阙国鹰 刘斌杰 徐锡萍	尹晓敏 庞丹林	湖南省中医药局	Y02 - 020	0.6
佳力克治疗复发性口腔溃疡的临床及基础研究	唐瞻贵 燕美玉 张 雷	谢晓莉 李晋芸 袁寿洪	欧新荣 仝向娟 徐平声	中医药局	202103	0.5
丹参抗纤维化治疗口腔黏膜下纤维性变的疗效观察及机理研究	阙国鹰 吴颖芳 李 明	彭解英 尹晓敏 徐锡萍	刘斌杰 庞丹琳	中医药局	202102	计划
无菌牙髓水治疗的研究	夏瞬玲	凌天牖	高义军	湖南省卫生厅		0.6
可调式阻鼾器的开发研究	黄生高 康祖铭	冯云枝 吕友堤	吴汉江 罗芸苓	湖南省卫生厅		0.8
牛心包引导胃再生膜材料的理性研究	吴汉江 张文斌	朱兆夫 白明海	周艺群	湖南省科技厅	02JJY1004	5.0
唇腭裂序列治疗的研究		李运良		湖南省科技厅		8.0
阿霉素神经盒对大白鼠三叉神经节杀伤作用的实验研究		刘金兵		湖南省卫生厅		立项
复发性口疮局部和全身免疫功能变化及中药调理研究	颜学德	陈良建	杨洁等	湖南省中医管理局	202107	0.6
计算机辅助设计赝复体修复	陈良建 颜学德	黄建华	郭新程	湖南省卫生厅	Y02 - 054	0.6

表 5 - 4   2003 年中标科研课题

项目名称	项目成员			项目来源	起准号或编号	资助金额（万元）
口腔疣状癌 Maspin，Headpine 基因表达研究及其与 P53 的关系	唐瞻贵 张 雷 李晋芸 张必成 仝向娟 谢晓莉			湖南省自然科学基金	03JJY3045	2.0
组织工程修复牙龈退缩的实验研究	方厂云			湖南省自然科学基金	03JJY4034	1.0
儿童和成人矫治深覆𬌗机制的临床研究	雷勇华 卢燕勤			湖南省自然科学基金	03JJY4069	0.5
丹参对槟榔碱性损伤的内皮细胞生物活性影响的研究	彭解英 吴颖芳 汤爱国 刘斌杰 李 明 庞丹琳			湖南省科技厅	03SSY3033	1.0
逆转舌癌化疗耐药的基础与临床研究	欧新荣 贺智敏 陈新群 蒋新春 袁建辉 何春梅			湖南省科技厅	03SSY3027	0.5
正畸牙移动过程中组织反应与正畸力的关系	卢燕勤			湖南省科技厅	03SSY3029	0.5
壳聚糖 PGE1 膜诱导牙周骨缺损组织再生的实验性研究	许春姣 高清平 彭解英			湖南省科技厅	03SSY3040	0.5
翼腭窝广泛肿瘤中前侧方联合手术入路的新术式研究	蒋新春 胡延佳 刘景平 蒋灿华 陈新群 王承兴			湖南省卫生厅	C2003 - 010	0.5
大蒜素对慢性根尖周炎根管内毒素影响的定量研究	谢晓莉 唐瞻贵 张海龙 刘斌杰 李奉华 刘 虹 尹小敏			湖南省卫生厅	B2003 - 003	0.8
佳力克治疗复发性口腔溃疡的临床及基础研究	唐瞻贵 谢晓莉 欧新荣 燕美玉 李晋芸 仝向娟 张 雷 袁寿洪 徐平声			湖南省中医药局	追加	0.5
口腔疣状癌临床分型研究	唐瞻贵 谢晓莉 吴林艳 刘宪初 尹 乒			湖南省教育厅	2003 年	1.5
帕金森氏病动物模型和活体病人的黑质、基底神经节的磁共振频谱定量对比分析	涂 玲			湖南省教育厅	2003 年	1.0
牵引力对兔鼻软骨影响的实验研究	吴汉江			湖南省科技厅	03JZY2017	3.0
绿色槟榔的研制	凌天牖			湖南省科技厅		2.0
复方环胞霉素 A 治疗牙周黏膜病临床应用研究	柳志文			湖南省卫生厅	03CCY3077	1.0
平阳霉素磁性纳米材料治疗海绵状血管瘤的研究	张 胜			湖南省卫生厅	B2003 - 048	0.8
上颌骨缺损不同阻塞器修复的语音效果评价	冯云枝			湖南省卫生厅	C2003 - 007	0.4
东方红口气清新功能检测	高义军			常德卷烟厂国家烟草局重点课题	横向	1.5

续表 5 - 4

项目名称	项目成员	项目来源	起准号或编号	资助金额（万元）
复发性口疮局部和全身免疫功能变化及中药调理研究	郭新程	湖南省科技厅	01JZY	0.6
计算机辅助设计赝复体修复	陈良建　黄建华　郭新程　颜学德	湖南省卫生厅	Y02 - 054	0.6

表 5 - 5　2004 年中标科研课题

项目名称	项目成员	项目来源	起准号或编号	资助金额（万元）
上颌前牵引矫治骨性Ⅲ类错合	雷勇华	湖南省科技厅	04SK3032	2.0
口腔疣状癌临床分型及超微机理研究	唐瞻贵	湖南省科技厅	04SK3033 - 1	1.0
大蒜素对慢性根尖周炎根管 IL -1，IL -6，IL -8 影响的定量研究	谢晓莉	湖南省科技厅	04SK3033 - 2	1.0
舌下神经损伤后再生机理探讨	涂　玲	湖南省教育厅	湘财教指（200429）号	5.0
口腔疣状癌基因表达谱及其与临床预后的关系	唐瞻贵	湖南省卫生厅	B2004 -010	0.8
创伤性颞颌关节强直临床分型及手术治疗新术式探讨	吴汉江	湖南省卫生厅	B2004 -043	0.8
口腔黏膜下纤维性变癌变的流行病学调查	凌天牖	湖南省卫生厅	B2004 -046	0.8
脱细胞牛心包引导骨再生膜材料的实验研究	吴汉江	湖南省卫生厅	产业研发项目补助经费计划序号6	10
丹参对槟榔碱损伤的内皮细胞生物活性影响的研究	彭解英	湖南省科技厅	03SSY3033	2
丹参对槟榔碱所致内皮细胞损伤的保护作用	彭解英	湖南省卫生厅		0.6
细胞因子网络在口腔黏膜下纤维化中的研究	彭解英	湖南省科技厅	99SSY2002.14	1.5
一氟磷酸谷酰胺及 αD3 对去势大鼠下颌骨的影响	周雄文　蒯新春　雷闽湘	发改委	2004，12	8.0
口腔疣状癌研究	唐瞻贵	协作课题		1.2
一氟磷酸谷酰胺及 αD3 对去势大鼠下颌骨的影响	周雄文	湖南省发改委	2004	8
BP1 基因在乳腺癌发生发展中的作用研究	黄俊辉	湖南省自然科学基金资助项目	04jj3105	2.0

表 5 - 6   2005 年中标科研课题

项目名称	项目成员	项目来源	起准号或编号	资助金额（万元）
内皮素－1基因多态性与口腔黏膜下纤维化遗传易感性的相关研究	彭解英	湖南省科技厅	05SK3011	1.0
生物信息学在口腔疣状癌基因表达谱研究中的应用	唐瞻贵	湖南省科技厅	05ZK3073	1.0
大蒜素对大鼠实验性根尖周炎厌氧菌影响的动物模型研究	谢晓莉	湖南省科技厅	05TH4007	3.0
丹参治疗口腔黏膜下纤维化的实验和临床研究	彭解英	湖南省教育厅	湘教发[2005]100号	5.0
放射性龋的实验研究	刘斌杰	湖南省科技厅	05SK3010	1.0
口腔白斑、口腔扁平苔藓与口腔黏膜下纤维性变分子鉴别诊断标准的研究	翦新春	国家科技攻关计划（四川大学）	2004BA720A28	2.0
口腔黏膜下纤维性变发病相关基因的研究	翦新春	国家自然科学基金	30572044/C03031101	25.0
猪肋骨脱矿骨质支架构建组织工程骨的实验研究	翦新春	湖南省自然科学基金	05JJ30171	1.0
大蒜素对感染根管产黑色素类杆菌群影响的实时荧光PCR定量研究	谢晓莉	湖南省自然科学基金	05JJ30179	0.5
口腔白斑、口腔扁平苔藓与口腔黏膜下纤维性变分子鉴别诊断标准的研究	彭解英	四川大学	协作课题	1.0
长沙地区不同年龄段人群错𬌗畸形的调查研究	肖立伟	湖南省科技厅	05SK3020	2.0
丹参治疗OSF的实验和临床研究	彭解英	湖南省教育厅	湘教发[2005]100号	2.0
丹参治疗OSF的实验和临床研究	翦新春	湖南省教育厅	湘教发[2005]100号	1.0
丹参治疗OSF的实验和临床研究	卢燕勤	湖南省教育厅	湘教发[2005]100号	2.0
OLK,OLP与OSF分子鉴别诊断标准的研究	翦新春　彭解英　阙国鹰　许春姣　李奉华	四川大学	2004BA720A28	1.0
国家"十五"攻关课题子课题	冯云枝	中南大学转		2.0
5－FU减毒化疗研究平台——CD基因转移动物模型的建立	黄俊辉	湖南省科技厅科技计划一般项目	05 TH 4001	2.0

表 5 - 7　2006 年中标科研课题

项目名称	项目成员	项目来源	起准号或编号	资助金额（万元）
黄芪—壳聚糖/聚乳酸支架引导牙周骨再生的实验研究	许春姣	湖南省自然科学基金委员会	06JJ4016	1
建立唇腭裂患者上颌骨三维有限元模型的研究	雷勇华	湖南省自然科学基金委员会	06JJ4103	0.5
骨齿用高强韧可切削生物玻璃陶瓷的制备和生物学评价	冯云芝	湖南省自然科学基金委员会	06JJ4125	0.5
丹参诱导 OSF 患者颊黏膜成纤维细胞凋亡的实验研究	阙国鹰	湖南省科技厅	06SK3004	3.0
西帕依固龈液根管消毒的疗效和细菌学研究	李奉华	湖南省科技厅	06SK3027	2.0
NKG2D 及其配体评价口腔鳞癌免疫逃逸中的作用	蒋灿华	湖南省科技厅	06SK3026	2.0
大蒜素对根尖周病未获培养微生物 T. denticola、T. socranskii 影响的研究	谢晓莉	湖南省卫生厅	B2006 - 041	0.8
唇腭裂上颌前牵引三维有限元应力分析	雷勇华	湖南省卫生厅	B2006 - 013	0.8
唇腭裂患者正颌手术术前正畸临床研究项目	雷勇华	湖南省发展改革委员会	湘发改高技[2006]773 号	5.0
直丝弓技术治疗开颌畸形的矫治力学研究	卢燕勤	湖南省科技厅	06SK3029 - 3	1.0
低弹性模量生物固定型钛种植体的制备及性能研究	陈良建	湖南省长沙市科技局	K06070024 - 32	5.0
常见急诊救治与医院急诊管理规范的制定	黄俊辉	卫生部		5.0

表 5 - 8　2007 年中标科题课题

项目名称	项目成员	项目来源	起准号或编号	资助金额（万元）
MICA - NKG2D 通路介导对口腔鳞癌免疫杀伤效应的实验研究	蒋灿华	国家自然科学基金	30772437	29
唇腭裂上颌骨有限元模型的构建及生物力学分析研究	雷勇华	湖南省发改委	湘发高改技[2007]896 号	5
上颌前牵引对唇腭裂术后上颌骨发育的生物力学研究	雷勇华	湖南省科技厅	07FJ3059	2
口腔疣状癌细胞系建立及生物特征研究	唐瞻贵	湖南省科技厅	07FJ4185	4
丹参阻断口腔黏膜下纤维化相关蛋白的筛选	吴颖芳	湖南省科技厅	07SK3054	2
计算机辅助下颌骨个体化植骨的临床与实验研究	郭　峰	湖南省卫生厅	B2007031	0.8
原癌基因 c-myc 和 Survivin 在口腔黏膜下纤维性变癌变中的作用研究	高义军	湖南省卫生厅	B2007050	0.8

续表 5 – 8

项目名称	项目成员	项目来源	起准号或编号	资助金额（万元）
XIAP 在人舌癌细胞中的功能和作用机制研究	张　胜	湖南省卫生厅	B2007052	0.8
纳米 HA 和 TGF – β_1 控释微囊复合涂层的多孔钛种植体研究	陈良建	湖南省科技厅	2007GK3100	3.0
生物固定型钛种植体的研究	陈良建	湖南省科技厅	2007JT2011	3.0
充气式硅橡胶假体即刻修复上颌骨术后缺损的研究	陈良建	湖南省卫生厅	C2007 – 01	0.8
全国执业医师与执业助理医师考核标准及办法的制定	黄俊辉	卫生部		3.0

表 5 – 9　2008 年中标科研课题

项目名称	项目成员	项目来源	起准号或编号	资助金额（万元）
口腔疣状癌临床分型的分子机制研究	唐瞻贵	国家自然科学基金（面上项目）	30872895	33.0
金属粉末共注射成形多孔钛种植体的生物相容性研究	陈良建	863 课题子课题	2007AA03Z114	10.0
口腔疣状癌全基因组表达谱的构建及相关分子标记物的筛选	唐瞻贵	湖南省科技厅（重点）	湘财企指［2008］115 号 08FJ2011	10.0
平阳霉素纳米磁性微粒治疗血管瘤血管畸形的实验研究	苏　彤	湖南省科技厅（一般）	08FJ3132	2.0
大蒜素对粪肠球菌感染细胞细胞周期蛋白基因表达谱的影响	谢晓莉	湖南省科技厅（一般）	08FJ3172	5.0
牙龈成纤维细胞胶原吞噬相关基因的研究	方厂云	湖南省教育厅	湘财教指［2008］69 号	4.0
生物固定型钛种植体的研究	陈良建	湖南省自然基金	2007JJ5109	2.0
可控降解医用镁合金植入材料制备及性能评价	陈良建	中南大学	2008PM13	2.0
C – myc 和 hTERT 与口腔黏膜下纤维性变癌变关系的研究	高义军	湖南省发改委	湘发改高技［2007］896 号	2.5
口腔疣状癌的蛋白质组学研究	唐瞻贵	湖南省发改委	湘发改委 2008	5.0
Dental CT 及三维重建在牙周骨质破坏的诊断应用研究	罗建国	湖南省科技厅（一般）	2008SK3119	2.0
氟金云母——氟磷灰石复合填料对牙科复合树脂性能的影响	冯云枝	湖南省卫生厅	B2008 – 008	0.8
中国人群口腔鳞癌发病治疗和预后的多中心研究	蒯新春	上海市重点课题（横向联系）		10.0
凋亡抑制蛋白 Xiap 在人舌癌细胞中的功能和作用机制研究	张　胜	长沙市科技局	K0802135 – 31	5.0

续表 5 - 9

项目名称	项目成员	项目来源	起准号或编号	资助金额（万元）
《医疗机构公共卫生服务工作手册》制定	黄俊辉	卫生部		15.0
提高临床医学专业学位研究人文医学职业能力的探讨	黄俊辉	中南大学(研)	2340 - 74333000004	0.8
提高口腔医学生人文医学执业能力的探讨	黄俊辉	中南大学（本科教学）	71200100092	0.8

表 5 - 10　2009 年中标科研课题

项目名称	项目成员	项目来源	起准号或编号	资助金额（万元）
薄弱根管重塑后桩核冠修复的生物学研究及临床应用	陈 蕾	湖南省自然科学基金(面上项目)	09JJ3029	2.0
口腔扁平苔藓病变部位 T 淋巴细胞凋亡降解及 N 酰胺对凋亡的影响	尹晓敏	湖南省卫生厅	B2009004	0.8
涂覆 TGF - β_1 微球 - 壳聚糖涂层的 Mg - Zn - HA 复合材料对成骨细胞功能的影响	陈良建	中南大学大学生创新性实验计划项目	YC09136	1.0
可控降解 Mg - Zn - HA 复合材料对骨愈合功能的影响	陈良建	2009 年中南大学研究生教育创新工程	2009ssxt158	0.3
医用镁基植入材料制备与性能研究	陈良建	中南大学粉末冶金国家重点实验室开放课题		3.0
多孔钛植入体制备与性能的研究	陈良建	中南大学粉末冶金国家重点实验室前瞻性基础研究课题		6.0
丹参对口腔黏膜下纤维性变的微血管改变的影响研究	彭解英	湖南省中医药管理局	2009067	1.0
从免疫角度探讨益气养阴活血方对舌鳞癌 SD 大鼠的作用机制	尹 乓	湖南省中医药管理局	2009052	2.0
iNOS 在口腔黏膜纤维化癌变过程中的表达研究	彭解英	湖南省科技厅	2009JT1051	2.0
口腔颌面部鳞癌个体化综合序列治疗多中心前瞻性研究	张志愿 唐瞻贵	科技部十一五攻关	2007BAI18B03	10.0
多基因遗传性肿瘤多阶段发病过程转录因子规律及其分子机制研究	李桂源 唐瞻贵	科技部重大科学研究计划	2006CB910500	10.0
牙科全瓷修复材料摩擦磨损的基础与临床研究	高清平	湖南省科技厅	2009JT3046	2.0
大蒜素对内毒素诱导的体外人牙周膜成纤维细胞凋亡的研究	谢晓莉	湖南省中医药局	2009110	2.0

续表 5 - 10

项目名称	项目成员	项目来源	起准号或编号	资助金额（万元）
RANK/RANKL/OPG 与口腔颌面部骨质疏松的研究	周雄文	发改委		8.0
口腔扁平苔藓病变部位 T 淋巴细胞凋亡障碍及神经酰胺对凋亡的影响	高义军	湖南省发改委		5.0
湖南省唇裂患儿术后继发牙列畸形的调查与对策研究	肖立伟	湖南省卫生厅	B2009018	0.8
湖南省咀嚼槟榔习惯调查	凌天牖	高雄医学大学	港澳台基金课题	3.4

表 5 - 11　2010 年中标科题课题

项目名称	项目成员	项目来源	起准号或编号	资助金额（万元）
口腔黏膜下纤维性变癌变机制中重要靶标蛋白的筛选和功能研究	李　宁	国家自然科学基金青年基金项目	81000445	20
口腔黏膜下纤维性变癌变特异性基因的研究	翦新春	国家自然科学基金科学部主任基金	81041052	10
革兰阳性菌脂磷壁酸对人牙周膜细胞炎症和凋亡的影响	谢晓莉	湖南省科技厅	2010FJ3067	3
CXCL9 在口腔黏膜下纤维性变致病及癌变过程中的动态研究	李　宁	湖南省科技厅	2010TD2023	2
丹参联合小剂量泼尼松龙治疗口腔黏膜下纤维化的蛋白质组学研究	吴颖芳	湖南省科技厅	2010JT4035	2
OSF 癌变侵袭转移与 Wnt 途径异常激活关系的研究	郭　峰	湖南省科技厅	2010FJ3160	2
长株潭城市群口腔医疗与保健资源现状调研和未来配置的前瞻性研究	黄俊辉	湖南省科技厅	2010ZK3134	1
牙科全瓷修复材料摩擦磨损的基础与临床研究	高清平	湖南省科技厅	2010JT5030	2
中国—荷兰麻风病防治合作项目	冯云枝	卫生部	02 - 2010 - 09 - 15 - 01	3
基本科研业务费重点项目	冯云枝	中南大学	2010DXPY012	20
可控降解 Mg - Zn - βTCP 复合材料的制备与性能评价	陈良建	湖南省科技厅	2010FJ3091	2.0
生物化多孔钛种植体对成骨细胞和骨整合的影响	陈良建	中南大学	2010ssxt132	0.3
长株潭城市群口腔医疗与保健资源现状调研和未来配置的前瞻性研究	黄俊辉	长沙市科技局	K1003077 - 41	3.0
城乡居民牙病综合防治模式的推广应用研究	阙国鹰	卫生部科教司	201002017	19.0
佳力克治疗复发性口腔溃疡的临床及基础研究	唐瞻贵	长沙市科技局	K1009014 - 31	2.0

续表 5－11

项目名称	项目成员	项目来源	起准号或编号	资助金额（万元）
咀嚼槟榔对牙、𬌗、颌及颞下颌关节的影响	周雄文	湖南省发改委	2010(3190)	10.0
表层基因化多孔钛种植体对成骨细胞和骨整合的影响	陈良建	中南大学	YC10110	0.8
基于荣誉制度的诚信教育与早期预防学术不端行为的研究	黄俊辉	中南大学研究生教学改革与研究立项项目	2010jp14	0.7
长株潭城市群口腔医疗保健资源现状调查与未来配置的前瞻性研究	黄俊辉	长沙市科技计划项目（软科学研究资金专项）	K1003007－41	3.0
长株潭城市群口腔医疗保健资源现状调查与未来配置的前瞻性研究	黄俊辉	湖南省软科学研究计划项目	2010CK3134	1.0

表 5－12　2011 年中标科研课题

项目名称	项目成员	项目来源	起准号或编号	资助金额（万元）
沉默 FAK 基因对口腔癌相关成纤维细胞分化及其促癌作用的影响	闵安杰	国家自然基金青年项目	81102045	22.0
人乳腺癌 MCF－7 细胞 ADR 化疗差异蛋白筛选	黄俊辉	湖南省自然基金	11JJ3122	3.0
生物基因化多孔钛种植体对成骨细胞和骨整合的影响	陈良建	湖南省自然基金	11JJ3100	3.0
1,25(OH)2D3 雄激素对老年男性骨质疏松的影响	周雄文	湖南省发改委科技基金		20.0
沉默 FAK 基因对口腔癌相关成纤维细胞生物学行为的影响	闵安杰	湖南省科技厅一般项目	2011FJ3148	2.0
COX－2 与 Survivin 在口腔黏膜下纤维性变种的表达及临床研究	刘斌杰	湖南省科技厅一般项目	2011FJ3029	2.0
14－3－3a 在口腔黏膜下纤维性变组织中抗纤维化的机制研究	吴颖芳	湖南省科技厅一般项目	2011FJ3156	2.0
TGF－B1 诱导涎腺涎样囊性癌细胞上皮间质转化的实验研究（与美国合作）	蒋灿华	湖南省科技厅一般项目	2011WK3042	3.0
DKK1 在牙周炎骨缺损修复重的意义	许春姣	湖南省科技厅一般项目	2011SK3254	2.0
上额前突畸形矫治中支抗力系变化的三维有限元研究	卢燕勤	湖南省科技厅一般项目	2011SK3255	4.0
复方当归注射液治疗口腔黏膜下纤维性变的临床应用研究	柳志文	湖南省中医药局科技基金项目	2011109	1.0
人乳腺癌 MCF－7 细胞 ADR 化疗差异蛋白筛选	黄俊辉	湖南省自然科学基金项目	11jj3122	3.0
Foxy－5 信号通路调节乳腺癌细胞 ERα 表达的研究	黄俊辉	长沙市科技计划项目（民生科技支撑资金专项）	K1109036－31	5.0

表 5－13　2012 年中标科研课题

项目名称	项目成员	项目来源	起准号或编号	资助金额（万元）
口腔黏膜下纤维性变免疫相关致病因子的筛选与功能研究	蒋灿华	国家自然基金面上项目	81271154	70.0
口腔疾病诊疗技术，数字化治疗装备及配套修复材料研究——氧化锆基陶瓷修复材料研发	唐瞻贵	国家科技支撑计划课题—子项目	2012BAI07B00	18.5
抗 DKK－1 对牙周韧带细胞分化能力的影响	许春姣	教育部科研项目留归	教外司留[2012]940 号	3.0
相同临床分期不同预后舌鳞癌相关基因的筛选及表达的初步研究	吴汉江	湖南省自然基金	12JJ5067	2.0
上颌前牵引对唇腭裂颅面复合体骨缝应力的生物力学研究	雷勇华	湖南省科技厅一般项目	2012SK3230	2.0
自噬与涎腺腺样囊性癌生物学行为关系的研究	蒋灿华	湖南省科技厅一般项目	2012FJ6015	3.0
反复熔铸对牙科钴铬烤瓷合金性能影响的研究	陈　蕾	湖南省科技厅一般项目	2012FJ3124	2.0
双侧唇腭裂术前矫治研究	欧新荣	湖南省民政厅科研项目		10.0
生物力学在肌肉三维组态形成中的作用机制	吴晓珊	中南大学青年教师助推项目	2012QNZT115	10.0
氟金云母—氟磷灰石增强牙科树脂复合材料的研究	冯云枝	湖南省发改委		5.0
siRNA 对口腔黏膜下纤维化 TIMP－1 抑制作用的研究	李文辉	湖南省卫生厅		0.8

表 5－14　2013 年中标科研课题

项目名称	项目成员	项目来源	起准号或编号	资助金额（万元）
韶山地区口腔疾病早期诊疗技术的推广与应用	唐瞻贵	科技部科技惠民计划项目	S2013GMD200009	200
miRNA 在口腔疣状癌表达及功能研究	唐瞻贵	教育部高等学校博士点基金项目（博导类）	20130162110064	12
异体牙周膜干细胞与 NK 细胞相互作用及机制研究	刘欧胜	国家自然科学基金青年基金项目	81300841	23
口腔疣状癌 miRNA 表达研究	王月红	湖南省自然科学基金青年基金项目	S2013J504B	4
异体牙周膜干细胞移植与机体体液免疫应答研究	刘欧胜	湖南省科技厅科技计划一般项目	2013SK5075	3
大蒜素对粪肠球菌生物膜形成相关毒力因子表达作用的研究	谢晓莉	湖南省科技厅科技计划项目	2013SK3071	7
"疏肝消瘤散"预防乳腺癌术后复发转移的机制研究	黄俊辉	湖南省中医药管理局	2013115	1.0

5.3　论文统计*

论文统计一(1997—2013)

1997 年

序号	论文名称	发表期刊、时间	作者
1	Surgical Excision of Lymphangiama to the Macroglossia: A Case Report	J Oral Maxillofac Surg, 1997, 55: 306 – 309	翦新春
2	Giant Hemangioma of the Sternocleidomastoid Muscle: Report of a Case	J Oral Maxillofac Surg, 1997, 55: 190 – 193	湛凤凰
3	A Modified Design of Naked Pedicle Forehead Flaps for Reconstruction of Facial Hole Defects	Worldplast, 1997, 2(3): 16 – 22	邓芳成
4	口腔鳞癌基底膜表达与颈淋巴结癌转移的关系	湖南医科大学学报, 1997, 22(1): 41 – 44	顾　湘
5	槟榔提取物对人口腔纤维母细胞的毒性及DNA 损伤的研究	湖南医科大学学报, 1997, 22(2): 105 – 108	方厂云
6	口腔颌面部厌氧菌感染的研究	湖南医科大学学报, 1997, 22(3): 229 – 232	邓芳成
7	大蒜对口腔癌前病变的预防作用及其对NK、T 淋巴细胞功能和IL－2 影响的实验研究	湖南医科大学学报, 1997, 22(3)246 – 248	唐瞻贵
8	冷冻对大鼠血清丙二醛含量的影响	湖南医科大学学报, 1997, 22(5): 428 – 430	谢晓莉
9	下牙槽神经阻滞麻醉的有关骨学测量研究	中国临床解剖杂志, 1997, 15(3): 177 – 179	涂　玲
10	加强口腔治疗护理预防交叉感染	中华医院感染, 97, (7)增刊: 80	胡兰英
11	猪颌骨手术固定钳的改进	湖南医科大学学报, 1997, 22(6): 555	米大丽
12	改革口病的实际教学、提高学生动手能力和理解认识	中国现代医学杂志, 1997, 7(3): 77 – 78	王树芝
13	口腔内科学实验课教学浅谈	中国现代医学杂志, 1997, 7(10): 78 – 79	谢晓莉
14	提高口腔正畸学教学效果的体会	高等医学教育与管理, 1997, 37(2)	雷勇华
15	PBL 在口腔颌面外科学实习课教学中的应用	高等医学教育与管理, 1997, 38(3): 34 – 40	唐瞻贵
16	医疗专业口腔科学临床见习带教方法探讨	高等医学教育与管理, 1997, 37(2): 43 – 47	刘　虹
17	教会学生如何接触病人	高等医学教育与管理, 1997, 37(2): 38 – 16	刘　虹
18	口腔内科学实验室教学改革初步实践	高等医学教育与管理, 1997, 37(2): 26 – 27	米大丽
19	口腔预防教学的体会	高等医学教育与管理, 1997, 36(1): 47	阙国鹰
20	口腔科学教学浅谈	高等医学教育与管理, 1997, 36(1): 55 – 56	唐瞻贵

---

* 论文统计一为湘雅附一院, 论文统计二为湘雅附二院, 论文统计三为湘雅附三院。

1998 年

序号	论文名称	发表期刊、时间	作者
1	原位杂交技术定量检测腮腺沃辛瘤内 EB 病毒 DNA	中华口腔医学杂志,1998,33(2):72	湛凤凰
2	P53 蛋白在大涎腺良性淋巴上皮病变中的检测	中华口腔医学杂志,1998,33(1):35	湛凤凰
3	平面导板矫治深覆𬌗的临床研究	湖南医科大学学报,1998,23(5):465-466	雷勇华
4	正畸治疗对唇腭裂术后患者上颌牙弓形态的影响	湖南医科大学学报,1998,23(6):581-582	雷勇华
5	大蒜液治疗口腔癌前病变的机理探讨	中国中西医结合杂志,1998,18:340-342	唐瞻贵
6	Different patterns of displacement of condylar fractures: analysis of 56 cases	Chinese Medical Journal 1998;111(11):1031-1034	翦新春
7	青少年牙周炎患牙牙小皮的超微结构观察	中华口腔医学杂志,1998,33(4):212	王承兴
8	口腔微生态系视野中的牙周病病因研究及防治	医学与哲学,1998,增刊:65-67	王承兴
9	冷冻对大鼠脂质过氧化反应影响的研究	口腔医学,1998,18(1):7-8	唐瞻贵
10	牙小皮研究的进展	口腔医学纵横,1998,14 增刊:20-22	王承兴
11	口腔黏膜下纤维性变中胶原纤维的超微结构研究	临床口腔医学杂志,1998,14(3):172-174	胥 红
12	A surgical Approach to Extensine Tumors in the peterygopalatine fossa extending in to the maxillary sinus	J Oral Maxillofac Surg, 1998, 56:578-584	翦新春
13	浅谈口腔修复的实验课教学	高等医学教育与管理, 1997, 39(1):46-47	徐红卫
14	口腔颌面外科教学资料收集与整理	高等医学教育与管理,1998, 39(1):40-45	吴林艳

1999 年

序号	论文名称	发表期刊、时间	作者
1	糖尿病患者牙周炎牙小皮形态特征的初步观察	华西口腔医学杂志, 1999,17(1):56-57	翦新春
2	口腔黏膜下纤维性变中毛细血管损伤的超微结构研究	中华口腔医学杂志,1999,34(2):111	刘蜀蕃
3	雷公藤多甙为主治疗口腔黏膜下纤维性变的临床观察	北京口腔医学,1999,7(4):167-169	刘蜀蕃
4	口腔黏膜下纤维性变上皮内微量元素变化及其意义	湖南医科大学学报, 1999,24(6):504-506	谢晓莉
5	内皮素-1(ET-1)在口腔黏膜下纤维性变中的表达水平	临床口腔医学杂志,1999,15(1):41-44	许春姣
6	口腔黏膜下纤维性变组织中 V 形胶原和纤维结蛋白的免疫组化及定量分析	中华口腔医学杂志, 1999,34(5):283	胥 红
7	幻觉性晕厥 1 例	口腔颌面外科杂志,1999,9(3):265	唐瞻贵
8	改良面神经总干及分支联合径路腮腺切除术	中国现代医杂志, 1999,9(12):73-75	唐瞻贵

2000 年

序号	论文名称	发表期刊、时间	作者
1	微量元素在 4 - 硝基喹啉氧化物诱发口腔腭黏膜癌变中的变化及意义	湖南医科大学学报,2000,25(4)：323 - 326	唐瞻贵
2	大蒜预防口腔癌变过程中上皮细胞内微量元素的分析	湖南医科大学学报,2000,25(1)：27 - 29	唐瞻贵
3	大蒜治疗口腔癌前病变的电子探针显微分析	湖南医科大学学报,2000,25(3)：231 - 232	唐瞻贵
4	肿瘤坏死因子、干扰素协同化疗药物抑制舌癌细胞生长的研究	湖南医科大学学报,2000,25(4)：421 - 422	欧新荣
5	颌骨缺损骨移植区缺失牙的固定修复	中国现代医学杂志,2000,10(4)：47	刘迎春
6	冠桥包埋操作中的技术要领	实用口腔医学杂志, 2000,16 增刊：9 - 10	向　阳
7	下颌髁状突骨折移位的分析——附 56 例病例分析	口腔颌面外科杂志, 2000,10(3)：198 - 201	翦新春
8	口腔黏膜下纤维性变癌变(附 3 例报告)	华西口腔医学杂志,2000,18(2)：130 - 131	翦新春
9	A surgical approach to extensive tumors in the pterygopalatine fossa extending into the maxillary sinus	Plastic and Reconstructive Surger, 2000, 106 (1)：241	翦新春
10	Neurocristopathy that manifests right facial cleft and right maxillary duplication	Plastic and Reconstructive Surger, 2000, 105 (5)：1911	翦新春
11	口腔黏膜下纤维性变微血管形态定量分析	湖南医科大学学报, 2000,25(1)：55 - 58	方厂云
12	青少年牙周炎患齿牙小皮形态及组织化学特征初步研究	湖南医科大学学报, 2000, 25(5)：505 - 506	王承兴
13	口腔黏膜下纤维性病变伴发扁平苔藓样病变	湖南医科大学学报, 2000, 25(2)：200	阙国鹰
14	透明质酸钠和醋酸强的松龙对兔颞下颌关节影响的扫描电镜研究	华西口腔医学杂志,2000,18(1)：16 - 19	苏　彤
15	窝沟封闭预防沟裂龋的临床疗效观察	湖南医科大学学报, 2000, 25(6)：604	罗春芳
16	大蒜素治疗根尖周炎的临床疗效观察	中国现代医学杂志, 2000, 10(7)：54 - 56	谢晓莉
17	口腔黏膜下纤维性变组织中内皮素 - 1 的免疫组织化学和定量研究	华西口腔医学杂志, 2000, 18(6)：394 - 396	许春姣
18	口腔黏膜下纤维性变组织中内皮素 - 1 的免疫电镜研究	中华口腔医学杂志, 2000, 35(3)：215 - 217	许春姣
19	洁牙后牙龈大出血 1 例	口腔医学纵横杂志, 2000, 5 增刊;198	许春姣
20	右颞下窝滑膜软骨瘤病 1 例临床病理分析	口腔医学纵横杂志, 2000, 16(1)：46	王树芝
21	强化口腔内科实习中临床思维方法训练的研究	湖南医科大学学报(社科版), 2000, 2 增刊：80 - 82	许春姣
22	口腔健康教育的体会	中国现代医学杂志, 2000, 10(11)：112	米大丽
23	口腔内科学实验教学改革 - PBL 法在口内实验教学的应用	中国现代医学杂志, 2000, 10(9)：76 - 78	刘　虹
24	几种教学方法在口腔科学教学中的应用	湖南医科大学学报(社科版), 2000, 2 增刊：58 - 59	唐瞻贵

续上表

序号	论文名称	发表期刊、时间	作者
25	口腔颌面外科麻醉教学改革尝试	湖南医科大学学报(社科版),2000,2 增刊:29 – 30	欧新荣
26	增强审美意识促进口腔临床工作	湖南医科大学学报(社科版),2000,1:90 – 96	刘 虹
27	口腔组织病理实验教学体会	中国现代医学杂志,2000,10(6):83	王树芝
28	实施继续医学教育项目中教学方法的探讨	西北医学教育,2000,8(4):235 – 236	吴林艳
29	医事纠纷成因与强化法制教育	中国现代医学杂志,2000,10(6):104 – 107	黄俊辉等

2001 年

序号	论文名称	发表期刊、时间	作者
1	利维爱治疗灼口综合征临床疗效观察	湖南医科大学学报,2001,26(2):157 – 158	彭解英
2	大鼠磨牙三维有限元模型的建立	湖南医科大学学报,2001,26(10):4 – 6	卢燕勤
3	正畸大鼠磨牙牙周膜内破骨细胞的出现与应力的关系	口腔医学纵横杂志,2001,17(2):116 – 118	卢燕勤
4	腮腺手术与面神经主要分支损伤	临床口腔医学杂志,2001,17(3):189 – 190	欧新荣
5	r – 干扰素对 OSF 成纤维细胞的生物学效应	临床口腔医学杂志,2001,17(4):288 – 290	彭解英
6	不良修复体所致口腔黏膜疾患的临床观察	湖南医科大学学报,2001,26(1):93 – 94	罗春芳
7	自攻自断螺纹钉在大面积缺损牙保存性修复中的应用	湖南医科大学学报,2001,26(5):473 – 474	罗春芳
8	特长左侧上颌第二前磨牙 1 例	牙体牙髓牙周病学杂志,2001,11(4):230	刘 虹
9	石蜡包埋口腔黏膜活检组织制片技术的改良法及应用	中国现代医学杂志,2001,11(2):85	王树芝
10	左上颌骨巨细胞瘤 1 例病理分析	口腔医学纵横杂志,2001,17(3):222	王树芝
11	龈乳头炎引起的面部放射性剧痛	牙体牙髓牙周病学杂志,2001,11(3):165	许春娇
12	坏死性龈炎性泡疹性龈口炎 1 例	口腔医学纵横杂志,2001,17(1):47	刘 虹
13	头面部、肩周疼痛为伴发症状的牙折 1 例报道	口腔医学纵横杂志,2001,17(3):217	许春娇
14	根面龋临床观察与分析(附 197 例)	中国现代医学杂志,2001,11(1):37 – 38	刘 虹
15	隐弥龋引起的急性龈乳头炎诊治分析	中国医师杂志,2001,(增刊):200	许春娇
16	不同类型咽后壁瓣的血供与神经支配	中华口腔医学杂志,2001,36(3):240	蒋灿华
17	腮腺良性肿瘤手术与面神经主要分支损伤	湖南医科大学学报,2001,26(4):189 – 190	欧新荣
18	婴幼儿腮腺区血管瘤的手术治疗	红兵中国现代医学杂志,2001,11(8):60,62	陈新群
19	肿瘤坏死因子对舌癌细胞体外放疗的影响	中国当代医生杂志,2001,4(8):576 – 578	欧新荣

续上表

序号	论文名称	发表期刊、时间	作者
20	正畸治疗与颞下颌关节杂音关系的临床研究	湖南医科大学学报,2001,26(6):561-562	雷勇华
21	如何有效控制口腔科医院感染	中华医院管理杂志,2001,17(2)103-104	方厂云
22	鼻咽癌中 EB 病毒 LMP1 激活 TRAFs 的初步研究	中国病毒学,2001,16(1):6-10	王承兴
23	EB 病毒潜伏膜蛋白 1 在鼻咽癌中结合磷酸化的 TRAFs	中国生物化学与分子生物学报,2001,17:110-114	王承兴
24	EB 病毒 LMP1 在鼻咽癌细胞系中上调 EGFR 表达	中国肿瘤杂志,2001,23(4):269-272	王承兴
25	EB 病毒 LMP1 及其 CTAR1、CTAR2 导入人 HNE2 鼻咽癌细胞的研究	病毒学报,2001,17(4):295-300	王承兴
26	EB 病毒潜伏膜蛋白通过结合 TRAFs 调控NF-kB	生物化学与生物物理进展,2001,28(2):240-244	王承兴
27	口腔黏膜下纤维性变患者牙龈组织病理改变的初步观察	口腔医学纵横杂志,2001,17(3):231	翦新春
28	游离下腹直肌肌皮瓣全舌再造术	临床口腔医学杂志,2001,17(2):99-101	翦新春
29	双侧唇裂术后鼻唇畸形的修复	口腔颌面外科杂志,2001,11(4):360-363	翦新春
30	颌面部深部海绵状血管瘤的冷冻治疗研究	湖南医科大学学报,2001,26(3):279-280	粟红兵
31	超声波洁治术的临床实习教学改革	中国现代医学杂志,2001,11(4):108-109	许春娇
32	口腔颌面外科见习三种教学法的前瞻性对比研究	西北医学教育,2001,9(1):24-25	欧新荣
33	论医学技术评估在医疗费用中的调节作用	中国现代医学杂志,2001,11(3):100-103	黄俊辉

2002 年

序号	论文名称	发表期刊、时间	作者
1	舌癌术前单一平阳霉素化疗的临床疗效观察	临床口腔医学杂志 2002 年 4 月 18 卷 2 期	陈新群
2	羟基磷灰石涂层种植修复体上颌单个前牙缺失的临床应用研究	中国现代医学杂志 2002 年 7 月 12 卷 14 期	陈新群
3	髂骨移植术供区疼痛的临床研究	口腔医学研究 2002 年 8 月 18 卷 14 期	陈新群
4	正畸力作用下大鼠牙周组织中表皮生长因子的表达	中华口腔医学杂志 2002 年 7 月 37 卷 4 期	高清平
5	TGFβ₁ 及其受体 TGFβRI 在唾液腺腺样囊腺癌组织中的表达	湖南医科大学学报 2002 年 27 卷 3 期	郭 峰
6	舌前滑行组织瓣修复半侧舌中份缺损	上海口腔医学 2002 年 3 月 11 卷 1 期	翦新春
7	淋巴管瘤或淋巴血管瘤性巨舌症的外科手术治疗	临床口腔医学杂志 2002 年 10 月 18 卷 5 期	翦新春
8	副根管对根管长度电测法准确性影响的临床研究	临床口腔医学杂志 10 月 18 卷 5 期	刘 虹

续上表

序号	论文名称	发表期刊、时间	作者
9	唇裂与腭裂修复多媒体教学系统	中国现代医学杂志 2002 年 5 月 12 卷 9 期	欧新荣
10	43 例口腔癌平阳霉素术前化疗效果相关因素分析	湖南医科大学学报 2002 年 27 卷 4 期	欧新荣
11	丹参对口膜黏膜下纤维化患者颊黏膜成纤维细胞增殖及胶原合成的影响	临床口腔医学杂志 2002 年 4 月 18 卷 2 期	阙国鹰
12	口腔疣状癌的临床研究	口腔颌面外科杂志 2002 年 12 卷 1 期	唐瞻贵
13	恶性高热的对比研究	口腔医学纵横杂志 2002 年 4 月 18 卷 2 期	唐瞻贵
14	口腔颌面癌瘤的颈淋巴结转移及颈淋巴清扫术的临床研究	临床口腔医学杂志 2002 年 8 月 18 卷 4 期	唐瞻贵
15	大蒜素治疗难治性根尖周炎的临床研究	中国现代医学杂志 2002 年 1 月 12 卷 1 期	谢晓莉
16	两种教学法"口腔检查与病历书写"临床见习中的实验性研究	中国现代医学杂志 2002 年 9 月 12 卷 17 期	许春姣
17	口腔黏膜上皮癌变过程中内皮素－1 表达的定量研究	临床口腔医学杂志 2002 年 10 月 18 卷 5 期	许春姣
18	口腔黏膜下纤维化、白斑及鳞癌上皮细胞内皮素－1 表达的定量分析	实用口腔医学杂志 2002 年 18 卷 6 期	许春姣
19	医疗系《医学美学》课程效果评估	中国现代医学杂志 2002 年 11 月 12 卷 4 期	吴林艳
20	烧成温度对超细 $Ca_3(PO_4)_2$ 表征的影响	湖南医科大学学报 2002 年 27 卷 1 期	方厂云
21	由实验课完成口腔颌面外科麻醉教学的可行性研究	中国现代医学杂志 2002 年 11 月 12 卷 22 期	郭　峰
22	浅谈病案科主管的素质及管理技能	中国现代医学杂志 2002 年 9 月 12 卷 18 期	李奉华
23	下颌骨异位涎腺乳头状囊腺癌 1 例	临床口腔医学杂志 2002 年 4 月 18 卷 2 期	郭　峰
24	下颌骨多发巨细胞修复性肉芽肿 1 例报告	口腔医学纵横杂志 2002 年 2 月 18 卷 1 期	陈新群
25	14 号面裂 1 例	中华整形外科杂志 2002 年 5 月 18 卷 3 期	翦新春
26	Attenborough 与改良 Barbosa 手术进路对翼腭窝肿瘤暴露与术后功能影响的研究	口腔医学研究 2002 年 10 月 18 卷 5 期	翦新春
27	血小板衍生生长因子—BB 在口腔黏膜下纤维化中的表达和分布	中国病理生理杂志 2002 年 18 卷 11 期	韩为农
28	血小板衍生生长因子 BB 及其受体在口腔黏膜下纤维化的超微结构定位	华西口腔医学杂志 2002 年 8 月 20 卷 4 期	韩为农
29	口腔颌面外科"小桥梁"见习改革研究	中国现代医学杂志 2002 年 10 月 12 卷 20 期	唐瞻贵
30	口腔黏膜活检鉴别诊断口腔疱性疾病	口腔医学纵横杂志 2002 年 5 月增刊	王树芝
31	口腔良性淋巴上皮病变浸润细胞的临床病理分析	口腔医学纵横杂志 2002 年 5 月增刊	王树芝
32	左颌骨巨大囊肿 1 例	口腔医学纵横杂志 2002 年 5 月增刊	王树芝

续上表

序号	论文名称	发表期刊、时间	作者
33	对口腔医学教育改革的几点看法	中国医师杂志 2002 年 6 月 4 卷 6 期	涂　晓
34	口腔内科教学增设桥梁见习短课程的探索	湖南医科大学学报（社科版）2002 年 12 月 4 卷 4 期	刘　虹
35	"学生主体引导"教学法在口腔科学临床见习中的实验性研究	卫生职业教育 2002 年 20 卷 5 期	许春姣
36	切除上颌及颅中窝底肿瘤的一个新手术进路（5 例报告）	口腔颌面外科杂志 2002 年 12 卷 4 期	翦新春
37	副腮腺肿瘤 5 例报道	口腔颌面外科杂志 2002 年 12 卷 2 期	蒋灿华
38	儿童口腔颌面部肿瘤临床研究	口腔颌面外科杂志 2002 年 12 卷 4 期	蒋灿华
39	根管中真菌感染的检测	华西口腔医学杂志 2002 年 20 卷 6 期：432－433	刘　虹
40	控制恶性肿瘤死亡率的方法探讨	中国现代医学杂志 2002 年 12 卷 21 期：102－103	黄俊辉

2003 年

序号	论文名称	发表期刊、时间	作者
1	A new surgical approach to extensive tumors in the pterygomaxillary fossa and the skull base	Oral Surgery Oral Medicine Oral Pathology, Vol95,No2	翦新春
2	双侧唇裂或唇腭裂患者唇裂术后鼻唇畸形的 Ⅱ 期整复治疗	口腔医学研究,2003 年 4 月 19 第 2 期	翦新春
3	口干综合征（Sjogren's Syndrome）口干的治疗	临床口腔医学杂志,2003 年 6 月 19 卷 6 期	翦新春
4	双侧推进肌瓣红唇肌瓣修复双侧唇裂术后口哨畸形	中华医学美学美容杂志,2003 年 10 月 9 卷 5 期	翦新春
5	头颈癌瘤颈淋巴结清除术的哲学思考	医学与哲学,2003 年 2 月 24 卷 2 期	
6	口腔疣状癌的误诊研究	临床口腔医学杂志 2003 年 8 月 19 卷 8 期	唐瞻贵
7	舌根、咽旁肿瘤外科手术径路比较研究	中国耳鼻咽喉颅底外科杂志,2003 年 6 月 9 卷 3 期	唐瞻贵
8	E-cadherin 基因蛋白在口腔疣状癌中的表达	湖南医科大学学报,2003 年 28 卷 3 期	唐瞻贵
9	口腔疣状癌 VEGF 基因蛋白免疫电镜	临床口腔医学杂志,2003 年 7 月 19 卷 7 期	唐瞻贵
10	EB virus encoded latent membrane protein 1 induces TRAF1 expression to promote anti-apoptosis activity via NF-Kb signaling pathway in nasophayngeal carcinoma	Chinese Medical Journal, 2003,116(7)	王承兴
11	奥硝唑治疗口腔颌面部厌养菌感染的对比观察	临床口腔医学杂志,2003 年 7 月 19 卷 7 期	陈新群
12	根管长度测量仪加试尖对根管充填质量的影响研究	中国现代医学杂志,2003 年 6 月 13 卷 12 期	刘　虹

续上表

序号	论文名称	发表期刊、时间	作者
13	血管内皮细胞与组织纤维化	国外医学口腔医学分册，2003 年 3 月 30 卷 2 期	尹晓敏
14	咀嚼槟榔习惯与牙体磨损关系的临床研究	湖南医科大学学报，2003 年 28 卷 2 期	尹晓敏
15	掌跖角化——牙周破坏综合征 1 例	牙体牙髓牙周病学杂志，2003 年 13 卷 1 期	尹晓敏
16	复发性阿弗它溃疡致病因素及机制的研究进展	中国现代医学杂志，2003 年 4 月 13 卷 7 期	李奉华
17	咽后壁瓣术后形态变化的临床研究	口腔颌面外科杂志，2003 年 13 卷 2 期	尹 乒
18	咽后壁瓣术后血管重建的实验研究	中华整形外科杂志，2003 年 19 卷 2 期	黄立勋
19	犬咽后壁瓣术后并发症及瓣外观变化的初步研究	临床口腔医学杂志，2003 年 3 月 19 卷 3 期	黄立勋
20	腮腺复发性多形性腺瘤的临床分析——附 22 例报告	口腔医学研究，2003 年 2 月 19 卷 1 期	黄立勋
21	咽后壁瓣术后蒂端局部组织血管重建的实验研究	口腔颌面外科杂志，2003 年 13 卷 2 期	黄立勋
22	TNF－a 和 IFN－r 对 OSF 成纤维细胞的增殖影响	实用口腔医学杂志，2003 年 11 月 19 卷期	吴颖芳
23	改良的离体牙桩冠实验模型的制作	口腔医学研究，2003 年 19 卷 4 期	王树芝
24	"口腔正畸学"教学改革体会	中华医学教育与实践杂志，2003 年 6 月 1 卷 3 期	王树芝
25	湖南地区正常恒𬌗及牙弓的测量研究	中国现代医学杂志，2003 年 13 卷 24 期	涂 玲
26	湖南地区正常恒𬌗上下颌之间牙量关系的分析及临床应用	中国现代医学杂志，2003 年 13 卷 12 期	涂 玲
27	带蒂皮瓣修复口底缺损失败原因分析	中国医师杂志，2003 年 5 卷 10 期	刘志敏
28	双侧唇裂/唇腭裂术后继发畸形的临床分类研究	口腔医学研究，2003 年 19 卷 5 期	蒉新春
29	前牙髓腔完全钙化的临床研究	临床口腔医学杂志，2003 年 19 卷 12 期	谢晓莉
30	口腔疣状癌超微结构特征研究	临床口腔医学杂志，2003 年 19 卷 11 期	李晋云
31	如何提高口腔医学生临床实习期的教育质量	中国现代医学杂志，2003 年 13 卷 23 期	谢晓莉
32	口腔颌面医学影像诊断学多媒体课件的制作及应用初探	中国现代医学杂志，2003 年 13 卷 23 期	吴林艳
33	口腔疣状癌 E-cadherin 基因蛋白免疫电镜研究	口腔颌面外科杂志，2003 年 13 卷 4 期	唐瞻贵
34	七年制临床教学的实践与探索	中华医学教育与实践杂志，2003 年 6 月 1 卷 3 期	涂 玲
35	七年制临床教学"创新思维"引导	中国现代医学杂志，2003 年 13 卷 18 期	涂 玲
36	浅析加强卫生人员素质教育的紧迫性	胡冬煦主编《加强党的建设　促进跨越发展》	涂 玲
37	上颌窦髓外浆细胞瘤 1 例	口腔颌面外科杂志，2003 年 13 卷 4 期	尹林玲

续上表

序号	论文名称	发表期刊、时间	作者
38	颏部增生性毛鞘瘤 1 例	中华口腔医学杂志,2003 年 38 卷 6 期	张春香
39	EB 病毒 LMP1CTAR1、CTAR2 的表达促使人鼻咽癌细胞 HNE2 增殖	病毒学报,2003 年 19 卷 3 期	王承兴
40	口腔黏膜下纤维性变 S100 蛋白表达	湖南医科大学学报,2003 年 28 卷 4 期:388 - 390	谢晓莉
41	乳腺癌诊断治疗新进展	中国医师,2003 年 5 卷 12 期:1722 - 1723.	黄俊辉

2004 年

序号	论文名称	发表期刊、时间	作者
1	游离骨移植重建下颌骨的面部美容改进措施	中华医学美学美容杂志,2004,Vol. 10,No. 2	蔺新春
2	23 例更年期女性非典型性牙痛的诊治体会	中国现代医学杂志,2004,Vol. 14 No. 2	彭解英
3	颌面部组织胞浆菌病 1 例报告	临床口腔医学杂志,2004,Vol. 20 No. 3	彭解英
4	BD - 018 型可吸收缝线在口腔颌面部手术中的应用	上海口腔医学,2004,Vol. 13 No. 2	唐瞻贵
5	MDM2 在口腔疣状癌中的表达及意义	实用口腔医学杂志,2004,May,20(3)	唐瞻贵
6	佳力克(大蒜素)治疗口腔溃疡的临床研究	临床口腔医学杂志,2004,Vol. 20 No. 2	谢晓莉
7	大蒜素和甲醛甲酚在治疗慢性根尖周炎中的疗效比较	中南大学学报(医学版),2004,29(2)	谢晓莉
8	根尖周炎治疗前后根管渗出液中 IL - 1B 变化及意义	临床口腔医学杂志,2004,Vol. 20 No. 6	谢晓莉
9	大蒜素对感染根管杀菌作用研究	临床口腔医学杂志,2004,Vol. 20 No. 3	谢晓莉
10	大蒜素治疗牙髓钙化伴慢性根尖周炎临床分析	中国医师杂志,2004,Vol. 6 No. 3	谢晓莉
11	bFGF 在牙周病变组织中表达的定量研究	临床口腔医学杂志,2004,Vol. 20 No. 5	许春姣
12	血小板衍生生长因子 BB 受体在口腔黏膜下纤维化组织中的表达和分布	临床口腔医学杂志,2004,Vol. 20 No. 1	吴颖芳
13	"双语教学"效果评价及探索	中国现代医学杂志,2004,Vol. 14 No. 6	米大丽
14	医学生在课堂教学质量评议时的心理浅析	中国现代医学杂志,2004,Vol. 14 No. 5	吴林艳
15	口腔黏膜基底细胞癌伴多发性颈淋巴结转移(附 1 例报告)	临床口腔医学杂志,2004,Vol. 20 No. 1	张　雷
16	大蒜治疗复发性口腔溃疡的临床疗效	中南大学学报(医学版),2004,29(3)	谢晓莉
17	Sjogren 综合征临床症状出现频率及诊断价值的研究	临床口腔医学杂志,2004,Vol. 20,No. 7	蔺新春
18	复发性口疮患者抑郁和焦虑症状研究	中国医学工程,2004,Vol. 12 No. 3	李奉华
19	108 例复发性阿弗它溃疡患者不良嗜好与口腔局部健康状况分析	中国医学工程,2004,Vol. 12 No. 4	李奉华

续上表

序号	论文名称	发表期刊、时间	作者
20	黄氏对兔骨髓基质细胞增殖和向成骨细胞分化的影响	中南大学学报(医学版),2004,29(4)	许春姣
21	浅谈《口腔颌面外科学》实施精品课程建设及教学改革的体会	中华医学教育与实践杂志,2004年10月2卷5期	王树芝
22	多媒体辅助教学在双语教学中的地位探讨	中华医学教育与实践杂志,2004年10月2卷5期	米大丽
23	牙体牙髓病学教学改革初步尝试	中华医学教育与实践杂志,2004年10月2卷5期	方厂云
24	PBL应用于牙体牙髓病学教学过程的体会	西北医学教学,2004,12卷第5期	方厂云
25	复发性口疮患者社会生活事件研究	中国现代医学杂志,2004,14(17):142-143	李奉华
26	不同术式的双侧牙槽脊裂植骨术对唇颊龈沟深度的影响	中华整形外科杂志,2004,20(4):282-284	翦新春
27	颞下窝手术与局部解剖相互关系的研究	口腔颌面外科杂志,2004,14(3):223-226	胡延佳
28	翼腭窝肿瘤手术方法的改良	口腔颌面外科杂志,2004,14(3):230-232	翦新春
29	槟榔碱诱导体外培养的内皮细胞凋亡研究	临床口腔医学杂志,2004,20(7):396-398	尹晓敏
30	方丝弓托槽实验模型的研究及应用	口腔医学研究,2004,20(1):52	王树芝
31	绝经期舌痛症患者雌激素水平与心身症状的研究	中国临床心理学杂志,2004,12(4)	彭解英
32	Hass上颌快速扩弓矫治器的临床应用及改良设计	中国现代医学杂志,2004,14(8):101-102	卢燕勤
33	以问题为中心的教学方法在口腔正畸进修生教学中的应用体会	实用预防医学,2004,11(5):1050-1051	卢燕勤
34	胶原海绵与骨髓基质成骨细胞体外联合培养的实验研究	口腔医学研究,2004,20(5)	成洪泉
35	MDM2及p53在口腔疣状癌中的表达研究	口腔颌面外科杂志,2004,14(4)304-306	唐瞻贵
36	先天性无牙畸形1例	临床口腔医学杂志,2004,20(10)635	刘迎春
37	口腔正畸患者遵医行为心理分析	医学临床研究,2004,21(12):1370-1372	吴林艳
38	Surgical management of primary and secondary tumors in the pterygopalatine fossa	Otolaryngogy-Head and Neck Surgery,2004,12	翦新春
39	大蒜素对根尖周炎根管内毒素影响的定量研究	牙体牙髓牙周病学杂志,2004,14(12)	谢晓莉
40	牙痛临床误诊研究	口腔医学研究,2004年5月第20卷	谢晓莉
41	以问题为基础教学法在口腔内科学X线片读片课中的应用	中国医师杂志,2004,6(8)	谢晓莉
42	一氟磷酸谷酰胺及Ad3对去势大鼠股骨、颌骨力学性质的影响	临床口腔医学杂志,2004,20(11)	周雄文

续上表

序号	论文名称	发表期刊、时间	作者
43	咽后瓣术后组织超微结构变化实验研究	临床口腔医学杂志,2004,20(8)	雷荣昌
44	舌根部血管瘤手术进路分析	口腔医学研究,2004,20(1):82 - 83	粟红兵
45	丝氨酸蛋白酶抑制剂和血管内皮生长因子基因在口腔鳞癌中的表达	中华口腔医学杂志,2004,39(5)	张　雷 唐瞻贵
46	原发性乳腺癌组织中 c - erbB - 2 和 nm23 的表达	中国普通外科杂志,2004,13(11):861 - 863	黄俊辉
47	住院医师培养环节质量控制与临床医学专业学位的联系	中国现代医学杂志,2004,14(5):154 - 155	黄俊辉

2005 年

序号	论文名称	发表期刊、时间	作者
1	Surgical management of lymphangiomatous or lymphangiohemangiomatous macroglossia	J Oral Maxillofac Surg, 2005	翦新春
2	复发性口疮患者 A 型行为分析	中国现代医学杂志,2005,15(1)	李奉华
3	慢性根尖周炎大蒜素治疗的对比研究	现代口腔医学杂志,2005,19(1):36 - 37	谢晓莉
4	干细胞技术应用于口腔医学的希望与困惑	医学与哲学,2005,26(2)	方厂云
5	基质金属蛋白酶 MMP - 9 在口腔疣状癌中的表达及意义	现代肿瘤医学,2005,13(1):30 - 32	唐瞻贵
6	复发性口疮患者社会支持状况研究	中国现代医学杂志,2005,15(4):621 - 622	李奉华
7	首发于口腔颌面部的变应性血管炎 1 例	临床口腔医学杂志,2005,21(4)	王　静 彭解英
8	犬咽后壁瓣微血管构筑的组织学研究	口腔颌面外科杂志,2005 年 15 卷 1 期	黄立勋
9	颌骨孤立性浆细胞瘤	口腔医学研究,2005 年 21 卷 2 期	陈新群
10	牙髓病治疗过程的历史回顾与哲学思考	医学与哲学,2005 年 26 卷 5 期	谢晓莉
11	黄芪—聚乳酸/壳聚糖复合材料的体外细胞相容性实验研究	口腔医学研究,2005,Vol.21. No.2	许春姣
12	丹参对槟榔碱诱导血管内皮细胞凋亡和 Caspase - 3 活性的影响	中国现代医学杂志,2005,Vol.15 No.9	尹晓敏
13	复发性阿弗它溃疡致病相关因素的 Logistic 回归分析	中国现代医学杂志,2005,Vol.15 No.9	李奉华
14	口腔黏膜下纤维性变癌变病例临床体征的分析	华西口腔医学杂志,2005 年 6 月,23 卷	翦新春
15	口腔疣状癌 Maspin 基因表达研究	中华口腔医学杂志,2005,Vol.40 No.4	唐瞻贵
16	双侧唇裂或唇腭裂修复后口哨畸形的分级与修复	中华整形外科杂志,2005,Vol.21 No.4	翦新春
17	护理程序在临终病人心理护理中的应用	医学临床研究,2005,Vol.22 No.6	刘向晖

续上表

序号	论文名称	发表期刊、时间	作者
18	咀嚼槟榔等生活习惯与口腔黏膜下纤维性变	中国临床康复,2005,Vol.9 No.23	雷荣昌 翦新春
19	短期激素替代疗法治疗绝经期舌痛症的临床观察	临床口腔医学杂志,2005,Vol.21 No.6	彭解英
20	颞肌的血供研究	中华医学美学美容杂志,2005,Vol.11 No.4	翦新春
21	黄芪—壳聚糖/聚乳酸多孔支架对犬骨髓基质细胞生物学行为的影响	中南大学学报(医学版),2005,30(3):283–287	许春姣
22	肿瘤坏死因子–a(TNF–a)对口腔黏膜下纤维化成纤维细胞生物学效应研究	中国医学工程,2005,Vol.13 No.4	吴颖芳
23	TNF–a和IFN–r对OSF成纤维细胞胶原合成的影响	中国现代医学杂志,2005,Vol.15 No.12	吴颖芳
24	槟榔碱诱导血管内皮细胞凋亡Caspase–3活性的研究	口腔医学研究,2005,Vol.21 No.4	彭解英
25	上颌乳中切牙畸形舌侧尖1例	牙体牙髓牙周病学杂志,2005,15(8)461	李辉莉 方厂云
26	烤瓷熔附金属全冠瓷裂常见原因分析	中国医学工程,2005,Vol.13 No.4	谢爱华
27	丹参对槟榔碱诱导血管内皮细胞凋亡的保护作用	临床口腔医学杂志,2005,Vol.21 No.10	尹晓敏
28	口腔癌术前化疗效果与血管内皮生长因子表达的相关分析	中国医师杂志,2005,Vol.7 No.4	欧新荣
29	组织工程骨在口腔颌面部骨缺损中的应用与思考	医学与哲学,2005年8月26卷8期	欧新荣
30	摇椅形方弓深度与弓丝转矩度的关系	口腔正畸学,2005年5月2期	卢燕勤
31	正畸牙移动过程中破骨细胞出现区的应力特点的三维有限元法分析	现代口腔医学杂志,2005年5月2期	卢燕勤
32	镍钛合金丝的无焊连接技术在固定正畸中的临床应用	天津医药,2005年8月8期	卢燕勤
33	大鼠舌鳞状细胞癌外周血淋巴细胞亚群的变化及其与肿瘤的关系	中华口腔医学杂志,2005,Vol 40,No 6	蒋灿华
34	双侧唇裂或唇腭裂修复后口哨畸形严重程度的分级研究	中国口腔颌面外科杂志,2005年10月3卷增刊	翦新春
35	双侧唇裂或唇腭裂1期修复后不同口哨畸形修复术式的选择研究	中国口腔颌面外科杂志,2005年10月3卷增刊	翦新春
36	改良Abbe瓣修复单侧唇裂继发畸形的唇弓和唇珠的形态	中国口腔颌面外科杂志,2005年10月3卷增刊	翦新春
37	舌癌好发部位与慢性不良刺激的关系研究	临床口腔医学杂志,2005,Vol.21.No.12	李金茂 唐瞻贵
38	颈动脉体瘤的诊断与外科治疗	实用口腔医学杂志,2005,21(4):547–549	俞志维 唐瞻贵

续上表

序号	论文名称	发表期刊、时间	作者
39	A Clinical Study on Oral Verrucous Carcinoma Phenotypes	The Chinese Journal of Dental Research, 2005,8(3)	唐瞻贵
40	牙体牙髓病学实验模型的研制及应用	中国现代医学杂志,2005,Vol.15 No.24	米大丽
41	基质金属蛋白酶 2 在口腔疣状癌和鳞癌中的表达	中南大学学报(医学版),2005,30(6)650－652	唐瞻贵
42	口腔疣状癌差异基因表达分析	口腔颌面外科杂志,2005,15(4):344－348	唐瞻贵
43	TNF－a 和 IFN－r 对 OSF 成纤维细胞超微结构的影响	中国医学工程,2005,13(6)594－596	吴颖芳
44	口腔颌面外科学教案课后记分析	中国医学工程,2005,13(6)667	吴林艳
45	牙齿震荡后牙髓有活力根尖周炎的临床研究	中国现代医学杂志,2005,Vol.15 No.12	阙国鹰
46	口底间叶性软骨肉瘤 1 例	现代口腔医学杂志,2005,Vol.19 No.2	郭　峰
47	骨质疏松症对口腔颌面部骨骼的影响(英文)	中国临床康复,2005,Vol.9 No.11	周雄文
48	一氟磷酸谷酰胺及 Ad3 对去势大鼠下颌骨骨量的影响	现代口腔医学杂志,2005,Vol.19 No.4	周雄文
49	腮腺多形性贤瘤术式选择的思考	医学与哲学,2005,Vol.26 No.7	郭　峰
50	乳腺癌腋淋巴结微小转移与癌组织 Survivin 基因表达的研究。	现代肿瘤医学,2005,13(5):607－609	黄俊辉
51	我国专科医师培养制度与住院医师培训的联系和区别	中国医院管理,2005,25(9):8－9	黄俊辉

2006 年

序号	论文名称	发表期刊、时间	作者
1	铁剂在治疗口腔白色念珠菌病中作用的研究	现代口腔医学杂志,2006,Vol.20,No.1:7－8	彭解英
2	156 例替牙期小学生龋病相关因素分析(英文)	中国现代医学杂志,2006,Vol.16,No.4:489－491	李奉华
3	口腔正畸患者遵医行为护理	医学临床研究,2006,Vol.23,No.2:255－256	吴林艳
4	西帕依固龈液用于感染单根管消毒的疗效观察	中国医学工程,2006,Vol.14 No.1:66－70	李奉华
5	Abbe 唇瓣修复单侧唇裂继发畸形的唇弓和唇珠	中华医学美学美容杂志,2006,Vol.12 No.2:90－92	剪新春
6	撰写及发表 SCI 论文之我见	上海口腔医学,2006,Vol.15 No.2:221－223	剪新春
7	松质骨支架的制备及结构特征观察	生物医学工程与临床,2006,Vol.10 No.3	雷荣昌 剪新春
8	156 例替牙期小学生龋病与软垢分析	牙体牙髓牙周病学杂志,2006,16(5):288－290	李奉华
9	口腔门诊专科护理的探讨	医学临床研究,2006,Vol.23,No.6:989－991	吴林艳
10	双侧磨牙后多生牙 1 例	牙体牙髓牙周病学杂志,2006,16(6)348	李奉华

续上表

序号	论文名称	发表期刊、时间	作者
11	口腔执业考试与口腔医学教育	中国医学工程,2006, Vol. 14 No. 3：330 – 334	李奉华
12	环氧合酶 – 2 在口腔黏膜下纤维性变癌变过程中作用研究	中国医学工程,2006, Vol. 14 No. 3：234 – 240	尹晓敏
13	口腔黏膜多发性癌前病损 1 例	口腔医学研究,2006, Vol. 22 No. 2；216	尹晓敏
14	结缔组织生长因子在口腔黏膜下纤维性变组织中的角质形成细胞中的表达	中国现代医学杂志,2006, Vol. 16 No. 10：1483 – 89	尹晓敏
15	牙体牙髓病学实验教学体会	实用预防医学,2006, Vol. 13 No. 2：455 – 456	尹晓敏
16	MBT 直丝弓矫治技术矫治安氏 II 类 分类错合的临床分析	中南大学学报（医学版）,2006, 31（3）：411 – 413	雷勇华
17	口腔黏膜下纤维化中 ET – mRNA 表达的研究	口腔医学研究,2006, Vol. 22 No. 3：239 – 242	彭解英
18	口腔内科门诊护士潜在职业相关危险因素及其防护	医学临床研究,2006, Vol. 23, No. 7：1165 – 66	吴林艳
19	IFN – r 对 TNF – a 促 OSF 成纤维细胞增殖的抑制作用	实用预防医学,2006, Vol. 13 No. 3：503 – 504	吴颖芳
20	r – 干扰素对肿瘤坏死因子 – a 促口腔黏膜下纤维化成纤维细胞胶原合成的抑制作用	中国现代医学杂志,2006, Vol. 16 No. 11：1672 – 75	吴颖芳
21	新生大鼠牙乳头细胞的体外培养和矿化特征	牙体牙髓牙周病学杂志,2006,16（7）：367 – 370	方厂云
22	300 名参加口腔执业医师（助理）基本技能考核考生的成绩及影响因素分析	中国医学工程,2006,14（4）:443 – 445	李奉华
23	骨髓基质干细胞与黄氏壳聚糖聚乳酸支架对犬牙周骨缺损再生的影响	中南大学学报（医学版）,2006,31（4）：512 – 517	许春姣
24	牙周组织工程实验性牙周缺损模型的研究进展	国际口腔医学杂志,2006,33（4）：263 – 266	许春姣
25	以创新思维为主体的引导牙周组织再生术实验课	湖南医科大学学报（社科版）,2006,8（3）:250 – 252	许春姣
26	电磁辐射和不良习惯对牙周健康的影响	牙体牙髓牙周病学杂志,2006,16（10）：567 – 569	李奉华
27	临床烤瓷工艺对铸瓷合金组织及耐腐蚀性的影响	中南大学学报（医学版）,2006,31（3）：408 – 410	陈 蕾
28	新型牙用碳纳米管种植体材料的制备	开发与应用,2006,25（1）	陈 蕾
29	四种铸瓷合金铸瓷/抛光前后表面成分及微观结构分析	中国医学工程,2006,14（2）:128 – 130	陈 蕾
30	从执业医师技能考试谈口腔医学教育	医学临床研究,2006, Vol. 23 No. 9：1515 – 1516	欧新荣
31	埋伏牙引发上颌中切牙根尖周炎 2 例	牙体牙髓牙周病学杂志, 2006, 16（11）:619	周晌辉 蒋灿华

续上表

序号	论文名称	发表期刊、时间	作者
32	牙周黏膜病学试题分析及评估	中国医学工程,2006,14(5):550－551	米大丽
33	丹参注射液对槟榔提出液所致血管内皮细胞损伤的保护作用	临床口腔医学杂志,2006,Vol.22 No.12	彭解英
34	影响口腔临床实习教学质量的原因及对策	日新其德—中南大学教改理论与实践,410－413	阙国鹰
35	口腔执业考试与口腔医学教育	其命维新—中南大学创新教育探索,290－292	李奉华
36	Clinical review of three types of platysma myocutaneous flap	Int. J. Oral Maxillofac. Surg, 1011－1015	苏　彤
37	CXCR4 在 VEGF－C 介导的乳腺癌腋淋巴结转移中的作用	现代肿瘤医学,2006,14(5):543－546	黄俊辉
38	VEGF－C 介导的乳腺癌肿瘤淋巴管生成及定位	中南大学学报,2006,31(1):36－39	黄俊辉
39	乳腺癌淋巴管生成与肿瘤转移的关系	中国肿瘤临床,2006,33(11):601－604	黄俊辉

2007 年

序号	论文名称	发表期刊、时间	作者
1	口腔黏膜下纤维化组织中 β1 整合素的免疫组化研究	临床口腔医学杂志,2007,Vol. 23. No. 1:49－51	阙国鹰
2	七年制口腔医学专业牙体牙髓病学试卷分析	医学教育探索,2007,Vol. 6 No. 2	米大丽
3	双语教学在可摘局部义齿教学中的应用	口腔医学研究,2007,Vol. 23. No. 1:52	高清平
4	大蒜素对感染根管渗出液 IL－6 影响的初步研究	牙体牙髓牙周病学杂志,2007,17(2):90－92	谢晓莉
5	Wear Behavior of Enamel/Dentine and Veneering Ceramics	Key Engineering Materials,330－332	高清平
6	口腔黏膜下纤维性表中 MMP－2 基因的表达及意义	临床口腔医学杂志,2007,Vol. 23 No. 3:178－80	胡延佳
7	组织工程骨修复牙槽嵴裂的实验研究	中华整形外科杂志,2007,23(1):29－31	欧新荣
8	参与型教学方法在口腔正畸教学中的应用	中国医学工程,2007,Vol. 14 No. 1:107	高清平
9	七年制牙周病学应用 PBL 教学法的实验研究	中国医学工程,2007,Vol. 14 No. 1:109	许春姣
10	直接法测量天然牙的半透性	中国医学工程,2007,Vol. 15 No. 3:277	高清平
11	离体天然牙颜色的色度学测量与分析	临床口腔医学杂志, 2007, Vol. 23. No. 5:280	高清平
12	重视社区卫生服务是口腔预防医学发展的方向	实用预防医学,2007,Vol. 14,No. 3:935	李奉华
13	口腔颌面外科学实验教学中学生素质的培养	实用预防医学,2007,Vol. 14,No. 3:929	吴林艳

续上表

序号	论文名称	发表期刊、时间	作者
14	黄芪多糖/壳聚糖/聚乳酸为支架的组织工程骨修复牙周组织缺损的实验研究	中国修复重建外科杂志,2007,21(7):748-752	许春姣
15	Survivin-口腔鳞癌的潜在分子靶	临床口腔医学杂志,2007,23(7):443-445	周响辉 翦新春
16	口腔黏膜下纤维性变癌变危险因素的Logistic回归分析	中国医学工程,2007,15(5)407-409	周响辉 翦新春
17	上颌多数恒牙缺失1例	牙体牙髓牙周病学杂志,2007,17(7):408	李奉华
18	单侧唇裂继发畸形修复中口轮匝肌的重建	中华医学美学美容杂志,2007,13(4):207-210	翦新春
19	槟榔碱对血管内皮细胞增殖活动影响的实验研究	临床口腔医学杂志,2007,23(6):334-336	吴颖芳
20	长沙地区2749例体检者咀嚼槟榔及口腔黏膜下纤维性变患者情况调查分析	实用预防医学,2007,Vol.14,No.3:715	尹晓敏
21	The role of epithelial-mesenchymal transition in oral spuamous cell carcinoma and oral submcous fibrosis	Clinica Chimica Acta,2007,38(3):51-56	胡延佳
22	口腔颌面部结外型非霍奇金淋巴瘤临床研究	临床口腔医学杂志,2007,Vol.23.No.10	肖 莎 唐瞻贵
23	天然牙与全瓷饰面瓷的磨损特性研究	华西口腔医学杂志,2007,Vol.25 No.5	高清平
24	Comparison of apical microleakage of lateral compaction technique and vertical compaction technique	口腔医学研究,2007,Vol.23 No.5	努 尔 谢晓莉
25	加强口腔实验教学平台的建设培养学生创新意识	医学教育探索,2007,Vol.6 No.11	米大丽
26	口腔颌面部恶性肿瘤治疗方法选择的哲学分析	医学与社会,2007,10,Vol.20 No.10	周响辉 翦新春
27	牙龈卟啉单胞菌脂多糖对人牙周膜成纤维细胞胶原吞噬作用的影响	华西口腔医学杂志,2007,Vol.25 No.4:339-341	方厂云
28	牙龈上皮细胞与脱细胞真皮构建组织工程牙龈的初步研究	中南大学学报(医学版),2007,32(5):796-799	方厂云
29	口腔颌面外科学实验教学方法改革初探	中国现代医学杂志,2007,Vol.17 No.20:2558-9	吴林艳
30	Establishment of 3-dimensional finite element model of maxillary in human complete cleft lip and palate with spiral CT scan	中南大学学报(医学版),2007,32(5):786-790	雷勇华
31	口腔疣状癌与口腔鳞状细胞癌差异基因表达的对比分析	中华口腔医学杂志,2007,Vol.42,No.4:229-30	唐瞻贵
32	Muscle reconstruction in secondary repair of unilateral cleft lip	中华医学美学美容杂志,2007,Vol.13 No.4:207-210	米 克 翦新春
33	高通量技术在口腔癌标志物检测中的应用	国际口腔医学杂志,2007,11 Vol.34 No.6:452	周响辉 翦新春

续上表

序号	论文名称	发表期刊、时间	作者
34	三种充填技术根管封闭能力研究	临床口腔医学杂志,2007,Vol. 23 No. 11: 680 – 683	谢晓莉
35	猪松质骨支架兔体内移植后周围组织 Th1 和 Th2 细胞因子的变化	中华整形外科杂志,2007,Vol. 23 No. 6:507 – 519	雷勇昌 翦新春
36	鼻翼软骨缝合技术在鼻美容外科中的应用	中华医学美学美容杂志,2007,Vol. 13 No. 6: 381 – 382	翦新春
37	双侧横向颈阔肌肌皮瓣修复8例老年人口底癌缺损的临床应用	中国老年学杂志,2007 年 11 月第 27 卷: 2111 – 13	苏　彤
38	下颌骨溶骨症1例报告及文献复习	中国口腔颌面外科杂志,2007 年 1 月 5 (1):74	王月红 唐瞻贵
39	口腔黏膜下纤维化中 VEGF mRNA 的表达研究	临床口腔医学杂志,2007 年 12 月 23 (12):715 – 717	彭解英
40	原位杂交法检测正畸力作用下大鼠牙周组织表皮生长因子 – mRNA 的表达	中国现代医学杂志,2007,Vol. 17 No. 24: 3000 – 3	高清平
41	黄芪多糖对犬骨髓基质干细胞增殖及超微结构的影响	华西口腔医学杂志,2007,25(5): 432 – 436	许春姣
42	口腔实验室开放式教学研究初步探讨	中国医学工程,2007,15(7):621 – 622	王树芝
43	改革毕业考试模式培养合格口腔医学人才	中国医学工程,2007,15(9):778 – 779	阙国鹰
44	先天缺失 16 个恒牙1例	牙体牙髓牙周病学杂志,2007,17 (12):709	阙国鹰
45	红金消结胶囊治疗乳腺小叶增生临床疗效的观察	中国医疗前沿,2007,2(23):50 – 51	黄俊辉

2008 年

序号	论文名称	发表期刊、时间	作者
1	痣样基底细胞癌综合征家系1例	华西口腔医学杂志,2008,Vol. 26. No. 1: 109 – 111	周响辉
2	引导式教学法在口腔实践教学中的应用	口腔医学研究,2008,24(1):97 – 98	阙国鹰
3	Evaluation of Loss of the Vestibular Sulcus after Repairing Bilateral Alveolar Clefts with Bone Graft in Different Soft-Tissue Closure	Plastic and Reconstructive Surgery,121 卷 1 期: 348 – 349	翦新春
4	口腔黏膜下纤维化组织中内皮素受体 mRNA 表达的研究	口腔医学研究,2008, 24(1):53 – 56	彭解英
5	Effect of Multiple Firing on Wear Behavior of Dental Veneering Ceramic	Key Engineering Materials Vols 368 – 372	高清平
6	地塞米松—氢氧化钙糊剂用于根管治疗术一次法缓解疼痛的疗效评价	中国现代医学杂志,2008, 18(5):652 – 654	彭解英
7	Discovery of Novel Biomarkers in Oral Submucous Fibrosis by Microarray Analysis	Cancer Epidemiol Prev, 2008, 17 (9): 2249 – 2259	李　宁 翦新春

续上表

序号	论文名称	发表期刊、时间	作者
8	上颌前牵引对唇腭裂上颌骨影响的三维有限元生物力学研究	中南大学学报(医学版),2008,33(10):898-905	雷勇华
9	口腔黏膜下纤维性变癌变中 Survivin 的表达及意义	实用口腔医学杂志,2008,May,24(3):393-6	周响辉 翦新春
10	Survivin 在口腔黏膜下纤维性变癌变中的表达及其临床意义	中国肿瘤临床,2008,35(11):625-632	周响辉 翦新春
11	The phosphorylation of survivin Thr34 by p34^{cdc2} In carcinogenesis of oral submucous fibrosis	ONCOLOGY REPORTS, 2008,20:1085-1091	周响辉 翦新春
12	Gene expression profiling of oral submucous fibrosis using oligonucleotide microarry	ONCOLOGY REPORTS, 2008,20:287-294	胡延佳 翦新春
13	A study of factors inducing root resorption during functional occlusion in pre-orthodontic patients	口腔医学研究,2009,25(1):459-463	乌兹玛 卢燕勤
14	Multiple logistic regression analysis of risk for carcinogenesis of oral submucous fibrosis in main land China	Int. J. Oral Maxillofac,Surg,2008,37:1094-1098	周响辉 翦新春
15	改良猪颌骨模型在牙周翻瓣术实验教学中的应用研究	中国现代医学杂志,2008,18(20):3068-69	许春姣
16	槟榔碱对血管内皮细胞增殖和分泌 NO 的影响	临床口腔医学杂志,2008,24(11):662-664	彭解英
17	口腔扁平苔藓中细胞角蛋白 19 的表达及意义	临床口腔医学杂志,2008,5	李 宁 翦新春
18	一氟磷酸谷酰胺及 αD3 对去势大鼠股骨骨密度的影响	中国现代医学杂志,2008,10	周雄文
19	槟榔提取液对血管内皮细胞分泌内皮素-1 的影响	临床口腔医学杂志,2008,2	庞丹琳
20	根管冲洗剂的研究进展	广东牙病防治,2008,3	张 泳 方厂云
21	双侧唇裂及鼻畸形的修复进展	中华医学美学美容杂志,2008,14(6):430-432	翦新春
22	不同根管器械预备弯曲根管的实验研究	华西口腔医学杂志,2008,26(6):660-663	谢晓莉
23	玷污层对根尖微渗漏的影响	上海口腔医学,2008,17(6):616-620	谢晓莉
24	颞肌在翼腭窝肿瘤侵犯软硬腭术后缺损修复中的应用	北京口腔医学,2008,16(6):335-337	翦新春
25	口腔黏膜下纤维化癌变过程中 G2、M 期细胞周期蛋白与存活素磷酸化的研究	中华口腔医学杂志,2008,43(12):709-712	周响晖 翦新春
26	孕激素受体亚型在乳腺癌中的表达及临床意义	实用肿瘤杂志,2008,23(1):8-11	黄俊辉
27	提高临床医学生人文医学职业能力的探讨	中国高等医学教育,2008,12:43-45	黄俊辉

2009 年

序号	论文名称	发表期刊、时间	作者
1	槟榔碱对口腔颊黏膜成纤维细胞和血管内皮细胞增殖活性的影响	临床口腔医学杂志,2009.25(2):85－87	彭解英
2	Survivin 磷酸化在口腔黏膜下纤维性变及其癌变组织中的表达	口腔医学,2009,29(2)：61－64	翦新春
3	上颌前牵引联合腭部扩弓的三维有限元生物力学研究	中南大学学报（医学版）,2009,34(3)：221－225	雷勇华
4	舌口底颈部垂直连续切除在口腔黏膜下纤维性变舌癌变根治中的应用	实用预防医学,2009，16(2)：495－96	郭　峰
5	模拟修复上颌骨裂隙后前牵引受力的三维有限元生物力学研究	中南大学学报（医学版）,2009,34(4)：295－299	雷勇华
6	单侧完全性唇腭裂上颌骨三维有限元模型的建立	中国组织工程研究与临床康复	雷勇华
7	广西汉族年轻女性面部软组织的测量研究	中国美容医学,2009，18(9)：1266－1271	李鸿艺翦新春
8	唇裂或唇腭裂术后继发畸形二期整复后的并发症及预防	口腔颌面外科杂志,2009,19(5)：307－311	翦新春
9	口腔黏膜下纤维化患者牙周状况分析	中南大学学报（医学版）,2009,34(9)：914－918	许春姣
10	基于荣誉制度的诚信教育与早期防范高校学生学术不端行为的探讨	中国高等医学教育,2009 年第 10 期：45－46	黄俊辉
11	三种材料直接和垫底后充填的体外微渗漏研究	牙体牙髓牙周病学杂志,2009,19(10)：575－601	李奉华
12	根尖主牙胶尖对侧压深度和根尖微渗漏的影响	上海口腔医学，2009，18(4)：355－359	谢晓莉
13	感染根管内产黑色素类杆菌的定植	牙体牙髓牙周病学杂志,2009,19(7)：371－375	谢晓莉
14	社会心理因素对牙周病影响的临床研究模式	国际口腔医学杂志	许春姣
15	口腔黏膜下纤维性变伴炎性增生物 1 例	临床口腔医学杂志	许春姣
16	长沙市开福区 2～4 岁儿童龋病流行病学调查分析	中南大学学报（医学版）	阙国鹰
17	长沙市开福区婴幼儿龋的相关因素分析	牙体牙髓牙周病学杂志	阙国鹰
18	阻生智齿拔除后口服裸花紫珠片的临床疗效观察	中国医学工程杂志	苏彤
19	大涎腺淋巴上皮病的临床分析	口腔颌面外科杂志	翦新春
20	上颌窦窦底高度增龄性变化的研究	北京口腔医学	翦新春
21	口腔黏膜病实用处方选粹	中国社区医师	翦新春
22	阻生智齿拔除后口服裸花紫珠片的临床疗效观察	中国医学工程杂志	苏彤
23	脑溢安对大鼠舌下神经压榨伤后神经营养因子受体 P75 表达的影响	实用口腔医学杂志	涂玲

续上表

序号	论文名称	发表期刊、时间	作者
24	基于荣誉制度的诚信教育与早期防范高校学生学术不端行为的探讨	中国高等医学教育,2009,10：45－46	黄俊辉
25	沙利度胺联合 DVP 化疗方案治疗恶性黑色素瘤 28 例	现代肿瘤医学,2009,17(1)：110－111	黄俊辉
26	MTA－1 和 Ezrin 在乳腺癌组织中的表达及其相关性探讨	中国现代医学杂志,2009,19(10)：1469－1473	黄俊辉

2010 年

序号	论文名称	发表期刊、时间	作者
1	绝经期舌痛症性激素替代治疗的临床分析	中国现代医学杂志,2010,20(2)：290－292	吴颖芳
2	斯奇康联合曲安奈德治疗口腔扁平苔藓的临床疗效观察	实用预防医学,2010,17(2)：336	刘斌杰
3	血管内皮细胞上清液对口腔颊黏膜成纤维细胞增殖活性的影响	临床口腔医学杂志,2010,26(2)：89－91	彭解英
4	Regulation of ciliary trafficking of polycystin-2 and the pathogenesis of antosomal dominant polycystic kidney disease	中南大学学报（医学版）,2010,35(2)：93－99	
5	不同酸蚀体系时间和黏结剂对牙本质黏结界面纳米渗漏影响的实验研究	中国现代医学杂志,2010,20(7)：1016－1020	李奉华
6	脂多糖对人牙周膜成纤维细胞 MMP－1 和 TIMP－1 表达的影响	牙体牙髓牙周病学杂志,2010,20(6)：321－325	谢晓莉
7	西帕依固龈液治疗复发性口腔溃疡的疗效研究	中国现代医学杂志,2010,20(9)：1411－1416	尹晓敏
8	Beyond 冷光美白技术漂白着色牙的临床疗效观察	中国现代医学杂志,2010,20(4)：622－624	尹晓敏
9	FHIT 和 MDM2 在口腔黏膜下纤维性变及其癌变组织中的表达	中南大学学报（医学版）,2010,35(6)：572－575	尹晓敏
10	克霉唑对口腔鳞状细胞癌生长抑制作用的研究	中华口腔医学杂志,2010,45(9)：545－548	刘 晖 王月红 唐瞻贵
11	Study on the correlations between Glucosyltransferase activity in saliva and deciduous cariessusceptibility of preschooll children	Cellbiolint	阙国鹰
12	Surgical Management of a Giant Cavernous Hemangioma Involving THELower Lip：Report of a Case and Review Of the Literature	J Oral Maxillofac Surg,2010,68：849－854	蒋新春
13	Investigation of Anthropometric Measurements of Anatomic Structures of Orbital Soft Tissue in 102 Young Han Chinese Adults	Ophthal Plast Reconstr Surg,2010,26(5)	蒋新春
14	Earphone：A new approach to enhance mandibular growth In class Ⅱ malocclusion	Correspondence/Medical Hypotheses,2010,74：953－959	蒋新春
15	MIF 对耐 ADM 人乳腺癌细胞 MCF－7/ADM 体内外耐药逆转作用	中南大学学报,2010,35(6)：576－583	黄俊辉

2011 年

序号	论文名称	发表期刊、时间	作者
1	应用游离股前外侧皮瓣修复口腔颌面部恶性肿瘤术后缺损	上海口腔医学,2011,20(1):62 – 65	郭　峰
2	105 例腮腺肿块的临床病理与超声影像的相关性研究	临床口腔医学杂志,2011,27(1):45 – 47	全宏志 唐瞻贵
3	转化生长因子 B3 在小鼠牙胚钟状晚期以后发育中的表达和分布	中南大学学报(医学版),2011,36(3):254 – 257	阙国鹰
4	大蒜素对尼古丁致人牙周膜成纤维细胞氧化毒性的保护作用	华西口腔医学杂志,2011,29(1):9 – 12	李斌龙 谢晓莉
5	佳仕利牙膏对菌斑抑制效果和减轻牙龈炎症作用的临床试验	口腔医学研究,2011,27(3):258	阙国鹰 (通讯)
6	MHC – I 类链相关基因 A 真核表达载体的构建及稳定转染舌鳞癌细胞的实验研究	华西口腔医学杂志,2011,29(4):14 – 18	蒋灿华 (通讯)
7	口腔黏膜下纤维性变癌变的病理及临床生物学行为回顾性研究	中华口腔医学杂志.2011,46(8):494 – 497	郭　峰
8	Proteomic analysis of human oral verrucous carcinoma	African Journal of Biotechnology, Vol.10(60)13004 – 13	王月红 唐瞻贵
9	The relationship between bone turnover markers and BMD decreasing rates in Chinese middle-aged woman	Clinica Chimica Acta,2011,412:1648 – 1657	周雄文
10	核因子 KB 受体活化因子配体、护骨素在不同月龄雄性大鼠股骨的表达	南方医科大学学报,2011,31(9):1539 – 1542	周雄文
11	核因子 KB 受体活化因子配体、护骨素在不同年龄男性下颌骨的表达	上海口腔医学,2011,20(3):278 – 281	周雄文
12	Expression of aB-crystallin and its potential anti-apoptotic role in oral verrucous carcinoma	ONCOLOGY LETTERS, 3:330 – 334	全宏志 唐瞻贵
13	西帕依固龈液对牙龈卟啉单胞菌体外抑菌作用的研究	中国现代医学,2011,21(32):4008 – 11	李奉华
14	Molecular property-affinity relationship of the interaction between dietary polyphenols and bovine milk proteins	Food & Function,2011,2:368 – 372	许春姣
15	慢性牙周炎与抑郁—焦虑心理因素的相关分析	中南大学学报(医学版),2011,36(1):88 – 92	许春姣
16	Establishment xenografted model of oral verrucous carcinoma with focal squamous cell carcinoma metasticed cervical lymph nodes		王月红 唐瞻贵
17	口腔黏膜下纤维性变的治疗研究进展	中国实用口腔科杂志,2011,4(2):76 – 80	吴颖芳
18	A novel single-base deletion mutation of RUNX2 gene in a Chinese family with cleidocranial dysplasia	Genetics and Molecular Research,2011	方厂云
19	Novel genetic biomarkers for susceptibility to oral submucous fibrosis:cytochrome P450 3A	Med Hypotheses, 2011,77(5):834 – 6. Epub 2011 Sep 14.	李　宁
20	转突触示踪技术与伤害性感受相关中枢核团研究进展	中国现代医学杂志,2011,21(25):3148 – 3152	谢晓莉

续上表

序号	论文名称	发表期刊、时间	作者
21	牙科氧化锆全瓷冠桥修复的临床观察	实用预防医学,2011,7	高清平
22	牙釉质和牙本质的磨损特性研究	实用预防医学, 2011,4	郭　峰
23	两种支架式赝复体在单侧上颌骨缺损修复中的应用	中国现代医学杂志, 2011,5	郭　峰
24	口腔黏膜下纤维性变研究进展	中国实用口腔科杂志,2011,4(2):65－68	翦新春
25	口腔黏膜下纤维性变的诊断研究进展	中国实用口腔科杂志,2011,4(2):72－74	彭解英
26	妊娠对牙及牙周组织的影响	中华口腔医学研究杂志(电子版),2011,5(6):563－567	翦新春
27	咀嚼槟榔与口腔黏膜下纤维性变及口腔癌的研究进展	中华口腔医学研究杂志(电子版),2011,5(3):229－2337	翦新春
28	口腔黏膜下纤维性变的免疫学研究进展	北京口腔医学, 2011,19(1):1－3	翦新春
29	高分子量唾液黏蛋白含量与乳牙患龋相关性的研究	牙体牙髓牙周病学杂志,2011,21(9):510－513	阙国鹰
30	主要组织相容性复合体－Ⅰ类分子链相关蛋白A－自然杀伤细胞2族成员D通路及其在头颈部鳞状细胞癌中的研究进展	国际口腔医学杂志, 2011,38(1):54－57	李　超 蒋灿华
31	以颈部肿块为主要临床表现的颈段椎管内外交通性神经鞘瘤	上海口腔医学, 2011, 20(2):174－178	李　超 蒋灿华
32	异种脱细胞真皮基质修复膜在口腔黏膜下纤维性变手术治疗中的应用	上海口腔医学, 2011,20(3):273－277	蒋灿华
33	MHC－Ⅰ类链相关基因A真核表达载体的构建与稳定转染舌鳞癌细胞的实验研究	华西口腔医学杂志, 2011, 29(4):437－441	李　超 蒋灿华
34	影响射频消融治疗大肝癌临床疗效的因素探讨	现代肿瘤医学,2011,19(11):2272－2275	黄俊辉
35	米非司酮逆转人乳腺癌细胞MCF－7/ADR耐多柔比星机制的探讨	实用肿瘤杂志,2011,26(6):584－588	黄俊辉

2012 年

序号	论文名称	发表期刊、时间	作者
1	The stereology study of oral verrucous carcinoma	J BUON, 2012, 17(2)	唐瞻贵
2	Osteochondroma of the mandibular condyle cured by conservative resection: a case report	Journal of Dental Sciences	唐瞻贵
3	灼口综合征患者心理健康状况及相关因素分析	中国临床心理学杂志,2012,1:105－107	袁福来 单年禧 苏　彤

续上表

序号	论文名称	发表期刊、时间	作者
4	口腔鳞癌细胞过表达 MHC - Ⅰ类链相关蛋白 A 对自然杀伤细胞与细胞毒性 T 淋巴细胞杀伤活性影响的实验研究	华西口腔医学杂志，2012,1：32 - 35	李　超 石芳琼 杨　丹 王　洁 翦新春 蒋灿华
5	粪肠球菌脂磷壁酸对人牙周膜成纤维细胞表达 Toll 样受体 2 及白细胞介素 - 1β 的影响	华西口腔医学杂志，2012,1：93 - 96	靳路远 罗小良 姜　艳 谢晓莉
6	MHC - Ⅰ类链相关基因 A 修饰的口腔鳞癌细胞疫苗诱导抗肿瘤免疫应答的实验研究	上海口腔医学，2012,1：1 - 5	李　超 石芳琼 王　洁 杨　丹 翦新春 蒋灿华
7	口腔解剖生理学教学实施 ISO9000 过程管理的探讨	现代医药卫生，2012,4：625 - 626	胡延佳 刘良奎 涂　玲
8	口腔鳞癌患者血清可溶性 MHC - Ⅰ类链相关蛋白 A 的检测及其临床病理意义	中南大学学报（医学版），2012,2：65 - 69	李　超 石芳琼 杨　丹 王　洁 翦新春 蒋灿华
9	翼腭窝及翼腭窝邻近结构中良、恶性肿瘤的诊断与外科处理	口腔颌面外科杂志，2012,1：1 - 7	翦新春
10	MUC4 蛋白在口腔疣状癌表达的免疫组化研究	现代肿瘤医学，2012,4：682 - 686	陈晓明 全宏志 唐瞻贵 刘友良
11	牙颌面锥形束 CT 与曲面体层 X 线检查对颌骨牙骨质瘤样病变诊断价值的比较研究	口腔医学研究，2012,5：430 - 431 + 435	龙卫平 谭跃展 翦新春 钟　锐
12	前臂皮瓣与胸大肌皮瓣在口腔癌手术缺损修复中的应用	口腔颌面外科杂志，2012,2：121 - 123	卢　毅 郭　峰 崔　伟
13	MUC4 与肿瘤关系的研究进展	现代肿瘤医学，2012,5：1082 - 1085	陈晓明 全宏志 唐瞻贵 刘友良

续上表

序号	论文名称	发表期刊、时间	作者
14	口腔黏膜下纤维性变病变组织中差异 miRNA 的研究	实用预防医学,2012,4:588 – 590	刘斌杰 翦新春 申 婷
15	康复外科在口腔颌面恶性肿瘤患者围术期中的应用	中国现代医学杂志,2012,16:92 – 94	谢文娟
16	锥形束 CT 在下颌阻生智齿拔除中的应用	口腔颌面外科杂志,2012,3:208 – 210	龙卫平 翦新春 谭跃展 钟 锐
17	我国牙科治疗用甲哌卡因和利多卡因麻醉效果比较的 Meta 分析	中国现代医学杂志,2012,19:80 – 83	夏 宇 方厂云 罗 洪 谢 红
18	纤维桩表面处理对其修复后牙根抗折裂强度的影响	华西口腔医学杂志,2012,4:371 – 373 + 379	蔡 惠 陈 蕾 熊 瑛
19	口腔鳞癌患者 PBMC 表面活化性受体 NKG2D 的表达及临床意义	上海口腔医学,2012,4:427 – 431	李 超 石芳琼 杨 丹 王 洁 翦新春 蒋灿华
20	颌内牵引钛钉在治疗上颌骨矢状骨折中的应用	中国现代医学杂志,2012,24:92 – 94	罗 洪 尹 乒
21	粪肠球菌及其在牙本质小管内的检测和鉴定	国际口腔医学杂志,2012,6:778 – 781	潘文婷 吴 嵘 谢晓莉
22	DDP – BLM 方案用于口腔癌的诱导化疗的初步评估	中国医学工程,2012,10:16 + 18	方小丹 张海霞 唐瞻贵 全宏志 邓智元 潘 灏
23	大蒜素对人牙周膜成纤维细胞的生物学作用	牙体牙髓牙周病学杂志,2012,11:638 – 640	吴 更 徐宏志 李阳飞 谢晓莉 罗小良 张 宇 谢 静 唐国旗
24	一氧化氮参与肢体缺血后处理对全脑缺血——再灌注损伤的保护作用	临床麻醉学杂志,2012,9:901 – 904	彭 蓓 郭曲练 贺智晶

续上表

序号	论文名称	发表期刊、时间	作者
25	体外诱导培养大鼠牙乳头细胞碱性磷酸酶和Ⅰ型胶原的表达	口腔医学研究,2012,12:1242-1246	曹　莹 方厂云 吕亚林 姚志刚
26	第一、二伴鳃弓综合征伴鳃裂瘘1例	中国医学工程,2012,11:178	方小丹 张海霞 唐瞻贵 全宏志 邓智元 潘　灏
27	口腔修复临床经验对比色准确性训练的影响	上海口腔医学,2012,6:714-717	吴　一 高清平 张笑雨 杨宝贵 陈志英 卢守仪
28	HPV感染与口腔癌——口腔癌诊疗思路的变革	口腔医学研究,2012,28(6):609-611	黄俊辉

2013 年

序号	论文名称	发表期刊、时间	作者
1	鼻咽癌患者放射治疗前后龋活性及唾液中钙、磷质量浓度的变化	华西口腔医学杂志,2013,1:53-56	刘　贺 阙国鹰 邹　莉
2	石英纤维桩与二氧化锆全瓷冠修复前牙缺损的临床研究	中国美容医学,2013,1:187-189	周丽华 何赐丁 陈　蕾
3	含骨缝唇腭裂颅上颌有限元模型的建立及有效性验证	上海口腔医学,2013,1:35-40	吴志芳 雷勇华 李文杰 廖胜辉 赵子进
4	闭锁小带蛋白-1及其在癌发生发展中的作用	口腔颌面外科杂志,2013,1:67-71	王　木 唐瞻贵
5	开窗减压术治疗颌骨囊肿54例临床研究	临床口腔医学杂志,2013,3:154-155	邓飞才 卢若煌 王月红 全宏志
6	前方牵引联合快速扩弓治疗上颌发育不足的回顾分析	中华口腔医学研究杂志(电子版),2013,4:337-341	李　芳 毛　琴 雷勇华
7	唇腭裂幼儿行为问题的研究	临床口腔医学杂志,2013,7:418-420	胡慧君 欧新荣 蒯新春

续上表

序号	论文名称	发表期刊、时间	作者
8	心理护理干预对口腔正畸患者心理的影响	当代医学,2013,20：128－129	胡　岚
9	先后罹患2种不同类型头颈部恶性肿瘤病例报告	中国口腔颌面外科杂志,2013,5：438－440	林　璐 苏　彤
10	CBCT在颌骨牙骨质瘤的诊断与手术中的临床应用	临床口腔医学杂志,2013,9：570－571	龙卫平 殷宪华 翦新春
11	Aulen树脂卡环与Co－Cr卡环循环疲劳及对牙面磨损的研究	临床口腔医学杂志,2013,11：663－665	蔡　惠 陈　蕾 李继佳
12	三维有限元法在口腔正畸中的应用和展望	国际口腔医学杂志,2013,6：804－807	吴志芳 雷勇华
13	面孔吸引力的研究历史和进展	国际口腔医学杂志,2013,6：808－812	李文杰 雷勇华 吴志芳
14	分泌型卷曲相关蛋白1与慢性牙周炎的相关分析	华西口腔医学杂志,2013,6：615－618	袁海波 金　晶 许春姣
15	槟榔碱对口腔黏膜成纤维细胞微丝骨架及胶原吞噬的影响	实用口腔医学杂志,2013,6：816－819	李辉莉 方厂云 苏　征
16	唇裂婴幼儿气质特性的研究	实用口腔医学杂志,2013,6：865－869	胡慧君 欧新荣 翦新春
17	Oral Bisphosphonates and the Risk of Colorectal Cancer A Meta-Analysis	J Clin Gastroenterol Volume, 47, Number9, October 2013	Guorong Yang, MS, * Junhui Huang, MD *

论文统计二（1997—2013）

1997年

序号	论文名称	发表期刊、时间	作者
1	高压氧治疗口腔黏膜下纤维性变显效1例报告	中国现代医学杂志,1997,1	凌天牗
2	咀嚼槟榔习惯与口腔疾病	口外医学口腔科分册,1997,24(6)	冯云枝
3	转化生长因子β在口腔黏膜下纤维性变角朊细胞中的表达	中华口腔医学杂志,1997,32(4)	高义军
4	CDIC非埋植型钛锥状螺旋牙种植体骨内种植的临床效果评价	中国口腔种植学杂志,1997,2(4)	吴汉江
5	羟基磷灰石涂层牙种植骨办种植的临床研究	中国口腔种植学杂志,1997,2(1)	吴汉江

续上表

序号	论文名称	发表期刊、时间	作者
6	槟榔提取液诱发大鼠口腔黏膜下纤维性变的实验研究	华西口腔医学杂志,1997,15(2)	黄生高
7	槟榔提取液诱发大鼠口腔黏膜下纤维性变的实验研究 II	华西口腔医学杂志,1997, 15(2)	黄生高
8	口腔黏膜下纤维性变患者角朊细胞分泌细胞因子水平变化	华西口腔医学杂志,1997,15(1)	凌天牖
9	口腔黏膜下纤维性变患者外周血淋巴细胞姐妹染色单体交换率研究	华西口腔医学杂志,1997,15(1)	凌天牖
10	8 例口腔黏膜下纤维性变喉镜检查结果报告	口腔医学, 1997, 17(1)	唐杰清凌天牖

1998 年

序号	论文名称	发表期刊、时间	作者
1	颌面部骨折的 CT 扫描和三维重建	临床放射学杂志,1998,17(4)	吴汉江
2	自体髂骨游离移植同期人工牙种植修复下颌骨缺损 2 例报告	中国口腔种植学杂志, 1998,3(2)	吴汉江
3	小型钛接骨坚固内固定治疗面中份骨折	湖南医科大学学报,1998,23(1)	吴汉江
4	复发性阿弗它溃疡患者血小板游离钙及溃疡组织钙含量分析	华西口腔医学杂志, 1998,16(1)	黄生高
5	婴幼儿口腔尖锐湿疣 1 例	华西口腔医学杂志,1998, 16(3)	柳志文
6	口腔黏膜下纤维性变组织中 I、III 型胶原基因表达的研究	中华口腔医学杂志, 1998,33(3)	徐金龙

1999 年

序号	论文名称	发表期刊、时间	作者
1	血管造影诊治左颈总动脉分叉处枪伤异物 1 例	现代口腔医学杂志,1999,13 卷年终号	王志平
2	猪咬伤致下唇缺失伴下颌牙槽骨前突畸形 1 例	中华整形外科杂志,1999,15(1)	吴汉江
3	面中份骨折小钛板内固定和钢丝骨间结扎治疗的比较观察	中华整形外科杂志,1999,15(2)	吴汉江
4	牙种植体植入同期植骨增加种植骨量的临床观察	中国口腔种植学杂志,1999,4(4)	吴汉江
5	用光固化复合树脂行前牙美容修复	湖南医科大学学报,1999,16(5)	夏舜玲
6	槟榔提取物抑制人类口腔黏膜角朊细胞生长的实验研究	华西口腔医学杂志,1999,17(3)	冯云枝
7	外加磁场对平阳霉素磁性微球体内分布影响的实验研究	华西口腔医学杂志,1999,17(3)	郭　军
8	高压氧治疗口腔黏膜下纤维性变的临床观察	中华口腔医学杂志,1999,34(16)	李运良

2000 年

序号	论文名称	发表期刊、时间	作者
1	槟榔提取物对人类口腔黏膜上皮角朊细胞分泌内皮素的影响	中华口腔医学杂志,2000,35(4)	凌天牖
2	牙隐裂的临床分析和疗效观察	临床口腔医学杂志,2000,16 增刊(2)	高义军
3	复方孢菌素 A 含漱液治疗口腔扁平苔藓的研究	湖南医科大学学报,2000,25(2)	柳志文
4	光固化复合树脂——玻璃离子夹层技术修复牙楔状缺损	湖南医科大学学报,2000,25(3)	夏舜玲
5	曲马在牙髓炎治疗镇痛中的应用	湖南医科大学学报,2000,25(4)	夏舜玲
6	口腔黏膜下纤维性变患者角朊细胞分泌细胞因子水平变化	华西口腔医学杂志,2000,18(1)	冯云枝
7	三维 CT 成像诊断髁突骨折的临床研究	华西口腔医学杂志,2000,18(1)	吴汉江
8	口腔黏膜下纤维性变临床分型探讨	华西口腔医学杂志,2000,18(4)	高义军
9	多种药物对体外培养的血管内皮细胞损伤作用比较的研究	华西口腔医学杂志,2000,18(5)	郭 军
10	口腔黏膜下纤维性变临床分型探讨	华西口腔医学杂志,2000,18(4)	高义军

2001 年

序号	论文名称	发表期刊、时间	作者
1	自体颅骨移植在眶底重建中的应用	中华整形外科杂志,2001, 17(5)	朱兆夫
2	头颈部侵袭性纤维瘤病 4 例报告	口腔颌面外科杂志,2001,11(3)	吴湘卿
3	槟榔提取物对人类口腔黏膜上皮角朊细胞分泌内皮素的影响	临床口腔医学杂志,2001,17(3)	冯云枝
4	阿霉素神经干注射治疗原发性三叉神经痛的复发原因分析	临床口腔医学杂志,2001,17(3)	刘金兵
5	洁治爽漱口液治疗口腔黏膜病的临床疗效研究	临床口腔医学杂志,2001,17 增刊	高义军
6	中西医结合治疗疱疹性口炎	临床口腔医学杂志,2001,17 增刊	夏舜玲
7	阿霉素神经干注射治疗原发性三叉神经痛	湖南医科大学学报,2001,26(2)	刘金兵
8	下睑结膜切口外眦切开入路在颧眶区骨折中的应用	华西口腔医学杂志,2001,19(2)	朱兆夫
9	海绵状血管瘤硬化治疗药物对兔耳静脉硬化作用比较的实验研究	华西口腔医学杂志,2001,19(4)	郭 军
10	口腔颌面部恶性肿瘤患者的营养状况评价	华西口腔医学杂志,2001,19(5)	段红明
11	颌骨中心性血管瘤的临床分析	中国现代医学杂志,2001	刘金兵
12	The increase of endothelin level as a possible factor in the pathogenesiy of oral submuccus fobrosis	The Chinese Journal Derital Researal,2001,4(4)	冯云枝
13	牙根纵裂与嚼槟榔习惯的关系		高义军
14	头颈部侵袭性纤维瘤病 4 例报道		吴湘卿

2002 年

序号	论文名称	发表期刊、时间	作者
1	环孢素 A 对成纤维细胞表达细胞间黏附分子 -1 的影响		冯云枝
2	涎腺转移癌 7 例报告		段红明
3	槟榔提取物对口腔黏膜成纤维细胞表达细胞间黏附分子 -1 的影响		冯云枝
4	地塞米松对成纤维细胞增殖及表达细胞间黏附分子 -1 的影响		冯云枝
5	髁状突骨折与颞颌关节骨性强直关系的初步探讨		吴汉江
6	颅、颌骨溶解症 2 例报道		李运良
7	腮腺淋巴瘤 75 例临床分析		李运良
8	银汞合金充填应用树脂黏结的临床研究		夏舜玲
9	颧骨复合体骨折 140 例临床分析		李运良
10	γ - 干扰素抑制人类口腔黏膜成纤维细胞生长的实验研究		冯云枝
11	槟榔提取物抑制人类口腔黏膜成纤维细胞生长的实验研究		冯云枝
12	下颌骨缺损的外形修复与功能重建		王志平
13	颜面不对称畸形方丝弓矫治前后头影测量分析		黄生高
14	隐形义龄的临床应用分析		李 纯
15	细胞因子与口腔黏膜下纤维性变		李 霞
16	固定修复对活髓牙牙髓健康的影响		冯云枝

2003 年

序号	论文名称	发表期刊、时间	作者
1	可调式下颌前移器治疗阻塞性睡眠呼吸暂停综合征临床研究	口腔医学研究,2003,19(4)	黄生高 罗荟荃 康祖铭
2	槟榔提取物对口腔黏膜成纤维细胞表达细胞间黏附分子 -1 的影响	中国临床康复,2003,7(14)	冯云枝 凌天牖
3	钛板修复放射性颌骨骨髓炎缺损 2 例报道	中国医师杂志,2003,5(8)	张 胜 聂 鑫
4	唇腭裂患儿父母心理健康状况对照研究	口腔颌面外科杂志,2003,13(2)	王 铠 李运良
5	肿瘤术后游离骨移植及并发症临床分析	中国现代医学杂志,2003,13(15)	王志平 朱兆夫 高义军 张 胜

续上表

序号	论文名称	发表期刊、时间	作者
6	鼻软骨牵张在矫治唇腭裂伴发鼻畸形中的应用（综述）	国外医学口腔医学分册，2003，30（4）	白明海 吴汉江
7	义齿基托软衬材料的研究进展（综述）	临床口腔医学杂志，2003，19（6）	冯云枝 冯海兰
8	上颌骨缺损即刻修复的初步报告	现代口腔医学杂志，2003，17（2）	冯云枝 黄生高 吴汉江 李 纯 李运良
9	平阳霉素磁性微球的制备及特性检测	湖南医科大学学报，2003，28（2）	张 胜 吴汉江 凌天牖
10	平阳霉素磁性微球治疗海绵状血管瘤的实验研究	湖南医科大学学报，2003，28（1）	张 胜 吴汉江 凌天牖
11	放射性颌骨骨髓炎临床分析	中国现代医学杂志，2003，13（7）	张 胜 李 赞 王志平 吴汉江 李运良
12	口腔颌面部恶性肿瘤术后胃肠道营养支持治疗	临床口腔医学杂志，2003，19（3）	段红明 陈运美 吴汉江
13	老年人余留牙的保留及可摘义齿设计	口腔医学研究，2003，19（5）	李 纯
14	金属桩核烤瓷全冠修复的临床观察	口腔颌面修复学杂志，2003，4（4）	李 纯 左立军
15	Kikuchi-Fujimoto 病 1 例	口腔颌面外科杂志，2003，13（2）	张文斌 吴汉江 张新民
16	颌面颈部侵袭性纤维瘤病并文献复习	口腔医学研究，2003，19（4）	吴湘卿 吴汉江 陈秀华
17	鼻眶、颧上颌部骨骨折与视力损伤的临床研究	临床口腔医学杂志，2003，19（2）	吴湘卿 吴汉江 李运良 陈秀华
18	口腔黏膜下纤维性变组织中内皮素－1 受体的表达	中国医师杂志，2003，5（8）	吴湘卿 凌天牖 李 霞 刘 琳
19	牙龈纤维瘤病——多毛综合征 1 例报告	口腔医学研究，2003，19（6）	高义军 李文辉

2004 年

序号	论文名称	发表期刊、时间	作者
1	湖南地区口腔黏膜下纤维性变流行趋势变化（附 278 例回顾性研究）	临床口腔医学杂志,2004,20(2)	高义军
2	趋化因子 RANTES 与口腔扁平苔藓	国外医学口腔医学分册,2004,31(2)	李凤娥
3	平阳霉素局部注射治疗口腔黏膜毛细管型淋巴瘤的临床观察	口腔医学研究,2004,20(1)	吴汉江
4	放疗后牵张成骨重建下颌骨研究进展	国外医学口腔医学分册,2004,31 增刊	白明海
5	转录激活蛋白 - 1 与纤维化病变的关系	国外医学口腔医学分册,2004,31 增刊	刘　琳
6	上颌骨缺损修复中采用附着体和套筒冠方式增加赝复体稳定性的作用	中国临床康复,2004,8(20)	冯云枝
7	149 颗前牙残根残冠桩核冠修复的临床应用	中国现代医学杂志,2004,14(10)	李　纯
8	无细胞胶原基质的研究进展	国外医学生物医学工程分册,2004,27(2)	张文斌
9	低龄唇腭裂整复术患儿的护理	护理学杂志,2004,19(14)	雷璐斌
10	颊脂垫在口腔颌面部缺损中的应用	中国现代医学杂志,2004,14(15)	朱兆夫
11	21 例霉菌性上颌窦炎的临床分析	中国医师杂志,2004,6(8)	朱兆夫
12	自体颅骨移植在口腔颌面部畸形中的应用	中国医师杂志,2004,6(4)	朱兆夫
13	义齿稳固剂强力黏着粉在全口义齿加衬的临床应用	中国医学工程,2004,12(3)	李　纯
14	平阳霉素磁性微球靶向分布的实验研究	中国医师杂志,2004,6(8)	张　胜
15	C - fos, c - jun 蛋白在口腔黏膜下纤维性变组织中的表达研究	临床口腔医学杂志,2004,20(9)	刘　琳
16	学龄前唇腭裂患儿智商与父母文化程度相关性测查分析	护理学杂志,2004,19(12)	傅美华
17	上颌骨缺损修复设计的生物力学研究	临床口腔医学杂志,2004,20(8)	冯云枝
18	口腔黏膜下纤维性变发病机制的研究进展	临床口腔医学杂志,2004,20(8)	高义军
19	吸烟对口腔挥发性硫化物含量的影响	中南大学学报,2004,29(4)	高义军
20	直接法和间接法前牙桩核冠修复的临床对比观察	中南大学学报,2004,29(4)	李　纯
21	Dental CT 及三维重建与 X 线牙片比较在磨牙根分叉病变诊断中的临床价值	中国医师杂志,2004,6(10)	罗建国
22	体外培养细胞机械加力装置研究进展	国外医学口腔医学分册,2004,31(5)	白明海
23	面颊部表现为蜂窝织炎的 T 细胞淋巴瘤 1 例	口腔医学,2004,24(5)	白明海
24	牛心包引导骨组织再生的实验研究	华西口腔医学杂志,2004,22(5)	周艺群
25	三种 GBR 膜材料的比较研究	现代口腔医学杂志,2004,18(5)	周艺群
26	非综合征性唇腭裂:基因位点的研究进展	口腔颌面外科杂志,2004,14 增刊	吕　洁
27	复发性多灶性颊部黏液表皮样癌 1 例	口腔科学研究,2004,20(5)	吕　洁
28	腮腺区钙化上皮瘤 1 例	口腔科学研究,2004,20(5)	胡广伟

续上表

序号	论文名称	发表期刊、时间	作者
29	槟榔提取物对内皮细胞分泌一氧化氮的影响	临床口腔医学杂志,2004,20(8)	李 霞
30	槟榔提取物对口腔黏膜角朊细胞分泌肿瘤坏死因子a的影响	临床口腔医学杂志,2004,20(10)	李 霞
31	眶底骨折95例临床分析	现代口腔医学杂志,2004,6(18)	李运良 刘金兵

2005 年

序号	论文名称	发表期刊、时间	作者
1	口腔黏膜下纤维性变癌变的回顾性研究	临床口腔医学杂志,2005,21(2)	高义军 凌天牖 尹晓敏 姚志刚 唐杰清
2	高压氧对内皮细胞分泌一氧化氮及口腔黏膜下纤维性变的影响及其机制	中国临床康复,2005,9(6)	李 霞 凌天牖
3	牛心包衍生膜材料的制备及理化性能检测	口腔医学研究,2005,21(1)	张文斌 吴汉江 胡广伟 姚本栈 周艺群
4	培养状态下兔鼻软骨细胞生物学特征的研究	临床口腔医学杂志,2005,21(2)	白明海 吴汉江 胡广伟
5	细胞骨架与力信号传导	国外医学口腔医学分册,2005,32(2)	熊培颖 黄生高
6	超声波洁治工作头与牙面接触方式和牙石形成时间的临床观察	中国医师杂志,2005,7(4)	罗建国 邓 勇
7	叶酸及5,10亚甲酰四氢叶酸还原酶基因与非综合征性唇腭裂	国外医学口腔医学分册,2005,32增刊	吕 洁 李运良
8	牵张力对体外培养兔鼻软骨细胞影响的实验研究	口腔医学研究,2005,21(2)	吴汉江 白明海
9	左下颌骨骨嗜酸性肉芽肿1例	临床口腔医学杂志,2005,21(5)	姚本栈 胡广伟 吴汉江
10	高压氧对体外培养的内皮细胞和口腔黏膜角朊细胞分泌VEGF的影响	现代口腔医学杂志,2005,19(3)	李 霞 凌天牖
11	槟榔提取物对口腔黏膜成纤维细胞增殖活性的影响	中国现代医学杂志,2005,15(8)	李 霞 凌天牖
12	转化生长因子-β_1及其转导通路与口腔扁平苔藓(综述)	国外医学.口腔医学分册,2005,32(4)	陈剑声 柳志文

续上表

序号	论文名称	发表期刊、时间	作者
13	三维 CT 影像诊断磨牙牙根形态变异及牙周牙髓联合病变	医学临床研究,2005,22(8)	罗建国 李亚军 吴汉江 罗建光
14	左颌下血管外皮细胞瘤 1 例	口腔颌面外科杂志,2005,15(2)	吕　洁 李运良 吴湘卿
15	培养状态下兔鼻软骨细胞生物学特性的研究	临床口腔医学杂志,2005,21(2)	白明海 吴汉江 胡广伟
16	静态牵张应变对人牙周膜成纤维细胞COX－2表达的影响	临床口腔医学杂志,2005	黄生高 熊培颖 张建兴
17	双侧喙突切除改善一侧颞下颌关节强直术后开口度的探讨	口腔医学研究,2005,21(6)	李运良 刘金兵
18	农村唇腭裂患者心理健康状况调查研究	口腔颌面外科杂志,2005,15(3)	李运良 龙卫平
19	第一前磨牙 3 个根管 1 例	牙体牙髓牙周病学杂志,2005,15(12)	黄　琰 高义军
20	OLP 组织中 Smad7 蛋白的表达研究	临床口腔医学杂志,2005,21(12)	陈剑声 柳志文
21	内毒素局部注射干扰正畸牙移动的实验研究	现代口腔医学杂志,2005,19(2)	肖立伟 陈扬熙 白　丁 段培佳 张京剧
22	软衬材料在上颌骨缺损早期修复中的应用	口腔颌面修复学杂志,2005,6(1)	冯云枝 冯海兰 侯月中 吴汉江
23	不同浓度及酸碱度的氟化泡沫防龋的形态学观察	华西口腔医学杂志,2005,23(4)	李　霞 李重林 李　刚 凌天牖 蔺万斯 蔺代隆 梁　华
24	正畸力影响炎性牙周组织中肿瘤坏死因子α蛋白表达的实验研究	华西口腔医学杂志,2005,23(3)	肖立伟 陈扬熙 白　丁 张京剧 段培佳

2006 年

序号	论文名称	发表期刊、时间	作者
1	Interference of Orthodontic Teeth Movement by Topical Application of Indotoxin Orthodontic Teeth: An Experimental Study	The Chinese Journal of Dental Research, 2006,9(1)	Liwei XIAO, Xiaolun YANG, Yangxi CHEN, Ding BAI
2	口腔黏膜下纤维性变组织中 Smad2/3 蛋白的表达研究	临床口腔医学杂志,2006,22(1)	陈剑声 柳志文
3	槟榔碱在口腔黏膜纤维性变及癌变发病机制中的作用	临床口腔医学杂志,2006,22(2)	蔺 琳 凌天牖
4	胰岛素样生长因子在口腔黏膜下纤维性变组织中的表达	中国免疫学杂志,2006,22	李 霞 凌天牖
5	槟榔提取物刺激口腔黏膜角朊细胞培养上清对成纤维细胞增殖活性的影响	临床口腔医学杂志,2006,22(3)	李 霞 凌天牖
6	35 例临时可摘义齿修复的临床应用	中国医师杂志,2006,8(1)	肖立伟 龚德明 李 纯
7	口腔黏膜下纤维性变及其癌变组织中端粒酶逆转录酶表达	实用口腔医学杂志,2006,22(3)	高义军 凌天牖 尹晓敏 李 霞 黄 琰
8	上颌骨缺损赝复体修复的临床效果评价	口腔医学研究,2006,22(2)	冯云枝 冯海兰 吴汉江
9	脱细胞牛心包构建引导骨再生膜的初步研究	中国修复重建外科杂志,2006,20(3)	张文斌 吴汉江 姚本栈 胡广伟 周艺群
10	实验性骨缺损动物模型的研究进展	国外医学.口腔医学分册,2006,33	胡广伟 吴汉江
11	腭部软组织壁性成釉细胞瘤 1 例	口腔颌面外科杂志,2006,16(2)	吴平安 李运良
12	持续静压力对人牙周膜细胞 OPG 及 ODFmRNA 表达的影响	临床口腔医学杂志,2006,22(6)	黄生高 张建兴 熊培颖 王明朗 钟孝欢
13	机械力对成骨细胞活化及生物学效应影响的研究进展	临床口腔医学杂志,2006,22(4)	张建兴 黄生高

续上表

序号	论文名称	发表期刊、时间	作者
14	人牙周膜细胞体外培养和机械压力模型构建	口腔医学研究,2006,22(1)	张建兴 黄生高 钟孝欢 熊培颖
15	持续静压力对人牙周膜细胞 RANKL mRNA 表达的影响	中南大学学报,2006,31(4)	黄生高 张建兴 熊培颖 王明朗
16	微丝对牵张应变诱导的人牙周膜成纤维细胞中环氧合酶－2 表达的影响	华西口腔医学杂志,2006,24(4)	熊培颖 黄生高 张建兴
17	护骨素、破骨细胞分化因子系统与牙槽骨张建	国际口腔医学杂志,2006,33(4)	张建兴 黄生高
18	非综合征性唇腭裂与视黄酸受体－a 基因关系的研究	口腔颌面外科杂志,2006,16(3)	范国正 李运良
19	正畸拔牙临界病例的个性化设计	临床口腔医学杂志,2006,22(8)	肖立伟
20	上颌骨缺损赝复体修复语音效果评价	实用口腔医学杂志,2006,22(5)	冯云枝 冯海兰 吴汉江 李运良
21	中草药灯盏花对兔正畸牙移动过程中牙周组织血管内皮生长因子表达的影响	华西口腔医学杂志,2006,24(5)	刘长庚 黄生高 凌天牖 冯德云 黄 平 张建兴
22	"拔牙要签同意书案"的知情同意探究	医学与哲学(人文社会医学版),2006,27(10)	邹文静 冯云枝
23	MSX1 基因与非综合征性唇腭裂	国际遗传学杂志,2006,29(4)	吴平安 李运良
24	196 例固定正畸患者口腔卫生行为及状况分析	实用预防医学,2006,13(6)	王永华
25	先天性唇腭裂的遗传与环境因素分析	中华现代医学与临床,2006,3(9)	李运良 范国正 吴平安
26	口腔黏膜下纤维性变组织中 Smad7 蛋白的表达研究	口腔医学,2006,26(6)	柳志文 陈剑声 李 琳 龚波涛 凌天牖

2007 年

序号	论文名称	发表期刊、时间	作者
1	口腔扁平苔藓组织中 TGF－β_1 表达的研究	中国医师杂志，2007，9(1)	柳志文
2	槟榔碱及尼古丁对口腔角质形成细胞端粒酶逆转录酶表达的影响	中华口腔医学杂志，2007，42(1)	高义军
3	脱细胞牛心包膜材料与胶原膜引导骨再生的对照研究	中国修复重建外科杂志，2007，21(7)	吴汉江
4	大鼠髁状突软骨细胞体外分离培养和压力模型的构建	实用预防医学，2007，14(4)	黄生高
5	α－SMA 在口腔黏膜下纤维性变成纤维细胞中的表达	中国免疫学杂志，2007，23(9)	李 霞
6	Bioactivity of mica/apatite glass ceramics	中国有色金属学会会刊（英文版），2007，17(4)	冯云枝
7	加快正畸牙齿移动的外源性因素	临床口腔医学杂志，2007，23(9)	刘长庚
8	上颌窦提升术用于牙种植的研究进展	口腔医学，2007，27(10)	邝亦元
9	血管内皮生长因子在兔正畸牙牙周组织中的表达	医学临床研究，2007，24(11)	刘长庚
10	正畸力作用下牙周炎大鼠牙周膜骨保护素及配体的 mRNA 表达	华西口腔医学杂志，2007，25(5)	肖立伟
11	腮腺区婴儿型肌纤维瘤病 1 例	北京口腔医学，2007，15(6)	邝亦元
12	槟榔碱诱导口腔角质形成细胞凋亡研究	口腔医学研究，2007，23(6)	高义军
13	左上颌第二磨牙 2 根管 1 例	牙体牙髓牙周病学杂志，2007，17(1)	刘 琳
14	槟榔碱对口腔角质形成细胞端粒逆转录酶表达的影响	实用口腔医学杂志，2007，23(3)	高义军
15	念珠菌与口腔扁平苔藓关系的临床研究	临床口腔医学杂志，2007，3	凌天牖
16	口腔黏膜下纤维性变发病相关基因的功能分析	口腔医学研究，2007，2	凌天牖
17	槟榔碱对口腔角质形成细胞端粒逆转录酶表达的影响	实用口腔医学杂志，2007，3	凌天牖
18	槟榔碱对 α 平滑肌肌动蛋白在口腔黏膜成纤维细胞中表达的影响	中国现代医学杂志，2007，16	凌天牖
19	加快正畸牙齿移动的外源性因素	临床口腔医学杂志，2007，9	凌天牖
20	α－SMA 在口腔黏膜下纤维性变成纤维细胞中的表达	中国免疫学杂志，2007，9	凌天牖
21	槟榔碱预处理的口腔角质形成细胞对肌成纤维细胞分化的影响及机制	中国免疫学杂志，2007，10	凌天牖
22	血管内皮生长因子在兔正畸牙牙周组织中的表达	医学临床研究，2007，11	凌天牖
23	槟榔碱诱导口腔角质形成细胞凋亡研究	口腔医学研究，2007，6	凌天牖
24	OPG/RANKL/RANK 系统及其临床应用	国际病理科学与临床杂志，2007，6	凌天牖

续上表

序号	论文名称	发表期刊、时间	作者
25	牛心包衍生材料引导成骨效应的 X 射线和骨密度评估	中国组织工程研究与临床康复,2007,2	吴汉江
26	脱细胞牛心包膜材料与胶原膜引导骨再生的对照研究	中国修复重建外科杂志,2007,7	吴汉江
27	上颌窦提升术用于牙种植的研究进展	口腔医学,2007,10	吴汉江
28	腮腺区婴儿型肌纤维瘤病 1 例	北京口腔医学,2007,6	吴汉江
29	下颌第二磨牙冠周炎致面颊瘘 1 例	临床口腔医学杂志,2007,8	李运良
30	成人个别前牙缺失修复前的正畸治疗体会	医学临床研究,2007,2	黄生高
31	磨牙完全纵折 191 例临床分析	湘南学院学报(医学版),2007,1	黄生高
32	灯盏花离子导入与局部注射对兔正畸牙移动影响的对比研究	中成药,2007,7	黄生高
33	碱性成纤维细胞生长因子与骨改建	湘南学院学报(医学版),2007,3	黄生高
34	大鼠髁状突软骨细胞体外分离培养和压力模型的构建	实用预防医学,2007,4	黄生高
35	槟榔碱对口腔角质形成细胞端粒酶逆转录酶表达的影响	实用口腔医学杂志,2007,3	高义军
36	左上颌第二磨牙 2 根管 1 例	牙体牙髓牙周病学杂志,2007,1	柳志文
37	正畸力作用下牙周炎大鼠牙周膜骨保护素及配体的 mRNA 表达	华西口腔医学杂志,2007,5	肖立伟

2008 年

序号	论文名称	发表期刊、时间	作者
1	A – RDMJ 对小鼠涎腺放射性损伤后唾液生化指标变化的影响	临床口腔医学杂志, 2008, 24(2): 119 – 120	吴汉江
2	颧弓骨折的分型及其治疗方法	临床口腔医学杂志, 2008, 24(2): 119 – 120	吴汉江
3	PKB/Akt 与头颈部鳞癌靶向治疗研究进展	北京口腔医学,2008, 16(4): 238 – 240	柳志文
4	基质金属蛋白酶及其抑制剂与口腔扁平苔藓关系研究新进展	口腔医学, 2008,28(4):216 – 218	柳志文
5	口腔黏膜下纤维性变及其癌变组织中 Survivin、c – myc 的表达	实用口腔医学,2008,24(3):448 – 449	高义军
6	Smad 蛋白在口腔黏膜肌成纤维细胞转分化中的作用	临床口腔医学杂志,2008, 12	李　霞 凌天牖
7	下颌阻生智齿拔除后第二磨牙及其牙周变化的临床研究	湖南师范大学学报(医学版),2008,1	何　蕾 肖立伟
8	灯盏花对体外培养人牙龈成纤维细胞增殖的影响	临床口腔医学杂志, 2008,9	文富强 刘长庚 罗建国

2009 年

序号	论文名称	发表期刊、时间	作者
1	上皮组织在口腔黏膜下纤维性变发病中的作用	临床口腔医学杂志	凌天牖
2	云母/氟磷灰石生物玻璃瓷的体内外生物学性能研究	中国现代医学杂志	冯云枝
3	不同材料修复喇叭形根管口的实验观察	华西口腔医学杂志	冯云枝
4	不同桩核和粘连系统冠向微渗漏的实验研究	实用口腔医学杂志	冯云枝
5	桩道预备及桩修复对根尖封闭性的影响	华西口腔医学杂志	冯云枝
6	IGF－1 联合 TGF－β_1 促成骨细胞的增殖和分化效应	中国现代医学杂志	黄生高
7	牵张力作用下甲状旁腺激素相关蛋白对人成骨样细胞增殖的影响	华西口腔医学杂志	黄生高
8	正畸力作用下基质金属蛋白酶－1 及金属蛋白酶组织抑制因子－1 在龈沟液中的表达	中国现代医学杂志	黄生高
9	牵张力与雌激素对兔鼻软骨细胞增殖效应调节的初步研究	口腔医学研究	白明海 吴汉江
10	湖南省娄底市城区中小学生嚼槟榔情况调查	华西口腔医学杂志	高义军
11	股前外侧皮瓣在口腔颌面部缺损修复中的应用	中华耳鼻咽喉头颈外科杂	王 铠
12	以旋股外侧动脉降支为蒂的穿支嵌合皮瓣修复口腔颌面部缺损	中华整形外科杂志	王 铠
13	口腔角质形成细胞与成纤维细胞共培养对胶原代谢的影响	现代生物医学进展,2009,10	李 霞 凌天牖 高义军 童建斌
14	变色前牙冠内去除唇侧着色牙本质光固化树脂修复的临床研究	口腔医学研究,2009,3	张清林 谢 辉 段红明
15	凋亡抑制蛋白 XIAP 在舌鳞癌组织中表达的研究	现代生物医学进展,2009,14	张 胜 吕 燕 吴汉江 凌天牖
16	右上第二磨牙五根管 1 例	现代口腔医学杂志,2009,5	邢 莉 蔡秋雁 柳志文
17	肿瘤相关候选基因在舌鳞癌中的筛选	现代生物医学进展,2009,20	张 胜 蒋飞荣 周 文 冯湘玲 吴汉江 凌天牖
18	唇腭裂儿童序列治疗中的人性化护理	当代护士(学术版),2009,1	徐庆梅

2010 年

序号	论文名称	发表期刊、时间	作者
1	游离股前外侧肌皮瓣修复舌癌连续整块切除术后缺损	中国修复重建外科杂志,2010,1	刘金兵 吴汉江 朱兆夫 吴湘卿 谭宏宇 王　铠
2	玻璃纤维桩修复不同缺损程度前牙抗折裂性能的比较	实用口腔医学杂志,2010,1	王压冲 冯云枝 陈　梅
3	Beyond 冷光美白技术漂白着色牙的临床疗效观察	中国现代医学杂志,2010,4	尹晓敏 高义军 谢晓莉
4	湖南地区 5443 例口腔颌面部恶性肿瘤临床分析	中国口腔颌面外科杂志,2010,2	邓明辉 吴汉江
5	口腔扁平苔藓治疗进展	中国实用口腔科杂志,2010,3	李洁婷 柳志文
6	西帕依固龈液治疗复发性口腔溃疡的疗效研究	中国现代医学杂志,2010,9	尹晓敏 高义军
7	旋转脉动磁场对兔正畸牙槽骨改建的影响	吉首大学学报(自然科学版),2010,2	康祖铭 李春梅 石　君 沙永红
8	FHIT 和 MDM2 在口腔黏膜下纤维性变及其癌变组织中的表达	中南大学学报(医学版),2010,6	尹晓敏 温春燕 韩玉玲 高义军 唐瞻贵
9	开窗减压对颌骨牙源性囊性病变治疗作用研究	现代生物医学进展, 2010, 13	胡方育 李卓明 胡传宇 吴湘卿
10	体外培养兔鼻软骨细胞在静态牵张应力作用下增殖活性变化及其临床意义	中国美容医学, 2010, 8	白明海 吴汉江 张婷婷 姜莘长 凌天牗
11	槟榔碱对 HaCaT 细胞增殖活性及 S100A7mRNA 表达的影响	口腔医学研究, 2010, 5	刘　健 凌天牗 傅润英 谢　辉

续上表

序号	论文名称	发表期刊、时间	作者
12	抓钩式内支撑颧弓骨折固定器的研制及生物力学稳定性的研究	口腔医学，2010，10	邝亦元 吴汉江 张建一 游 弋 王 淼 孟力平 周书俊
13	875 例口腔黏膜鳞癌患者吸烟、饮酒、咀嚼槟榔情况的回顾性分析	口腔医学，2010，10	邓明辉 吴汉江
14	口腔扁平苔藓患者负性生活事件、人格特征与血清皮质醇的相关性研究	实用口腔医学杂志，2010，6	侯大为 柳志文
15	槟榔时尚与疾病	医学与哲学（人文社会医学版），2010，10	张姗姗 凌天牖 贺达仁

2011 年

序号	论文名称	发表期刊、时间	作者
1	面颈部多发性毛母质瘤 1 例报告及文献复习	中国口腔颌面外科杂志，2011，2	刘 哲 王 铠 冯云枝 梁 斌
2	不同排龈药物的排龈效果观察	华西口腔医学杂志，2011，1	冯云枝 曾晓华
3	口腔黏膜下纤维性变致病因素研究进展	中国实用口腔科杂志，2011，2	高义军 尹晓敏
4	有限元分析 3 种单侧颞颌关节强直治疗手术模型双侧髁突表面应力分布的特点	中南大学学报（医学版），2011，3	游 弋 吴汉江
5	舌癌连续整块切除血管化（肌）皮瓣修复重建术后的功能评价	中国现代手术学杂志，2011，3	杨骁伦 吴汉江
6	湖南省老年人牙齿缺失及修复情况抽样调查	现代口腔医学杂志，2011，4	刘 哲 冯云枝
7	不同充填体系根管充填后纤维桩修复的根尖封闭能力比较	口腔颌面修复学杂志，2011，2	周 静 冯云枝
8	SiO_2 薄膜对镍铬合金烤瓷冠色彩再现的影响	华西口腔医学杂志，2011，4	伍 栋 冯云枝
9	3M 光固化玻璃离子修复楔状缺损的临床分析	吉首大学学报（自然科学版），2011，2	康祖铭 沙永红 刘细寒

续上表

序号	论文名称	发表期刊、时间	作者
10	丹参对正畸牙牙周组织 bFGF 表达的影响	中国现代医学杂志,2011,25	黄生高 王月辉 周玥颖 刘长庚
11	口腔黏膜下纤维性变癌变的相关危险因素分析	中国现代医学杂志,2011,21	肖艳波 尹晓敏 高义军
12	口腔癌患者术后睡眠紊乱治疗的探讨	中华肿瘤防治杂志,2011,17	谭向荣 葛明华 吴汉江
13	槟榔碱及口腔角质形成细胞对成纤维细胞胶原酶活性的影响	中国现代医学杂志,2011,27	李 霞 凌天牖 高义军
14	68 例口腔癌根治并皮瓣修复术患者的呼吸道护理	当代护士(学术版),2011,7	杨荣红
15	舌鳞状细胞癌组织中 EphA7 和 MTDH 表达及其临床病理意义	中南大学学报(医学版),2011,12	邓年丰 冯云枝

2012 年

序号	论文名称	发表期刊、时间	作者
1	细胞因子 IL-6,TGF-β_1 在口腔黏膜下纤维性变中的表达	临床口腔医学杂志,2012,10	谢 辉 刘 健 凌天牖
2	趋化因子 CCR2,CXCL9 在口腔黏膜下纤维性变中的表达	临床口腔医学杂志,2012,11	谢 辉 刘 健 凌天牖
3	舌鳞癌组织中 CHK1 和 RAD51 的表达及其临床病理意义	口腔颌面外科杂志,2012,6	邓年丰 冯云枝
4	HGF/c-met 在口腔黏膜下纤维化组织中表达的研究	实用口腔医学杂志,2012,1	张姗姗 凌天牖
5	成纤维细胞、肌成纤维细胞与口腔黏膜下纤维性变	临床口腔医学杂志,2012,2	张姗姗 凌天牖
6	钛氟金云母/磷灰石玻璃陶瓷涂层与成骨细胞生物相容性研究	口腔颌面修复学杂志,2012,1	赵莹琼 冯云枝
7	漂白剂对玻璃离子水门汀类材料充填 V 类洞边缘微渗漏的影响	华西口腔医学杂志,2012,4	唐健霞 冯云枝
8	颈部淋巴结包膜外侵犯的研究现状	实用口腔医学杂志,2012,4	任振虎 吴汉江

2013 年

序号	论文名称	发表期刊、时间	作者
1	TLR2 在口腔黏膜下纤维性变组织中的表达及意义	临床口腔医学杂志,2013,1	闵 倩 凌天牖
2	纤维桩树脂核修复下颌第一磨牙残根残冠的临床疗效	中国医药科学,2013,1	胡硕雪
3	口腔黏膜下纤维性变的治疗研究进展	口腔医学,2013,5	张姗姗 凌天牖
4	口腔结核性溃疡 1 例	临床口腔医学杂志,2013,6	张新祥 柳志文
5	压应力对小鼠单核细胞 RAW264.7DNAX 活化蛋白 12、抗酒石酸酸性磷酸酶表达的影响	华西口腔医学杂志,2013,4	黄生高 凌天牖 钟孝欢 刘云峰
6	槟榔碱对人脐静脉内皮细胞表型改变的诱导作用	临床口腔医学杂志,2013,7	王 晓 凌天牖
7	Mtwo 镍钛系统在根管再治疗中的性能评价	山西医科大学学报,2013,8	梁 斌 高义军 刘 哲
8	梅毒在口腔黏膜表现的临床分析——附 8 例报告	临床口腔医学杂志,2013,8	陈不凡 柳志文
9	口腔尖锐湿疣 1 例	临床口腔医学杂志,2013,10	刘 珍 肖立伟
10	舌鳞癌预后的临床评价	口腔医学,2013,09	龚朝建 吴汉江
11	Mtwo 镍钛系统在根管再治疗中对根尖微渗漏的影响	山西医科大学学报,2013,9	梁 斌 高义军 刘 哲
12	灯盏花对成骨细胞及破骨前体细胞 OPG/RANKL/RANK 表达的影响	中国中西医结合杂志,2013,12	刘长庚 罗启贤 凌天牖 莫业跃 程自力 黄生高 莫 晖
13	脉管性疾病的临床治疗现状	中国医药指南,2013,27	任振虎 吴汉江

论文统计三（1997—2013）

序号	论文名称	发表期刊、时间	作者
1	套管针吸引系统清洗根管效果和根尖孔压力变化的体外实验	湖南医科大学学报，1997，22（3）	黄建华
2	套管针吸引系统清洗根管碎屑挤出量研究院	华西口腔医学，1999，21（7）	黄建华
3	Nd：YAG 激光照射辅助根管治疗的术后反应观察	湖南医学，2001，3	郭新程
4	舌癌中 Langerhans 细胞的图像分析研究	中国现代医学杂志，2001，7（4）	郭新程
5	实验性口腔癌朗格罕氏细胞的动态研究	实用预防医学，2001，4	郭新程
6	湖南永顺 3~5 岁儿童龋病调查	实用预防医学，2001，4	颜学德
7	铜针治疗颌面部海绵状血管瘤	湖南医学，2001，4	颜学德
8	颧上颌复合体骨折坚固内固定	湖南医学，2001，8	颜学德
9	口腔颌面部癌及癌旁组织端粒酶检测	中国肿瘤，2001，10（8）	陈良建
10	涎腺肿瘤端粒酶的检测及其临床意义	湖南医科大学学报，2002，3	陈良建
11	Nd：YAG 激光联合光敏黏结剂治疗牙本质过敏症	湖南医科大学学报，2002，4	颜学德
12	吸烟对牙周病治疗效果的影响	中国医师杂志，2002，9	颜学德
13	牵张成骨术在腭裂中的研究进展	口腔颌面外科杂志，2002，1	黄建华
14	金瓷修复体修复磨牙残根、残冠的疗效评价	中国现代医学杂志，2002，16	颜学德
15	物理辅助治疗面颈部急性淋巴结炎	湖南医科大学学报，2003，3	杨　浩
16	铸造桩核烤瓷全冠在后牙残冠和残根修复中的临床价值	湖南医科大学学报，2003，4	陈良建
17	弹性义齿在后牙缺失修复中的应用研究	医学临床研究，2003，7	何放农
18	应用牵张成骨术后退腭部的实验研究	口腔颌面外科杂志，2003，2	黄建华
19	腭部牵张延长的实验研究	郧阳医学院学报，2003，2	黄建华
20	用脉冲 Nd：YAG 激光治疗腭部静脉畸形 16 例	中国激光医学杂志，2003，2	杨　浩
21	替硝唑碘仿糊剂治疗乳牙牙髓病和根尖周病的应用研究	中国现代医学杂志，2003，7	陈良建
22	涎腺肿瘤细针吸取标本端粒酶活性检测及其临床意义	中国现代医学杂志，2003，15	陈良建
23	腭部牵张延长对上颌骨生长发育的影响	郧阳医学院学报，2003，5	黄建华
24	颌骨牵张成骨术的影响因素	口腔颌面外科杂志，2003，4	黄建华
25	牵张成骨术中软组织变化及其影响因素	口腔颌面外科杂志，2003，4	李新民
26	刮治加磨削及冷冻治疗牙源性角化囊肿 47 例疗效观察	中国医师杂志，2004，4	陈良建
27	口内途径坚强内固定术治疗下颌骨骨折 29 例报告	临床口腔医学杂志，2004，6	李新民

续上表

序号	论文名称	发表期刊、时间	作者
28	牵张成骨修复犬腭裂愈合过程的观察	口腔颌面外科杂志,2005,1	李新民
29	口腔鳞癌中 RHAMM mRNA 的表达研究	临床口腔医学杂志,2005,4	仝向娟
30	口腔鳞癌组织中 Survivin 蛋白的表达及与血管生成的关系	癌症,2005,11	黄建华
31	截骨牵张联合骨缝牵张对腭裂修复后咬合关系影响的实验研究	临床口腔医学杂志,2006,4	李新民
32	角色表演在口腔科学见习教学中的应用	实用预防医学,2006,4	陈良建
33	唇裂术后低体温1例	口腔颌面外科杂志, 2008,3	郭新程
34	激光治疗起疱型口腔黏膜下纤维性变48例疗效观察	医学临床研究,2008,6	郭新程
35	下颌骨骨折坚强内固定术后钛板取出原因分析	临床和实验医学杂志,2008,5	郭新程
36	种植体的结构和弹性模量对骨界面应力分布影响	中南大学学报（自然版）,2009,2	陈良建 李益民
37	充气式硅橡胶赝复体修复单侧上颌骨缺损的研究	口腔颌面修复杂志,2009	陈良建 黄冬梅
38	用 CT 资料构建上颌骨缺损区实体模型的研究	口腔颌面修复杂志,2009,1	陈良建 黄冬梅
39	两种光固化正畸黏结剂聚合度的比较	北京口腔医学,2010,3	欧平花 厉 松 倪景华
40	动静态下仿生型钛种植体界面应力与疲劳行为的有限元分析	中南大学学报（医学版）,2010,7	陈良建 郭小平 李益民 李 挺
41	唾液腺肌上皮癌13例临床分析	上海口腔医学,2011,6	卢若煌 唐瞻贵 苏 彤 全宏志 朱文渊 甘平平
42	64例髁突骨折病例的治疗体会	临床口腔医学杂志,2012,12	邓飞才 汪伟明 卢若煌
43	巨舌症1例报告并文献复习	中国中医药现代远程教育,2012,7	鲁汝清 郭新程 潘 超 邓幼杰 陶山松 余明珠 张 博

续上表

序号	论文名称	发表期刊、时间	作者
44	几种骨量测定方法在上颌骨中应用的比较研究	中国口腔种植学杂志,2012,2	陈良建 吴泽烨 龙柳秀 杜　玉 付春颖
45	开窗减压术治疗颌骨囊肿 54 例临床研究	临床口腔医学杂志,2013,3	邓飞才 卢若煌 王月红 全宏志
46	不同方法制备钛种植体对成骨细胞黏附影响的体外研究	山西医科大学学报,2013,1	崔晓明 陈良建 郑　遥

5.4　成果统计

1978—2011 年

获奖时间	项目名称	获奖人员	获奖类别和等级	授奖部门
1978	10% 明矾液治疗颌面部深部血管瘤	刘蜀蕃、沈子华	全国医药卫生科学大会奖	
1988	口腔黏膜下纤维性变的研究	刘蜀蕃 翦新春 沈子华	湖南省教委科技进步二等奖	
1993	上颌骨缺损的赝复治疗	陈运美 李　纯	湖南省医药卫生科技进步四等奖	
1996	双侧唇腭裂术后严重鼻唇畸形新术式的设计及应用研究	翦新春 陈新群 粟红兵 沈子华等	湖南省医药卫生科技进步二等奖	
1996	大蒜对口腔癌变影响的研究	唐瞻贵 沈子华 刘蜀蕃 翦新春等	湖南省医药卫生科技进步二等奖	
1997	大蒜对口腔癌变影响的研究	唐瞻贵 沈子华 刘蜀蕃 翦新春等	湖南省科技进步三等奖	
2000	乳腺良恶性疾病生物学行为和特性的系列研究	黄俊辉等	科学技术进步三等奖	教育部 98－423

续上表

获奖时间	项目名称	获奖人员	获奖类别和等级	授奖部门
2001	口腔黏膜下纤维性变病因、发病机理及治疗的系列研究	凌天牖 黄生高 冯云枝 高义军等	湖南省科技进步三等奖	
2001	口腔黏膜下纤维性变系列研究	刘蜀蕃	中华医学科技奖三等奖	
2004	口腔疣状癌系列研究	唐瞻贵	湖南医学科技奖二等奖	中华医学会 湖南分会
2005	口腔疣状癌系列研究	唐瞻贵	湖南科学技术进步奖三等奖	湖南省 人民政府
2005	双侧唇裂或唇腭裂术后继发畸形Ⅱ期治疗的基础与临床研究	翦新春	湖南医学科技奖一等奖	
2006	双侧唇裂或唇腭裂术后继发畸形Ⅱ期治疗的基础与临床研究	翦新春	中华医学科技奖三等奖	
2008	以牛心包为材料的天然衍生引导骨再生膜材料的实验研究	吴汉江 张文斌 胡广伟 周艺群 姚本栈 游 弋	湖南医学科技奖二等奖	湖南省 医学会
2009	大蒜素对根尖周病影响的研究	谢晓莉 刘斌杰 尹晓敏 吴颖芳 刘 虹 唐瞻贵 方厂云 阙国鹰	湖南医学科技奖二等奖 湖南省科学技术进步奖三等奖	湖南医学科技奖奖励委员会 湖南省人民政府
2010	翼腭窝及邻近结构肿瘤治疗新术式及应用研究（20104208 - J2 - 061 - R04）	翦新春 蒋灿华 郭 峰 胡延佳 陈新群 刘景平 刘志敏 高 兴	湖南省科学技术进步奖二等奖	湖南省 人民政府
2011	翼腭窝及其邻近结构肿瘤治疗系列新术式的创立及临床应用	翦新春 孙 坚 郑家伟 季 彤 蒋灿华 叶为民 郭 峰 李 军	中华医学科技奖三等奖	中华医学会

续上表

获奖时间	项目名称	获奖人员	获奖类别和等级	授奖部门
2011	丹参联合糖皮质激素治疗口腔黏膜下纤维性变的基础和临床研究	彭解英 吴颖芳 阙国鹰 尹晓敏 刘丽芳 李 明 庞丹琳 许春姣	湖南省职工科技创新奖	
2011	提高临床医学生人文医学职业能力的探讨	黄俊辉 李奉华 阙国鹰 唐瞻贵 刘良奎 米大丽 张曦蓓 钟美佐	湖南省高等教育研究 三等奖	湖南省 教育厅
2011	MIF 对耐 ADM 人乳腺癌细胞 MCF-7/1DM 体内外耐药逆转作用	黄俊辉等	科技论文二等奖	长沙市 科技局
2012	提高医学生人文医学执业能力方法	黄俊辉 李奉华 阙国鹰 唐瞻贵 刘良奎 米大丽	教学成果一等奖	中南大学
2013	乳腺癌淋巴管生成与定位的系列研究	黄俊辉 郭旭辉 李洋等	科学技术进步三等奖	湖南省 科技厅

5.5 著作统计

著作名称	作 者	出版时间	出版单位
口腔内科学	刘蜀蕃（参编）	1957	
外科小手术学	沈子华（参编）		
颈部疾病学	刘蜀蕃 沈子华（参编）		
耳鼻咽喉科理论与实践	刘蜀蕃 沈子华（参编）	1986	
国家执业医师/助理执业医师资格考试应试参考丛书·口腔医学专业分册	翦新春 彭解英（主编）	1999	湖南科学技术出版社
实用眼耳鼻咽喉口腔科手册	翦新春（主编）	2001	湖南科学技术出版社
临床操作与思辨能力训练丛书·口腔分册	翦新春（主编）	2002	湖南科学技术出版社

续上表

著作名称	作 者	出版时间	出版单位
口腔科基本技术操作	翦新春（主编）	2002	湖南科学技术出版社
口腔内科学	刘蜀蕃（参编）	1957	人民卫生出版社
外科小手术学	沈子华（参编）	1982	人民卫生出版社
颈部疾病学	刘蜀蕃（参编）	1986	上海科技出版社
耳鼻咽喉科理论与实践	沈子华（参编）	1986	人民卫生出版社
最新医疗保健实用手册	翦新春（参编）	1993	湖南科学技术出版社
疾病的自我诊断与防治	彭解英（参编）	1995	中国农业出版社
新编实用药物手册	彭解英（参编）	1995	湖南科学技术出版社
九亿农民健康教育读本	翦新春（参编）	1996	湖南科技出版社
简明中西药物手册	谢晓莉（参编）	1996	湖南科学技术出版社
简明口腔科学	翦新春（参编）	1999	人民卫生出版社
口腔颌面外科口腔颌面整形外科手术图谱	翦新春（参编）	1999	湖北科技出版社
病人标准护理计划（妇产、儿、神内、传染、眼、耳鼻咽喉、口腔、皮肤科分册）	左春香 邹银慧 黄珍兰（参编）	1999	湖南科学技术出版社
口腔颌面部畸形与缺损外科学	翦新春（主编）	2000	湖南科学技术出版社
临床常用技术操作规程与医疗事故鉴定要点	黄俊辉（主编）	2000	人民卫生出版社
全科医学临床药物学	唐瞻贵（参编）	2001	科学出版社
口腔科学（五年制教材）	翦新春（参编）	2001	人民卫生出版社
老年医疗保健全书	唐瞻贵（参编）	2001	湖南科学技术出版社
中南大学住院医师规范化培训细则	翦新春（参编）	2001	湖南科学技术出版社
常见病中西医基本医疗	陈新群（参编）	2002	人民卫生出版社
病历书写错误400例	李奉华（参编）	2002	湖南科学技术出版社
住院医师规范化培训实施细则	黄俊辉（副主编）	2002	湖南科学技术出版社
口腔颌面肿瘤外科手术彩色图谱	翦新春（主编）	2003	世界图书出版公司
病案规范书写手册	李奉华（主编）	2003	中南大学出版社
传染性非典型肺炎防治手册	李奉华（主编）	2003	中南大学出版社
乡村医师手册	黄俊辉（参编）	2004	人民卫生出版社
医学临床"三基"训练·医学管理分册	黄俊辉（参编）	2004	湖南科学技术出版社
常见急症救治程序与医院急诊管理规范	李奉华（参编）	2004	中南大学出版社
临床医学"三基"训练医院管理分册	李奉华（参编）	2004	湖南科学技术出版社
执业医师技能考试应试指南（西医）	翦新春（副主编）	2005	科学技术文献出版社

续上表

著作名称	作 者	出版时间	出版单位
临床医学专业考试名校指导丛书——口腔科学	谢晓莉 唐瞻贵(主编)	2005	湖南科学技术出版社
临床肿瘤学教程	黄俊辉(主编)	2006	湖南科学技术出版社
中国口腔医学年鉴	翦新春(参编)	1999	四川科学技术出版社
Oral Cancer Research Advance	翦新春(参编)	2008	Nova Biomedical Book
常见病的防治	黄俊辉(主编)	2008	湖南科学技术出版社
国家执业医师资格考试应试教材·实践技能——口腔执业(助理)医师	黄俊辉(主审) 唐瞻贵(主编)	2008	新世界出版社
中南大学临床专科医师培养实施细则	黄俊辉(副主编)	2008	中南大学出版社
Oncologic Surgery of the Pterygopalatine Fossa and Adjacent Structures	翦新春(主编)	2009	Nova Science Publishers Inc.
口腔科学住院医师手册	胡延佳(参编)	2009	科学技术文献出版社
唇裂或唇腭裂术后继发畸形的 II 期整复治疗	翦新春(主编)	2010	科学技术文献出版社
临床肿瘤诊断与治疗学	黄俊辉(主编)	2010	湖南科学技术出版社

第6章　英才荟萃

　　湘雅口腔医学教育发展到今天，凝聚了所有湘雅口腔人的心血和汗水。本章仅介绍了博士研究生导师、硕士研究生导师和副高职称以上的专家。由于时间跨度较大，有个别专家因工作调动或已经离世，无法找到他们的材料。专家材料由个人提供，未提供个人材料的由编者从各自医院网下载而来，特此说明。

博士研究生指导教师（以大学批准招生时间为序）

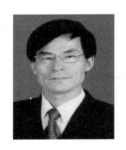

　　翦新春，男，1951年出生，湖南省安乡县人，二级教授，一级主任医师，口腔颌面外科美容执业主诊医师，中南大学"湘雅名医"，整形外科学博士研究生导师，1975年毕业于原湖北医学院口腔医学系（现武汉大学口腔医学院），1976年1月—1983年8月在湖南省人民医院口腔科任住院医师，1983年8月考入湖南医学院研究生院攻读口腔医学硕士研究生，1986年6月获湖南医学院医学硕士学位，1987年10月—1988年4月在原上海第一医学院附属华山医院口腔颌面外科进修学习，1992年10月—1994年5月在美国弗吉尼亚州立大学医学院口腔颌面外科研究口腔颌面部创伤修复治疗，被聘为弗吉尼亚州立大学牙学院口腔颌面外科客座教授，1986年6月毕业以后，被分配在湖南医学院湘雅医院任口腔科主治医师，1991年8月晋升为副主任医师、副教授，1998年10月晋升为主任医师，教授，1992年被聘为口腔医学口腔颌面外科硕士生导师，2001年被聘为原湖南医科大学湘雅医院外科学整形外科专业博士生导师。

　　1989—1992年任湖南医学院湘雅医院口腔科副主任；1992年8月—2001年3月任湖南医科大学湘雅医院口腔科教研室主任、口腔科主任；2001年4月—2008年9月任中南大学湘雅医院口腔科教研室主任、口腔科主任；1994年10月—2001年3月任湖南医科大学口腔医学系第一副主任；2001年4月—2007年8月任中南大学口腔医学院院长；1993年8月—2008年8月任湖南医科大学口腔医学系、中南大学湘雅口腔医学院口腔颌面外科主任；现任中南大学口腔癌前病变研究所所长，兼任中华口腔医学会理事会常务理事，中华口腔医学会口腔颌面外科专业委员会委员，中华口腔医学会口腔颌面外科专业委员会唇腭裂学组委员，中华口腔医学会口腔颌面外科专业委员会整形修复学组委员，中国医师协会整形美容分会常务委员，湖南省口腔医学会会长，湖南省口腔医院管理协会副主任委员，武汉大学长沙校友会副会长，美国弗吉尼亚州立大学牙学院客座教授，《中华医学美学美容杂志》《中华口腔医学研究杂志(电子版)》等国内 21 种杂志的编委和特邀编委，*Chinese Medicine Journal* 特邀审稿人。

现任中南大学湘雅医院口腔颌面外科 I 级主任医师、II 级教授，整形外科学博士生导师、中南大学"湘雅名医"、口腔颌面外科美容执业主诊医师，长期从事口腔颌面外科医疗、教学与科研工作。

1984 年在中国内地首次发现了口腔黏膜下纤维性变，并对该病的病因、病理、诊断、治疗进行了系统的研究，从此展开了对口腔癌前病变及癌的诊断与治疗工作，2000 年又在国内进行了首例游离腹直肌肌皮瓣血管吻合全舌再造成功，1995 年以来，在国内较早开展了颅前窝及颅中窝肿瘤的诊断与治疗研究，1996 年由本人设计的 Barbosa 改良法治疗了第一例翼腭窝恶性肿瘤患者获得成功，并在美国 *Journal of Oral and Maxillofacial Surgery*(1998)上发表，获得世界上多位颅底外科肿瘤专家的认同，并于 2003 年在国内由世界图书出版西安公司出版了国内第一本中英文对照解说的专著《口腔颌面肿瘤外科手术彩色图谱》，2007 年 4 月应美国 NOVA 科技出版公司之约，合作撰写出版了 *Oral Cancer Research Advances*，2007，从 1991 年开始，根据双侧唇裂患者术后仍有继发鼻唇畸形的特点，对该病患者的继发畸形的特点进行了全面系统的研究并分类，对不同的畸形，设计了不同的术式，在临床取得了极为良好的术后效果，使上千例患有双侧唇裂的患者改善了面容，并于 2000 年将自己的经验以专著《口腔颌面部畸形与缺损外科学》于湖南科学技术出版社出版，获国内专家及同仁的一致好评。

主要从事口腔颌面部先后天畸形与缺损的整复与重建、口腔颌面颈部肿瘤，尤其是颅中窝的良恶性肿瘤的诊断与治疗及口腔颌面颈部癌前病变分子致病机理的研究，先后主持了国家科技部"十五"重大疾病攻关课题、国家自然科学基金课题面上项目 3 项，美国 CMB 基金、湖南省科技厅自然科学基金及湖南省科技厅科技发展基金等项目 12 项，在国际国内各类专业期刊上发表专业论文 386 篇，其中在国外期刊(英文)发表 SCI 论文 34 篇。专著《口腔颌面部畸形缺损外科学》《口腔颌面部肿瘤手术彩色图谱》；主编口腔医学学术专著 7 部，参编 *Oral Cancer Research Advances*(New York)、《口腔科学》(人民卫生出版社，第 5~8 版)等教材 13 部，先后获得中华人民共和国教育部科技进步二等奖 1 项，国家卫生部医学科技进步三等奖 2 项，湖南省科技进步二等奖 1 项，湖南省教育厅、湖南省卫生厅及中南大学科技进步奖 18 项，先后指导硕士、博士研究生 106 名，1992 年 10 月被美国弗吉尼亚州立大学牙学院聘为"客座教授"，2002 年 3 月被湘雅医院授予"湘雅名医"称号，2006 年 9 月被武汉大学口腔医学院授予第一届"杰出校友"称号，2006 年因在唇腭裂 II 期修复中的特殊贡献而获中国医师协会整形美容医师分会"白天鹅优秀科技成果奖",2007年12月被聘为中南大学湘雅医院Ⅰ级主任医师,Ⅱ级教授,2012年4月被中南大学评为中南大学"湘雅名医"。

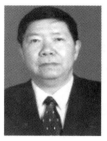

凌天牖,男,湖南省平江县人,1942年11月11日出生于湖南长沙市,教授。1962—1968年于北京医学院口腔医学系学习,1969—1976年在青海省泽库县人民医院工作,1976年4月来湖南医学院附属第二医院口腔科工作。曾任原湖南医科大学附二医院口腔科副主任(1984—)、口腔医学系副主任(1986—)、中南大学湘雅二医院副院长(1993—),教授,博士生导师。1991—1992年公派美国西雅图华盛顿口腔生物学研究所做访问学者,访问期间在美国《临床免疫学杂志》发表《成人牙周炎IGg亚型含量的研究》。《中国中西医杂志》常务编委,《中国现代医学杂志》常务编委,曾任湖南省口腔协会(1982—1988年)专业委员、秘书,1993—2000年任湖南省医院图书信息专业委员会主任委员。培养博士生11名,硕士生10余名,获10余项省厅级科研课题,3项省厅级科研成果奖,2项地市级科研成果奖,共发表论文50余篇,主编著作1部,参编4部。在口腔黏膜病方面,特别是在口腔黏膜下纤维性变病因机制的研究、临床诊断及治疗方面有很高的造诣,创造性地提出一些新的观点和方法,居国内领先水平。是我省著名的口腔医学专家。

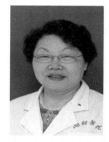

彭解英,女,1949年9月出生于湖南省隆回县,中共党员,教授,主任医师,主要从事口腔黏膜溃疡、疼痛等疑难杂症的诊治,对口腔黏膜白斑、扁平苔藓、溃疡性疾病、念珠菌感染性口炎等疾病的治疗有独到之处,长期工作在临床第一线,拥有广大的病人群,特别是从1994年开始,主攻口腔黏膜下纤维性变(OSF)病因病机及临床治疗方面的研究,率先开展用中西药结合局部治疗口腔黏膜下纤维性变,在国内属领先水平,目前已成为国内OSF的治疗中心,并结合临床开展科研工作,先后在国内著名杂志发表论文90余篇,共培养毕业硕士生20余人,博士生5人,获省科委、省中医药局、省教委资助课题10项,参与完成国家科技部"十五"攻关子课题1项,获中华医学科技进步三等奖1项,其研究成果"内皮素-1与OSF的关系"已被收编入口腔医学专业五、七年制教材,其所带领开展的"丹参联合糖皮质激素治疗口腔黏膜下纤维性变的基础和临床研究"项目于2011年5月获得了湖南省首届职工科技创新奖二等奖。

现任中华口腔医学会口腔黏膜病专业委员会委员、中华医学会老年口腔医学专业委员会委员、国家教育部、科技部科技成果评审专家、省科技厅基金及科技成果评审专家、湖南省口腔医学会常务委员、省卫生厅职称评审专家、省职业病鉴定评审专家、省及长沙市医疗事故鉴定委员会评审专家、省执业医师考试主考官、《口腔医学杂志》和《中国现代医学杂志》编委。

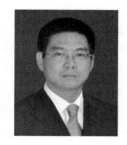

唐瞻贵，男，1964 年 2 月出生，湖南道县人，医学博士，博士后，教授，主任医师，中南大学"湘雅名医"，博士生导师，现任中南大学湘雅口腔医院院长，口腔医学院院长，口腔医学研究所所长，美国肿瘤学会委员，国际口腔癌大会委员，中国整形美容协会口腔整形美容分会常委，中华口腔医学会常务理事，中华口腔医学会口腔颌面外科专委会常委，口腔生物医学专委会委员、口腔组织病理学专业委员会委员，口腔颌面外科专委会口腔颌面头颈肿瘤内科学组副组长，口腔颌面肿瘤学组成员，湖南省口腔医学会副会长，《口腔医学研究》副主编，《中华口腔医学杂志》《中国口腔颌面外科杂志》等 10 余部杂志编委，1987 年 6 月获湖南医科大学学士学位；1986 年 2 月—1988 年 6 月于北京医科大学口腔医学院学习口腔医学专业；1993 年 6 月获湖南医科大学口腔医学硕士学位；2004 年 6 月获中南大学湘雅医学院医学博士学位；2005 年 5 月—2010 年 7 月中南大学博士后；2003 年 7 月晋升为教授、主任医师；2006 年遴选为博士研究生导师。

1994 年 9 月—2008 年 9 月任湘雅医院口腔颌面外科副主任；2008 年 9 月—2012 年 10 月任湘雅医院口腔科主任、口腔颌面外科主任；2002 年 5 月—2010 年 7 月任中南大学口腔医学院副院长；2010 年 7 月任中南大学口腔医学院院长；2011 年任中南大学口腔医学研究所所长；2012 年 4 月任中南大学湘雅口腔医院院长。

长期从事口腔颌面外科医疗、教学及科研工作，被授予湖南省优秀青年岗位能手、湖南医科大学首届"十佳青年"、中南大学优秀党员等荣誉，2004 年入选湖南省新世纪 121 人才工程，同年作为中国青年代表团成员访问韩国，2006 年 9 月—2007 年 9 月在耶鲁大学医学院从事基础研究，为卫生部临床重点专科（口腔颌面外科，2011）学科带头人，中南大学"湘雅名医"（2013），主要从事口腔颌面部肿瘤、恶性高热的临床与基础研究，颌面部整形、牙种植，在国际上首次建立了大蒜干预口腔癌变模型，在国内率先建立了大鼠腭癌模型，在国际上首次提出口腔疣状癌的临床分型，并进行了系列研究，在国内首次系统研究了恶性高热的临床诊断与治疗，并发现恶性高热新的突变位点，开展的即刻种植、上颌窦内/外提升术有效解决了临床牙种植难题，先后主持国家自然科学基金、科技部国家惠民计划、科技部国家重大科学研究计划子项目、科技部"十一五"支撑课题子项目、国家留学归国启动基金、教育部博士点基金、湖南省科技厅重点项目及湖南省自然科学基金等国家和省部级课题 20 余项，主持的"大蒜对口腔癌变影响的系统研究""口腔疣状癌研究"处于国际领先水平，获湖南省医药卫生科学技术进步二等奖、湖南省科学技术进步三等奖各 2 项，教育部成果奖 1 项，发表论文 100

余篇,主编临床医学专业考试名校指导丛书——《口腔科学》,参编《简明口腔科学》等著作10余部。

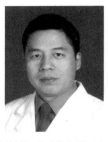

蒋灿华,男,1971年10月出生,湖南湘乡人,医学博士,教授,主任医师,博士生导师,1994年毕业于原湖南医科大学口腔医学系,1999年及2005年分别获中南大学口腔临床医学硕士学位和外科学博士学位,2007—2008年在美国德克萨斯州圣安东尼奥医学中心任访问学者,现任中南大学湘雅医院口腔医学中心副主任、口腔颌面外科主任,中南大学口腔医学院口腔颌面医学影像诊断学教研室主任,中南大学口腔癌前病变研究所免疫研究室主任,兼任湖南省口腔医学会副会长(秘书长),中华口腔医学会口腔颌面外科专业委员会青年委员,全科口腔医学专业委员会委员,中国医师协会口腔医师分会理事。

主要从事口腔颌面头颈部肿瘤与整形的基础与临床研究,尤其在术后缺损的组织移植与功能重建方面有较深的造诣,主持国家自然科学基金面上项目2项、湖南省科技厅资助项目3项,作为主要完成人获教育部科技进步二等奖1项、中华医学科技奖三等奖2项、湖南省科技进步二等奖1项、湖南省医学科技奖一等奖1项,在国内外核心期刊上发表论文50余篇,已培养毕业研究生10人。

硕士研究生指导教师及副高以上专家(按姓氏拼音字母顺序排序)

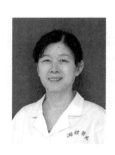

陈 蕾,女,1956年12月出生,浙江人,医学硕士,教授,主任医师,硕士研究生导师,毕业于华西医科大学口腔专业,现任中南大学口腔医学院口腔修复教研室主任、口腔材料教研室主任,中华医学会口腔材料学会专业委员会委员,从事医疗、教学、科研工作20余年,先后承担省自然科学基金项目,省发改委基金项目,校教改项目,发表学术论文10余篇,参编教材3部,目前已指导本专业硕士18名,外籍留学生2名。

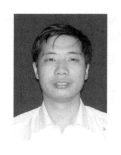

陈良建,男,1967年12月出生于湖南攸县,中共党员,口腔医学硕士,生物材料博士,口腔科教授,主任医师,硕士生导师,医院评价办主任。1992年6月毕业于湖南医科大学口腔医学系,留校从事口腔临床、教学与科研工作,擅长牙体牙髓病、牙体缺损、牙列缺失和颌骨缺损修复。

主要从事新型牙种植体研发与临床，上颌骨缺损赝复体修复和可降解金属植入材料研发。主持新型牙种植的研发与临床的课题：国家自然科学基金项目 1 项，"863" 子项目 1 项，湖南省自然科学基金 2 项，湖南省科技计划 2 项，卫生厅计划 3 项，长沙市科技局项目 1 项；主持可控降解金属植入材料的课题：湖南省科技计划 2 项，横向课题 2 项；主持上颌骨缺损赝复体课题：湖南省科技计划 1 项，卫生厅计划 1 项。

学术及工作主要业绩：在省内率先采用激光微创治疗三叉神经痛；建立了用铸造核桩修复后牙残根残冠的治疗流程，并应用于临床；研发了一种充气式硅橡胶赝复体修复上颌骨缺损，获国家发明专利授权，并应用于临床；设计、制备并系统评价了一种多孔型钛种植体，获国家发明专利授权；设计、制备并评价了一种全营养性可降解的镁基复合材料，获国家发明专利授权。发表学术论文 34 篇，其中 SCI 论文 6 篇，EI 收录论文 10 篇，Medline 收录 3 篇，获国家发明专利 3 项，申请发明专利 4 项，入选了湖南省卫生厅 "225" 人才工程，中南大学 "531" 人才工程。已培养硕士研究生 12 名，在读研究生 4 名。

担任的社会任职有：国家科技部科技奖励评审专家，国家自然科学基金函评专家，湖南省口腔医学会常务理事和修复专委会副主委，湖南省医疗器械评审专家，湖南省首批健康传播专家，湖南省、湖北省、北京市和浙江省等多省的自然科学基金函评专家。

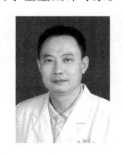

陈新群，男，1965 年出生于湖南湘乡，副主任医师，副教授，曾任口腔医学院办公室副主任，现任中南大学口腔医学院口腔颌面外科学教研室主任。主要从事口腔颌面外科的临床、科研与教学工作，在牙槽外科、义齿修复前外科、牙种植、颌面部恶性肿瘤的治疗，涎腺疾病、颞下颌关节疾病、口腔颌面部先后天畸形矫治、口腔颌面部缺损重建的临床诊断与治疗方面有丰富的临床经验，参与 CMB 湖南省科委、湖南省卫生厅等多项科研课题的研究，以第一、第二作者发表论文 20 余篇，获湖南省科委、湖南省卫生厅科研成果奖，湖南省科委优秀论文奖等多项奖项，参与了口腔科学、口腔颌面外科学、口腔材料学的教学，参编卫生部视听教材《唇裂与腭裂的修复》1 部，参编著作 6 部。

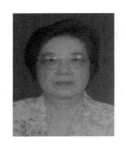

陈运美，女，1933年8月出生，上海市人，中共党员，副教授，1956年毕业于上海第二医学院口腔系，学士学位。毕业后分配到湖北医学院第一医院口腔科工作，1957年底调到湘雅医学院（原湖南医学院附一院）口腔科工作，1958年10月因工作需要，调至湘雅二医院（原湖南医学院附二院）口腔科。1974—1993年担任口腔科主任和口腔科教研室主任，1990年任中华医学会湖南分会口腔医学会理事，1991年任中华医学会湖南分会医学美学与美容学会副主任委员。曾多次被评为医院先进个人及优秀教师。1983年12月被国家卫生部授予"全国卫生先进工作者"的光荣称号，1993年起获国务院发给政府特殊津贴，曾任口腔矫形学教研室主任。

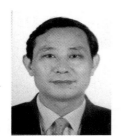

邓芳成，男，汉族，1952年9月16日出生于湖南省常宁市，中共党员，1973年毕业于湖南医科大学，被分配到附属湘雅医院口腔科工作，1985年12月获中国人民解放军第四军医大学口腔医学院医学硕士学位，以色列临床博士，副教授，研究生导师。1999年4月调海南医学院工作。

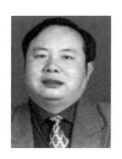

邓年丰，男，1963年12月出生于湖南双峰县，副教授，副主任医师。1984年毕业于武汉大学口腔医学院，1988年考入中南大学湘雅医院口腔颌面外科专业，师从沈子华教授，从事口腔外科临床及腮腺肿瘤血型抗原丢失与预后关系判断研究，硕士毕业后回湘雅二医院口腔科从事口腔医学临床、科研与教学工作。长期工作在口腔医学临床第一线，积累了较丰富的临床经验，尤其在口腔颌面部肿瘤的诊断与治疗方面有较多经验。发表本专业学术论文2篇。

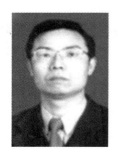

段红明，男，1966年4月出生于湖南邵阳，致公党党员，副教授，副主任医师。主要从事口腔医疗、教学、科研工作，对先天性唇腭裂、涎腺手术、口腔颌面部外伤与肿瘤的手术治疗有较多丰富经验。发表论文6篇。

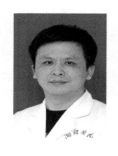

方厂云，男，1965 年 1 月出生，湖北武穴市人，教授，主任医师，硕士研究生导师，1986 年 6 月毕业于湖北医学院口腔医学系获学士学位，2008 年 6 月毕业于中南大学湘雅医学院(中南大学—武汉大学联合培养)获医学博士学位，现为口腔内科专业硕士导师，教授，主任医师，中南大学湘雅医院口腔医学中心主任，口腔医学院牙体牙髓病学教研室主任，中华口腔医学会牙体牙髓病学专业委员会委员，湖南省口腔医学会副会长及牙体牙髓专业委员会主任委员，自 1986 年本科毕业后从事临床医疗、教学和科研工作，长期从事有关口腔黏膜下纤维性变研究，曾在武汉大学口腔医学院教育部口腔生物学重点实验室、丹麦哥本哈根大学生物中心的 Finsen 实验室从事胶原吞噬功能相关细胞分子生物学研究。

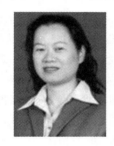

冯云枝，女，1966 年 3 月生，湖南常德人，民革党员，博士，教授，主任医师，硕士研究生导师。1990 年毕业于华西医科大学口腔医学院，获得口腔医学学士学位，1998 年获中南大学口腔医学硕士学位，2004 年获北京大学口腔修复学博士学位，2010 年完成有关口腔修复材料的博士后研究工作从中南大学材料学与工程博士后流动站出站。2012 年赴美国华盛顿大学做访问学者。现为中国整形协会口腔整形美容分会美容修复学术委员会副主任委员；中华口腔医学会口腔修复专业委员会常委；湖南省口腔医学会副会长；湖南省口腔医学会口腔修复专业委员会主任委员；湖南省口腔临床质量控制中心常务副主任；湖南省医学教育科技学会口腔医学教育专业委员会常委；湖南省医院管理协会口腔专业委员会委员；湖南省医学会医学美学与美容专业委员会委员。

　　长期从事口腔修复学的临床、教学及科研工作。擅长各种活动义齿修复、固定义齿修复、全口义齿修复、种植义齿修复、活动—固定联合修复、牙齿美容修复及颌面缺损修复，积累了大量的病例。尤其在口腔颌面部缺损的赝复治疗、前牙美容修复、种植义齿和高难度全口义齿修复方面有较深造诣。近年来发表科研论文 50 余篇；主编、参编专著 5 部，参与国家卫生和计划生育委员会住院医师规范化培训规划教材《口腔科学：口腔修复分册》的编写工作。主持完成科研课题 10 余项，获湖南省科学技术进步二等奖 1 项。

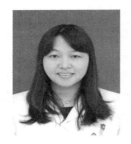

高清平，女，1972年9月出生，湖南醴陵人，中共党员，医学博士，副主任医师，硕士研究生导师，1995年大学本科毕业于原湖南医科大学口腔医学系，获口腔医学学士学位，2001年硕士研究生毕业于中南大学，获口腔临床医学硕士学位，2007年博士研究生毕业（四川大学华西口腔医学院和中南大学联合培养），获得临床医学博士学位，专业方向为口腔修复医学，2009年遴选为中南大学口腔临床医学硕士研究生导师，2011年获教育部公派留学资助，并于2012年9月—2013年10月在美国德克萨斯州立大学圣安东尼奥医学研究中心牙学院进行博士后课题研究和访问学者工作，现任中南大学湘雅医院口腔修复科副主任医师，硕士导师，中华口腔修复学专委会委员，中华口腔医学会湖南分会理事，长期从事口腔修复临床、教学和科研，有丰富的临床经验，擅长种植修复、颌骨缺失伴牙列缺损的赝复体修复，重度磨耗殆重建的修复，口腔修复和正畸联合治疗，曾多次参加国际国内学术会议并在大会发言，在 *Key Engineering Material*，《中华口腔医学》《华西口腔医学》《上海口腔医学》等知名刊物发表学术论文25篇，其中外文期刊发表2篇，主持湖南省自然基金和湖南省科技厅计划项目3项，横向课题1项，参与湖南省自然基金课题、湖南省科技厅计划项目和湖南省发改委课题12项。

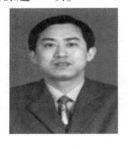

高义军，男，1965年11月出生于湖南邵阳，民革党员，副主任医师，医学博士，硕士研究生导师，湘雅二医院口腔中心副主任，口腔内科主任，中华口腔医学会口腔黏膜病专业委员会委员，湖南省口腔医学会常务理事，湖南省口腔医学会牙体牙髓病专业委员会副主任委员。1990年毕业于华西医科大学口腔医学院，获医学学士学位，1995年获硕士学位，2006年获博士学位，1995年至今就职于中南大学湘雅二医院口腔科。主要从事牙体牙髓病、口腔黏膜病临床、教学和科研工作，特别是在口腔黏膜病方面有较深造诣。对口腔黏膜下纤维性变疾病有较系统的研究，曾创造性地提出一些新的观点和方法。培养硕士研究生20人，研究方向涉及OSF的流行病学、病因学、发病机制、治疗、预防和癌变等方面。在专业杂志上发表论文40余篇。主持省厅级科研课题5项，参与省厅级科研课题5项，获省科学技术进步三等奖1项。参编卫生部规划教材第3、4版《口腔黏膜病学》，另参编了3部专著。

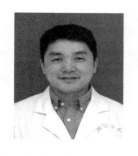

　　郭　峰，男，1972 年 5 月出生于湖南沅江市，中共党员，医学博士，副主任医师，硕士研究生导师，1995年大学本科毕业于原湖南医科大学口腔医学系，1998 年获口腔临床医学硕士学位并留院工作至今，2009 年获外科学临床博士学位，2001 年晋升为湘雅医院口腔颌面外科主治医师，2011 年晋升为口腔颌面外科副主任医师，同年被聘为硕士研究生导师，先后两次到代表国内口腔颌面外科最高水平的上海第九人民医院及北大口腔医院进修，回院后引进新理念，开展新技术，开展了以股前外侧皮瓣、腓骨复合组织瓣为代表的口腔颌面部显微外科手术，相关论文《应用游离股前外侧皮瓣修复口腔颌面部恶性肿瘤术后缺损》被 Medline 收录，论文"一蒂多岛股前外侧皮瓣在 OSF 并颊癌切除术后双侧颊部缺损中的应用"在 2011 年南京召开的"中国国际暨第九次全国口腔颌面外科学术大会上"大会发言，发表论文 *Novel genetic biomarkers for susceptibility to oral submucous fibrosis*：Cytochrome P450 3A.《口腔黏膜下纤维性变癌变鳞癌生物学行为的临床回顾性研究》《舌—口底—颈部垂直连续切除在口腔黏膜下纤维性变舌癌根治中的应用》，其中两篇分别被 SCI 和 Medline 收录。先后与耳鼻咽喉头颈外科合作修复喉癌术后形成的咽瘘、修复外耳道恶性肿瘤扩大根治后复杂缺损，与神经外科合作开展颅内外血管桥接、颅底内外肿瘤的联合切除以及设计并实施经口咽手术入路等，其中参与的项目"中颅底、翼腭窝及邻近结构肿瘤治疗新术式体系的建立"获得国家教育部科技进步二等奖，将 CAD – CAM 技术引入临床，用于指导颌骨重建和口腔颌面骨陈旧性骨折，主持省科技厅资助项目 1 项，参与国家自然科学基金 2 项。

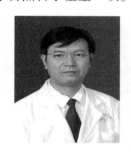

　　郭新程，男，汉族，1965 年 6 月 13 日出生于湖南省汨罗市，副教授，硕士生导师，湖南省口腔医学委员会委员，湘雅三医院口腔科副主任，1987 年毕业于北京医科大学口腔医学院，先后在湘雅口腔医学院、湘雅医院、湘雅三医院从事口腔医学教研工作。主要从事口腔颌面外科，对口腔颌面部肿瘤、颞下颌关节病、口腔颌面外伤、颌面部畸形有较深入的研究和体会，是一名经念丰富的口腔颌面外科医师。主持省级科研课题 2 项，发表论文 10 余篇。

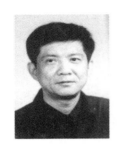

洪占元，男，汉族，浙江人，1938年10月出生，副教授，1962年毕业于上海第二医学院口腔医学系，同年分配来湖南医学院第一附属医院口腔科工作，曾任口腔科主任，口腔医学系内科主任。为中华医学会口腔分会会员和湖南医学会成员，多次被评为医学院优秀教师和医院先进工作者。

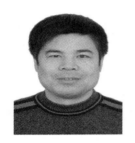

胡定跃，男，1958年6月出生于湖南常德，中共党员，副研究员。毕业于湖南医学院。历任湘雅医学院资产处副处长、资产办主任、口腔医学院党总支副书记。

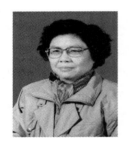

黄昌固，女，1937年7月出生，四川省广汉县人，副主任医师，1961年10月毕业于四川医学院口腔系，分配到湖南医学院湘雅医院口腔科，担任1970级口腔科的教学、五官科进修班的教学，系统地讲授了口腔科的基本知识及临床诊疗技术。参加口腔科常见病治疗前后免疫反应的研究和冷冻及10%明矾液治疗口腔科的血管瘤的科研工作，参编《农村医生手册》，发表了《遗传性凝血机制障碍性疾病在口腔的表征及处理》等论文。

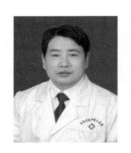

黄建华，男，1956年7月出生于湖南省南县，口腔医学硕士，教授，主任医师，现任湘雅三医院口腔科主任，中南大学口腔医学院副院长、湖南省口腔医学委员会副主任委员。从事口腔科临床医疗、教学、科研工作近30年，对口腔颌面部肿瘤、外伤和畸形的诊治积累了丰富的临床经验。尤其擅长血管瘤和血管畸形的治疗和种植牙的修复。曾多次参加国际国内学术交流，在全国性学术期刊上发表科研学术论文10余篇。

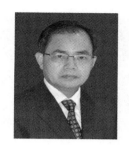

黄俊辉，男，汉族，1960 年 10 月出生于湖南省宁乡县，毕业于中南大学湘雅医学院，肿瘤学博士，教授，二级主任医师，硕士研究生导师。

2000 年 1 月—2007 年 6 月任中南大学医院管理处副处长。

2007 年 7 月—2010 年 7 月任中南大学口腔医学院院长。

2010 年 7 月—今任中南大学口腔医学院书记，湘雅口腔医院书记。

现任中华口腔医学会医疗服务管理专业委员会委员、湖南省医学科技教育学会口腔医学教育专业委员会主任委员、湖南省医学会肿瘤学专业委员会副主任委员、湖南省医学会化疗专业委员会癌症康复与姑息治疗专业组副组长、中国抗癌协会会员、湖南省抗癌协会常务理事、中华医学会恶性肿瘤诊治规范推广特邀专家、湖南省医学会医疗事故鉴定委员会专家、长沙市医学会医疗事故鉴定委员会专家、湖南省农村党员干部现代远程教育专家医疗组组长、中华临床医学杂志、中国医师杂志等 7 本国家统计源杂志编委、特邀编委。曾获教育部科学技术进步三等奖、湖南省科学技术进步奖等奖项 6 次；培养肿瘤学研究生 30 人，培养留学生 1 人（口腔病理学专业）；主编人民卫生出版社《临床常用技术操作规程与医疗事故鉴定要点》、湖南科学技术出版社《临床肿瘤学教程》《临床肿瘤诊断与治疗学》《常见疾病的防治》，副主编《中南大学住院医师规范化培训实施细则》第一、二版，主审《国家执业医师资格考试应试教材·实践技能—口腔执业（助理）医师》，参编著作 10 部，在国内外各级刊物发表论文 80 余篇。

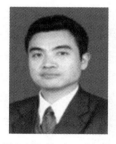

黄生高，男，1964 年 7 月出生于湖南洞口县，民革党员，副教授，副主任医师，医学博士，硕士研究生导师，湘雅二医院口腔中心正畸科主任。1988 年毕业于北京医科大学口腔医学院，获医学学士学位，1995 年获硕士学位，2012 年获博士学位。1995 年至今就职于中南大学湘雅二医院口腔科。现任湖南省口腔医学会常务委员、口腔正畸专业委员会副主委、湖南省口腔质控中心委员。主要从事口腔医学临床、教学和科研工作，在口腔正畸方面有较深造诣，擅长方丝弓、细丝弓、直丝弓、功能矫治及各类口腔固定修复技术。率先在省内开展鼾症的矫形治疗，首创了鼾症可调式矫治器，取得了较理想的疗效。多次参加全国性学术会议和专题讲座。获省科委、卫生厅科研成果三等奖各 1 项。在湖南口腔正畸和修复界享有较高声誉。成功发表论文和综述 20 余篇，参编专著 2 部。培养硕士研究生 20 余名。

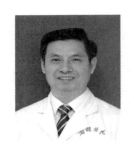

雷勇华，男，1966 年 8 月出生，湖南省祁东县人，教授，硕士研究生导师，1988 年 6 月毕业于北京医科大学口腔医学专业，2008 年获中南大学医学专业博士学位。现任口腔正畸专业硕士导师，教授，口腔正畸修复专科主任，中华口腔医学会正畸专业委员会委员，湖南省口腔医学会副会长，湖南省口腔正畸专业委员会主任委员，中南大学口腔医学院口腔正畸学教研室主任，中南大学湘雅医院口腔医学中心副主任，世界正畸联盟（WFO）以及国际牙科研究会（IADR）会员，主持了湖南省自然科学基金项目《建立唇腭裂患者上颌骨三维有限元模型的研究》等 9 项省部级科研课题，发表科研论文 30 余篇，多篇被 Index Medline 等国际权威检索系统收录，参编了《口腔医学精粹》《口腔科基本技术》《执业医师/执业助理医师资格考试应试丛书》《中华口腔科学》4 部专著。

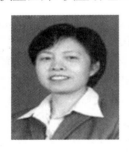

李 纯，女，1949 年 12 月出生，湖南长沙人，民革党员，副教授，副主任医师。1975 年毕业于武汉大学口腔医学院，1982—1983 年在北京医科大学口腔医学系师资班系统地学习口腔修复理论和临床操作，主要从事口腔修复学工作的临床研究，通晓口腔修复科的理论和操作，有丰富的口腔修复科临床经验。对口腔修复科的临床和制作技术有过硬的操作技巧，尤其在全口义齿、复杂的活动义齿和口腔颌面部缺损的修复治疗有较深造诣。1984 年开始一直参加对肿瘤病人术后进行口腔赝复体的修复工作，特别是对上颌骨大面积缺损病例采用了分断式真空托和钐钴磁片固位的修复工作，此项目 1990 年获省卫生厅科技成果四等奖。1984 年在省内率先开展精密高频铸造技术，填补了省内空白。1993 年又在省内率先开展了固定正畸技术，取得了满意的效果。引进国外先进设备，开展了高频铸烤瓷冠、烤瓷桥等高新技术，很好地恢复了病人的牙体美容和咀嚼功能。自工作后一直参加中南大学和院内的教学工作，负责承担了 1977 年、1978 年口腔大专班的教学和实验室的技术操作工作。中南大学口腔医学系成立后一直任口腔修复科的副主任近 10 年，参加组建湖南医科大学口腔医学系的建设和门诊设备的采购工作，一直参加口腔系的教学工作和技术室的指导及门诊部口腔系学生的门诊实习和每年进修班的门诊带教工作。主编口腔医学系 1977 年、1978 年口腔专科班和口腔医学系本科生的《口腔实验指导手册》一书。参篇《国家执业医师/助理医师资格考试应试参考丛书》《口腔医学专业分册》。

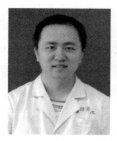

李　宁，男，1979 年 11 月出生于湖南省岳阳市，医学博士，主治医师，硕士研究生导师，北京大学口腔医学院学士，中南大学博士。主要从事口腔颌面外科疾病的诊治与研究。

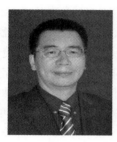

李奉华，男，湖南省永州市人，1965 年 11 月出生，中共党员，医学博士，副主任医师，硕士研究生导师，现任湖南中南大学湘雅口腔医院副院长，湘雅口腔医院儿童口腔科及预防科主任。中华口腔医学会会员，湖南省口腔医学会理事，湖南省医疗器械行业协会口腔医疗器械专业委员会副主任委员，湖南省康复医学会肿瘤康复专业委员会委员。1990 年毕业于华西医科大学口腔医学院。长期从事口腔预防医学和儿童口腔医学医疗、教学和科研工作。主编和参编专业著作 11 部，主持和参与国家、省部级及学校各种课题 7 项，发表论文 30 余篇，培养硕士研究生 10 名。

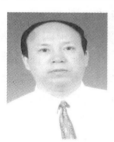

李运良，男，1952 年 9 月出生，教授，1974 年毕业于湖南医科大学，主攻口腔颌面外科，特别在口腔颌面部肿瘤、先天性唇腭裂和整形美容方面有较深的造诣。在中南地区首次采用趾关节移植治疗颞颌关节强直，填补了省内空白。任中南大学湘雅二医院口腔教研室副主任，口腔科副主任，中华口腔医学会湖南分会委员，中华医学会湖南医学美容学会委员。主持省级科研课题 2 项，已发表论文 10 余篇，参编专著 2 部，培养硕士研究生数名。

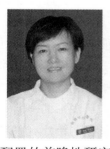

李毅萍，女，湘潭人，1973 年 11 月出生，中共党员，口腔医学硕士，副教授，副主任医师。现任中南大学湘雅口腔医院医疗业务拓展部主任。主攻口腔修复，曾进修武汉大学口腔医学院，对各类牙体缺损与牙列缺失有独特的治疗。发表省级、国家级论文 20 多篇，主持湘潭市科技局《精密附着体临床应用推广》课题，潭财企 (2010) 9 号；参与省科委《长株潭城市群口腔医疗保健资源现状调查与未来配置的前瞻性研究》；2010CK3134；2010 年参与市科委《高职院校校企合作运作机制的创新研究》软科学研究计划，GJA094010；2013 年参与国家科技惠民计划项目。曾任湘潭市口腔医院业务副院长兼门诊部主任、湘潭市预防医学会牙病防治专业主任委员、湘潭市医疗事故鉴定委员会专家库成员、湘潭市医学会口腔专业委员会委员、湘潭市口腔医疗质量控制中心主任、湖南省医学教育科技学会口腔医学教育专业委员会委员，湖南省口腔医学会理事会理事，中华口腔医学会口腔修复专业委员，全国口腔整形美容学会第一届青年委员。曾获湘潭市"百岗明星""优秀女干部""优秀管理者""优秀党务工作者"等荣誉称号。2013 年 8 月以引进专业技术人才到中南大学湘雅口腔医院工作。

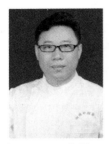

刘斌杰，男，1970 年 11 月出生于湖南省永州，汉族，中共党员，医学博士，副教授，硕士生导师。现任湘雅口腔医院牙周科主任，口腔黏膜科主任，长期从事牙体牙髓、牙周、黏膜常见病、多发病和疑难病例的诊治及牙体美容治疗。对难治性根尖炎、钙化根管、重度弯曲根管治疗及显微根管治疗有独到之处。完成多例自体牙再植，牙种植手术。主持科技厅课题 2 项，参与国家自然科学基金 2 项。发表论文 10 余篇，发表 SCI 论文 1 篇，获湖南省医学科技奖二等奖 1 项，科技进步三等奖 1 项。获 2008 年度首届"登士柏杯"全国根管治疗竞赛三等奖，华中地区二等奖。从 1998 年至今担任牙体牙髓病学实验理论课教学；临床医学五年制、八年制口腔科学教学，协助培养硕士研究生 5 人。

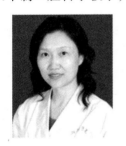

刘 虹，女，1966 年出生于湖南省益阳市，硕士，副教授、副主任医师，中共党员。1991 年毕业于四川大学华西口腔医学院，曾任湘雅医院办公室副主任，现任湘雅医院保健科主任。长期从事口腔内科学的医疗、教学和科研工作。主攻牙体牙髓疾病的治疗效果评价，在根管长度的电测法、试尖、副根管对充填质量的影响和根面龋的诊治方面，有独到见解。深入探讨了根管内真菌的检测和对难治性根尖周炎的影响，为高质量根管治疗提供了理论依据。参与省厅级课题 3 项，发表专业医疗和教学论文 20 余篇，参编著作 3 部。

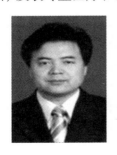

刘金兵，男，1964 年 2 月出生，湖南临湘人，致公党党员，副教授，副主任医师。硕士研究生导师。现任湖南省口腔医学会理事，湖南省口腔医学会口腔颌面外科专业委员会常委。主要从事口腔颌面外科方面，特别是对先天畸形的一期及二期修复方面，口腔颌面部良恶性肿瘤的诊断与治疗有一定造诣，在三叉神经痛的手术治疗方面有独到之处，善于操作颌面美容整形手术及颌面恶性肿瘤修复重建手术。发表论文 9 篇，承担省卫生厅科研项目 1 项，参编著作 1 部。

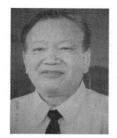

刘蜀蕃，男，汉族，1927 年 9 月出生于湖南省新化县，中共党员，教授，北京大学口腔医学院学士、华西口腔医学院副博士。曾任口腔系主任、口腔内科教研室主任，中华医学会湖南分会理事、中华医学会全国口腔学会委员、中华医学会湖南分会口腔专业委员会主任委员、中国制冷学会冷冻医疗学术委员、湖南省牙病防治组副组长等职，《中华口腔医学杂志》编委、《临床口腔医学杂志》副主编、《实用口腔医学杂志》编委等职。专业特长：口腔：黏膜溃疡、白色病变、瘤等；血管瘤；癌前病变，及其他疑难杂症。在我国率先发现由于咀嚼槟榔引起口腔黏膜下纤维性病变。10% 明矾液治疗颌面部深层海绵状血管瘤、冷冻治疗口腔颌面部恶性肿瘤、口腔黏膜下纤维性变的研究等获多项科研奖项。

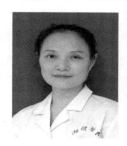

刘迎春，女，1965 年出生，湖南省长沙市人，副教授，口腔修复学教研室副主任，1988 年毕业于北京医科大学，主要从事固定义齿修复，前后牙烤瓷冠，桩冠修复，固定桥修复，全口义齿修复，活动义齿修复，铸造支架活动义齿修复，赝复体修复，肿瘤术后大范围颌面缺损的赝复体修复，现任中南大学口腔医学院口腔修复学教研室副主任、口腔材料学教研室副主任，在科室率先开展了烤瓷牙修复，参与编写《口腔修复实验指导》《执业医师/助理执业医师考试应试参考丛书》《医师资实践技能应试指南》等教材。

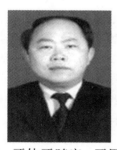

柳志文，男，1965 年 4 月生，湖南临湘人，中共党员，副主任医师、副教授，硕士研究生导师。1988 年 8 月毕业于北京大学口腔医学院，同年分配至湖南医科大学口腔系从事口腔医疗、教学、科研等相关工作。1994 年 7 月硕士研究生毕业至 2006 年一直在湘雅二医院从事口腔内科及口腔外科的全科工作。2006 年科室分科后主要从事口腔内科工作。主要从事牙体美容修复、儿童牙病、龋病、牙体牙髓病、牙周病等常见病和多发病的治疗，对牙周、牙槽手术，埋伏牙、阻生智齿拔除术等有较高造诣，对口腔扁平苔藓、口腔黏膜下纤维性变、天疱疮、性传播疾病及全身性疾病等在口腔的表现的诊断和治疗具有丰富的临床工作经验。主持省卫生厅、省科技厅科研课题各 1 项。2001 年至今已培养研究生 10 名，现有 6 名硕士研究生在读。发表论文 20 余篇，参编著书 2 部。

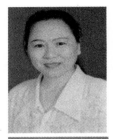

罗春芳，女，1958年10月出生，湖南祁东县人，中共党员，1998年晋升为副主任医师，2003年8月调广州市工作。

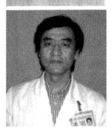

罗建国，男，1965年7月生，湖南祁东人，副教授，副主任医师，1988年毕业于中山医科大学口腔系口腔医学专业。2001年到北京大学口腔医学院专修牙周病学专业。主要从事牙周病学专业的临床、教学和科研工作，对牙龈红肿出血、口臭、松动牙的诊断和治疗具有丰富的临床工作经验，尤其在口腔健康教育与保健意识形成及口腔卫生行为建立方面有较高造诣。承担科技厅科研课题1项。

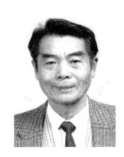

罗远才，男，汉族，1935年10月出生于广西平南，1961年兰州大学生物系动物学专业本科毕业，分配到湖南医学院人体解剖学教研室，一直从事解剖学的教学和科研工作。历任人体解剖学助教、讲师、副教授和人体解剖学、口腔解剖生理学教授。1986—1991年担任人体解剖学教研室副主任，1991年起担任口腔解剖生理学教研室主任。是中国解剖学会会员，中国人类学学会会员，湖南省解剖科学学会第四届和第五届理事会理事、组织工作委员会主任委员、学术工作委员会委员，《口腔医学纵横》杂志第三届编委会编委。从1959级开始，为本科生、研究生讲授过系统解剖学、局部解剖学、神经解剖学、运动解剖学、肛肠解剖学、口腔解剖生理学、应用解剖学等多门课程，担任过实习总负责、教学秘书和科研秘书、分管教学的副主任、主任。在长期的实践中，积累了较丰富的教学经验和组织管理经验，在所在科室同事们的共同努力下，人体解剖学和口腔解剖生理学均被评为校级优秀课程，对人体解剖学教研室、口腔解剖生理学教研室的建设作出了一定的贡献。参编了《基础医学多选题选集》《湖南省医务人员"三基"训练必读》《医学临床"三基"训练》，参与审定全国自然科学名词审定委员会解剖学分委会下达的《解剖学中、英、拉名词》。从事过8年中医临床工作，讲授6个年级的中医学。在体质人类学、法医人类学和法医骨学方面发表科研论文数10篇，是国内最早采用判别分析方法进行骨骼性别鉴定的研究者之一。1991年10月—1992年6月赴美国亚利桑那大学人类学系进修，师从美国著名法医人类学家W. H. Birkby教授，撰写《耻骨性别的判别分析》一文，已录入第13届国际人类学和民族学大会（ICAES）专题论文集，并应M. Yasar Iscan教授和Paul Schmidt教授的邀请出席这次大会。

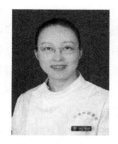

卢燕勤，女，博士，江西人，1970 年 10 月出生，副教授，副主任医师，硕士生导师。口腔正畸学博士，硕士生导师。1993 年毕业于湖南医科大学口腔医学系，获医学学士学位；1996—1999 年在湖南医科大学口腔医学系攻读硕士研究生，1999 年获口腔科学硕士学位；2000 年被评聘为中南大学湘雅医院主治医师。2002—2005 年在北京大学口腔医学院攻读博士学位，2005 年被评为中南大学湘雅医院副主任医师，2006 年获得北京大学口腔科学口腔正畸专业博士学位。从事口腔正畸工作近 20 年。现任中华医学会口腔计算机专业委员会委员，能熟练运用各种功能矫治器以及方丝弓、直丝弓、自锁托槽、隐形矫治器等固定矫治技术，2003 年开始在开𬌗等复杂错𬌗畸形的矫治中运用种植支抗，取得了满意的疗效。2011 年开始参加 RW 国际正畸临床教育高级培训班，从事生物美学治疗。以错𬌗畸形的临床治疗和口腔生物力学为专业研究方向，作为第一作者发表专业论文 10 余篇，主持湖南省科委的省部级科研课题 3 项。

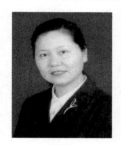

米大丽，女，湖南洞口县人，1957 年 9 月出生，1981 年毕业于湖南省卫生学校，1989 年毕业于湖南医科大学实验教学管理专业，高级实验师。1981 年分配到湖南医学院工作。主要从事实验教学与教学管理工作。协助教学研究改革和中南大学四门精品课程牙周黏膜病学、口腔颌面外科学、口腔颌面影像诊断学和牙体牙髓病学的申报工作，获得成功，曾获得中南大学校级教学改革课题 1 项，发表教学管理研究论文 10 余篇，发表医学科普文章 25 篇，负责口腔专业专升本科班成人教育工作，2009 年获得"口腔医学院教学管理先进个人"的称号，2011 年被评为中南大学教学管理先进个人。

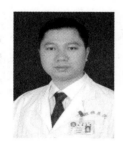

闵安杰，男，1976 年 9 月出生于湖南湘潭，博士，硕士研究生导师，湘雅医院口腔医学中心口腔颌面外科主治医师，1995—2000 年：南华大学（衡阳医学院）临床医学统招本科，获学士学位，2002—2007 年：中南大学湘雅医院烧伤整形科硕博连读，获博士学位。从事口腔肿瘤临床防治与基础研究工作，对口腔癌的发生发展及病理特点有一定的认识和经验，擅长口腔颌面部肿瘤的诊治及手术治疗。同时结合整形外科的技术优势，擅长对口腔颌面部各种先天性及后天性的发育畸形与软硬组织缺损进行整形修复重建治疗，开展多项较新的(骨)肌皮瓣游离移植等显微外科技术，并一直保持较高的成功率。

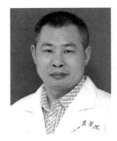

欧新荣，男，汉族，1966年4月出生于湖南新田县，口腔颌面外科博士，副教授，副主任医师，硕士研究生导师，毕业于华西医科大学口腔医学院，现任《中国口腔医学信息》编委，主要从事口腔颌面外科的临床、科研与教学工作，擅长先天性唇腭裂及继发畸形的手术治疗，同时负责"微笑列车"等慈善项目，在颌面部神经疾病、涎腺疾病的临床诊断与治疗方面积累了丰富的临床经验，对涎腺疾病及三叉神经痛的治疗有独到之处，发表论文20篇，主持教学研究课题2项，省科委临床基础科研课题1项，主编卫生部视听教材《唇裂与腭裂的修复》1部，参编著作6部。

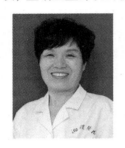

阙国鹰，女，1965年10月出生，湖南省攸县人，教授，硕士研究生导师，1988年6月毕业于北京医科大学口腔医学专业，2001年获中南大学口腔专业硕士学位，现任口腔内科专业硕士导师，教授，中南大学口腔医学院副院长，中南大学口腔医学院儿童口腔医学教研室主任，口腔预防教研室主任，湖南省口腔医学会常委，教育部口腔医学教育指导委员会委员。

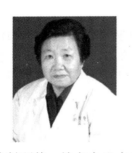

沈子华，女，1934年出生，浙江诸暨人。中共党员，教授。1956年毕业于北京医科大学口腔医学院。历任湖南医科大学口腔系系主任，口腔颌面外科教研室主任、中华口腔医学会理事，中华医学会湖南分会口腔分会主任委员，中华制冷学会湖南分会理事，《临床口腔医学杂志》编委，《口腔医学纵横》副主编。应日本邀请作为访问学者于1990—1991年在日本鹿儿岛大学口腔外科及口腔放射研修，并在全日本齿科放射学会学术会上作学术报告。从事口腔医学医疗、教学、科研40年，是湖南医科大学口腔系创始人之一。诊断疾病专业特长：从20世纪60年代始开展各种口腔颌面外科手术，特别是在治疗口腔良恶性肿瘤及先天和后天畸形的修复方面有其独到之处。为湖南省颌面外科带头人之一，多次参加国内外学术活动和交流。1985年与刘蜀蕃教授首先发现"口腔黏膜下纤维性变（OSF）"，并对其（OSF）病因学、发病机制、预防作出开创性的研究，在OSF治疗方面摸索出一套较有效的方法，得到全国认可，曾3次获卫生部及省级科研成果奖。曾主持国家自然科学基金1项（1995年）。发表《婴幼儿巨大淋巴管综合治疗》《口腔黏膜下纤维性变临床研究》等论文20篇，并参加编写《耳鼻喉科理论与实践》《外科小手术学》等专著。1989年获省教委二等进步奖，2001年获全国第一届中华医学科技三等奖。

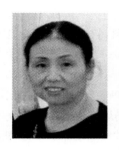

宋爱丽，女，1952 年 7 月出生于湖南邵东县，中共党员，研究员，1971 年毕业于湖南医学院留校工作。长期从事医学教育管理工作，发表学术论文 10 余篇，主持和参与研究课题多项，多次获得国家、部省级研究成果和奖励。历任湖南医学院（湖南医科大学）教务处科员、科长、副处长、湘雅医学院教务办主任、中南大学口腔医学院党总支书记。

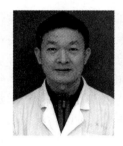

苏 彤，男，1971 年 11 月出生，湖南长沙市人，医学博士，副教授，硕士研究生导师，1994 年 7 月毕业于湖南医科大学医疗专业，2006 年获武汉大学口腔颌面外科专业博士学位，现任湘雅医院口腔医学中心副主任。

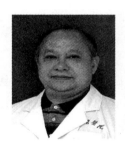

粟红兵，男，1957 年出生，长沙市人，副主任医师，副教授，中华医学会湖南口腔专业委员会委员，《中国医师杂志》编委，毕业于原湖北医学院口腔系，主要从事口腔颌面部恶性肿瘤的综合治疗与研究，颌面软、硬组织缺损的重建、涎腺疾病的临床诊断与治疗，颌面外伤的急救与治疗，颌面部血管瘤的综合治疗，先后发表论文 10 余篇，参编著作 10 余部。

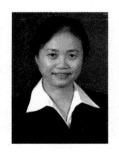

涂 玲，1956 年 7 月出生于湖南省华容县，中共党员，教授，生命伦理学博士，硕士生导师，现任中南大学口腔医学院口腔解剖生理学与殆学教研室主任（1995 年至今），中信湘雅生殖与遗传专科医院院长助理，同时，担任湖南省口腔医学会常务理事、湖南省口腔医学教育委员会常务理事、中国自然辩证法研究会医学与哲学专业委员会理事、中国自然辩证法研究会生命伦理学专业委员会理事、湖南省医学会生殖医学专业委员会委员以及《医学与哲学》杂志编委，自 1986 年开始，作为本校《口腔解剖生理学》学科的创始人之一，组建了口腔解剖生理学教研室，主讲五年制和七年制《口腔解剖生理学》及研究生《头颈部应用解剖学》。

1993 年 10 月—1995 年 3 月任口腔医学系办公室主任、中南大学湘雅医院分级管理办公室主任(1995 年 3 月—1996 年 4 月)、湘雅医院设备科科长(1996 年 5 月—2000 年 4 月)、湘雅医院人事科科长(2000 年 5 月—2002 年 1 月)、湘雅医院教学办主任(2002 年 1 月—2004 年 6 月),主要从事颌面部神经损伤与修复及颌面颈部应用解剖学的研究,主持了湖南省 2004 年"十五"重点学科科研项目"舌下神经损伤后再生机理探讨"、湖南省中医药局课题"脑溢安对舌下神经损伤后的保护机制研究"、湖南省教育厅 2003 年普通高校教育教学改革项目"加强实践性教学环节,推进创新型、应用型复合医学人才的研究与实践"的研究,近年来还致力于生物技术(生殖医学、遗传医学和干细胞工程学)中的伦理问题及医患关系和知情同意的研究,并作为子课题负责人,参与国家社科基金重大项目(11&ZD177)"现代医疗技术中的生命伦理及其法律问题研究",被聘为《中华医学百科全书》医学伦理学编委,近年来以第一作者在国际国内杂志上发表医学伦理学以及科研、教学论文数 10 篇,2012 年出版专著《控制生命的按钮——生殖伦理》。作为学科负责人参与编写了《医学精粹——口腔医学分册》《医师/助理医师资格考试应试参考丛书》《汉英医学科技装备辞典》等书籍。在 30 余年医学教育实践中大胆开拓,所主讲的《口腔解剖生理学》被原湖南医科大学评为学校首批优秀课程,1993 年荣获学校优秀教学成果甲等奖,2007—2008 年度获中南大学教学质量优秀奖,被评为 1996 年度湖南医科大学优秀教师,2004 年度湘雅医学院临床教学优秀管理干部等。

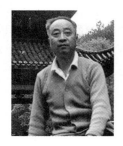

汪恒益,男,1935 年 8 月 16 日出生于湖南衡阳县。1964 年毕业于湖南医学院医疗系,1982—1993 年在湖南医学院教务处、医学教育处、口腔系工作。曾任口腔医学系党支部副书记、副主任等职。

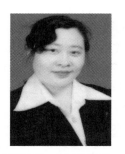

王树芝,女,湖南省长沙市人,1953 年 6 月 28 日出生,1979 年 12 月毕业于湖南医科大学医疗系专业,1980 年 1 月留校任教,学士。副主任技师,主要从事教学管理与医疗技术工作,承担了 14 届(从 1989 级至 2003 级)口腔医学专业本科生五年制七年制实验教学工作,为国家培养和输送了一批又一批优秀高级人才。为五年制七年制实验课口腔修复学、口腔正畸学、牙体牙髓病学、牙周黏膜病学、牙周病学、口腔预防医学灌制了大量的石膏及离体牙口腔实验教学模型及标本;自制更新口腔组织病理学离体牙硬组教学磨片、教学切片及口腔病理教学标本。为口腔修复学、口腔颌面外科学等优秀精品课程建设评估，口腔内科学实验教学模型的改革、制作多媒体课件、口腔实验室建设和教学资料的收集和教学档案管理做了大量的工作。2001年7月参与编写《口腔组织病理学》实习指导教材。从事口腔病理切片工作8年多，主要从事病理切片、快速病理切片、牙齿硬组织切片及磨片技术和HE切片染色、特殊染色（Ag-网状纤维、VG、PAS、PTAH、Masson三色染色）及染色液的配制、免疫组化和各种涂片染色技术，能制作质优的病理切片。在口腔组织"定向包埋法"切片在临床、教学、科研方面收到了很好的效果。对石蜡包埋口腔黏膜组织切片进行了改良并应用于口腔组织病理教学、临床外科和科研实践，为临床诊断和治疗提供了直接的依据，并减少了因漏诊和误诊给病人带来经济上的负担和身体上的痛苦。在口腔黏膜下纤维性变的研究中为病变组织形态特点、分期、分型的研究提供了有用的帮助。发表教学科研论文10余篇。1997年获湖南医科大学《口腔内科学》实验教学改革尝试二等奖。参与所有口腔研究生及在口腔病理学技术实验方面的培养、指导研究生课题及科研。

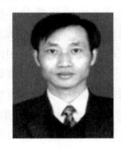

王志平，男，1964年9月出生，湖南郴州人，致公党党员，副教授，副主任医师。主要从事口腔颌面部复杂外伤、口腔颌面部恶性肿瘤根治、口腔颌面部缺损精细修复重建及三叉神经痛手术等外科治疗。发表论文7篇，参编著作1部。

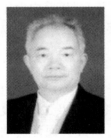

王雨田，男，汉族，1937年6月出生于湖南省隆回县罗洪乡。1954年7月于新化上梅中学毕业，考入中国人民解放军第二航空学校，1955年选调中国人民解放军空军司令部学习机要通信。1956年分配到空军第六师司令部工作，1960年调入西藏军区日喀则军分区，1973年转业到湖南医科大学。曾任口腔医学系党支部书记，办公室主任。

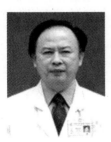

吴汉江，男，1958年10月生于重庆。1982年毕业于四川大学华西口腔医学院（原四川医学院口腔系）。曾任湖南医科大学口腔系副主任，中南大学口腔医学院副院长。现任中南大学湘雅二医院口腔医学中心主任兼口腔颌面外科主任、教授、二级主任医师、硕士研究生导师。主要学术兼职有：中国抗癌协会头颈肿瘤专业委员会会员；中华口腔医学会口腔颌面外科专业委员会肿瘤学组委员；中华口腔医学会口腔颌面外科专业委员会创伤学组委员；湖南省口腔医学会副会长；湖南省口腔医学会口腔颌面外科专业委员主任委员；湖南省口腔医学临床质控中心主任委员；湖南省医学教育科技学会口腔教育专业委员会副主任委员；湖南省医院协会口腔专业委员会副主任委员；湖南省医学美容临床质控中心委员；中南大学学报（医学版）编委；湖南省干部保健委员会专家等。

　　1982年至今一直工作在临床、教学、科研工作一线。在口腔癌根治及缺损重建、复杂颌面骨折治疗、正颌外科、牵引成骨、复杂牙种植外科等方面具有较深造诣。在省内率先开展了数10项临床新技术，填补了省内空白。先后两次获医院医疗新技术一等奖。30多年的临床实践和潜心研究，使其逐渐成为了一名智慧型的医生。先后在国内首次发现并报告创伤性颞颌关节强直关节盘的移位的存在及导致关节强直的机制，创伤性颞颌关节强直的临床分类和个体化手术治疗及关节盘复位在颞颌关节强直治疗中的应用。股前外侧皮瓣在口腔颌面部恶性肿瘤切除后软组织缺损重建应用，口腔颌面部恶性肿瘤切除后软组织缺损的精细重建的概念和方法，部分内容被国内顶级专家以中国经验之一在国际口腔颌面外科学术会议介绍。在国内首次报告口内入路下颌骨良性肿瘤切除及非血管化髂骨移植的外科技术和颊癌原发病灶的临床分类及处理原则。他提出的这些新理念，新方法和新术式已被国内同行广泛认同和采用。他带领的团队在股前外侧皮瓣应用的数量（已超过2000例）、应用范围、重建效果居国内领先水平。年游离皮瓣数近400台。多年来发表论文70余篇，其中SCI 7篇，获省级课题资助6项，获省医学科技成果二等奖1项，参编专著2部（《肿瘤整形外科学》国家出版基金资助、《头颈肿瘤和创伤缺损修复外科学》）。每学年均承担口腔医学五年、七年制口腔颌面外科大课授课和硕士研究生临床新进展大课（15节×13年）。培养中青年医生18名，现已成为科室业务骨干。培养临床专业硕士及7年制硕士40余名以及来自全国各地大医院的颌面外科进修生数10名。

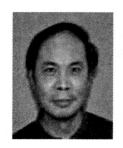

　　吴湘卿，男，1966年2月出生于湖北，致公党党员，副教授，副主任医师。主要从事唇腭裂一期及二期整复手术、颅颌面畸形颅面外科矫治手术、口腔颌面部复杂外伤、口腔颌面部恶性肿瘤联合根治等方面有丰富的临床经验。发表论文5篇。

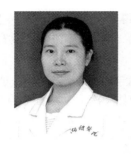

吴颖芳，女，1971 年 9 月出生，湖南省长沙市人，副教授，硕士研究生导师，1993 年 6 月毕业于原湖南医科大学口腔系，获学士学位，2001 年 6 月毕业于中南大学湘雅医学院，获临床医学硕士学位，2010 年 6 月毕业于中南大学湘雅医学院，获临床医学博士学位，现任中华口腔医学会黏膜专业委员会常务委员，湖南省口腔医学会黏膜专业委员会副主委，湖南省口腔医学会牙周专业委员会委员，湖南省医疗器械技术专家，长期从事口腔内科临床工作和牙周病学、口腔黏膜病学等课程的教学工作，具有系统宽厚的专业知识和丰富的工作经验，是口腔内科学学术、技术骨干，致力于口腔黏膜下纤维性变病因、发病机制和临床治疗方面的研究，参与"丹参联合糖皮质激素治疗口腔黏膜下纤维性变"医疗新技术的开展，主持省部级资助课题 5 项，发表第一作者学术论文 12 篇，参与"丹参联合糖皮质激素治疗口腔黏膜下纤维性变的基础和临床研究"，获"湖南省职工科技创新奖"二等奖，积极开展机用镍钛根管预备技术、显微根管技术、热牙胶充填技术和纤维桩核技术等，曾获中华口腔医学会牙体牙髓病学专业委员会举办的第一届（2007）全国根管治疗技术竞赛华中赛区三等奖，参与"大蒜素治疗根尖周炎的研究"，获湖南省医药卫生科学技术进步二等奖和湖南省科学技术进步三等奖，积极开展牙周基础治疗和牙周手术治疗新技术。

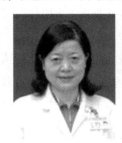

夏舜玲，女，1948 年 8 月生，湖南省长沙人，教授，主任医师。1976 年毕业于武汉大学口腔医学院，1986—1987 年在北京大学口腔医学院口腔高师班进修学习。主要从事口腔内科专业，特别是牙体牙髓、根尖周病的诊治方面。主持参与省级科研课题 2 项，参编著作 1 部，专业杂志上发表论文 11 篇，多次参加全国性学术会议暨国际性会议，交流学术论文 15 篇。

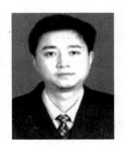

肖立伟，男，1969 年 4 月生，湖南邵阳人，副教授，副主任医师，1993 年毕业于华西医科大学口腔医学院六年制本科，至湖南医科大学湘雅二医院从事口腔临床工作。1998—2003 年考入四川大学华西口腔医学院正畸专业，连续攻读硕士及博士学位，理论和临床方面均经历严格的系统训练。毕业回院后曾兼职在中南大学代谢内分泌研究所从事博士后研究。率先引进日本头影测量分析软件系统进行正畸前诊断、设计和疗效预测，开展隐形无托槽矫治技术、唇腭裂患者术前矫正、复杂牙颌畸形及正颌外科术前术后矫治、种植支抗系统等多项临床新技术，现已熟练诊治各类畸形疑难患者逾 400 例，取得明显疗效，整体水平在省内居领先地位。至今已发表与正畸相关的文章近 20 篇，参编著作 1 本，主研省科技厅社会发展基金 1 项。

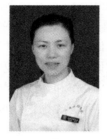

谢晓莉，女，湖南长沙人，1964 年 7 出生，民革成员，博士，主任医师，教授，硕士生导师。现任中南大学湘雅口腔医院副院长，牙体牙髓科主任，特诊科主任，口腔美容中心主任，中南大学口腔医学院口腔生物医学教研室主任。主攻方向：牙体牙髓常见病、多发病和疑难病例的诊治、显微根管治疗及显微根尖手术、口腔疾病激光治疗及牙体美容治疗。中华口腔医学会会员、中华口腔医学会颞下颌关节及合学专委会口颌面疼痛学组委员、卫生部医疗服务标准专业委员会专家（牙体牙髓病专业）、国家科技奖励评审专家、《外科学》（临床药学类）全国统编教材编辑委员会编委、湖南省口腔医学会理事、湖南医师协会副会长、湖南省口腔医学会牙体牙髓专委会副主委、湖南省口腔医学会中西医结合专委会副主委、湖南省医学教育科技学会专业委员会常委、"口腔医学研究"杂志编委、湖南省第八、九届青年联合会委员。曾于耶鲁大学医学院学习 1 年。主持湖南省自然科学基金、湖南省科技厅、湖南省卫生厅等课题 12 项，参与国家自然科学基金、教育部重点专项、科技部科技惠民项目等课题研究。发表论文 40 余篇，主编著作 2 部，参编著作 6 部。作为第一完成人获湖南医学科技奖二等奖、湖南省科技进步奖三等奖各 1 项，2008 年获"登士柏杯"全国根管治疗竞赛华中地区学院组教授级别二等奖。

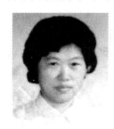

谢予萍，女，1932 年出生，河南省桐柏县平氏镇人，教授，研究生导师，历任口腔组织病理学教研室主任。1958 年毕业于河南医学院，1958 年郑州卫生干校教学，1961 年 5 月来湖南医学院病理学教研室工作，口腔医学系成立后调口腔病理教研室工作。

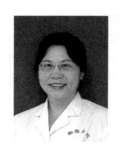

许春姣，女，1966 年 4 月出生，广西柳城县人，医学博士，教授，主任医师，硕士研究生导师，1990 年 7 月本科毕业于华西医科大学口腔医学专业，1998 年 7 月获湖南医科大学口腔硕士学位，2005 年 7 月获中南大学湘雅医院外科学博士学位，现任中南大学湘雅医院口腔医学中心口腔内科教授，中南大学口腔医学院牙周病学教研室主任、口腔黏膜病学教研室主任，中华口腔医学会牙周病学专业委员会委员及湖南省口腔医学会牙周专业委员会副主任委

员，中华口腔医学会中西医结合专业委员会委员，中华医学美学与美容专业委员会湖南省分会专业委员会副主任委员，湖南省医学教育科技学会口腔医学教育专业委员常务委员，主要从事口腔内科疾病的诊断、治疗和防治，擅长牙周炎的系统治疗、牙周组织缺损修复、牙周疾病疗效监测、口腔黏膜下纤维化的机理与临床研究，参编《口腔科学住院医师手册》《口腔医学专业分册（国家执业医师/助理医师资格考试应试参考丛书）》《口腔基本技术操作》等，主持教育部留学回国人员基金"抗 DKK-1 对牙周韧带细胞分化能力的影响"、湖南省自然基金课题"黄芪-壳聚糖/聚乳酸支架引导牙周骨缺损再生的研究"、湖南省科技项目"口腔黏膜下纤维化中单核细胞趋化蛋白-1 在巨噬细胞浸润、聚集中的意义"等 10 项课题，参与国家自然基金"口腔黏膜下纤维性变发病相关基因的研究"和"十五"国家科技攻关计划项目"口腔白斑、口腔扁平苔藓与口腔黏膜下纤维性变分子鉴别诊断标准的研究（分题目）"2 项，发表科研论文 40 篇，SCI 论文 5 篇，获首届中华医学科技三等奖及省总工会科技进步二等奖共 2 项。

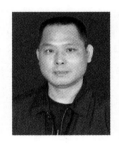

颜学德，男，1963 年 10 月 19 日出生于湖南省临澧县，副教授，副主任医师。1988 年毕业于华西医科大学口腔医学院，学士。先后在口腔医学系、湘雅三医院口腔科工作。从事口腔临床医疗、教学、科研近 20 年，主持省级课题 2 项，在全国知名杂志上发表学术论文 10 余篇。专业方向：牙列不齐的矫正、牙列缺失的固定及活动修复、牙体缺损的烤瓷修复。2012 年办理手续调离湘雅三医院口腔科。

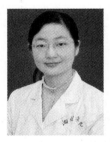

尹　乒，女，湖南邵阳市人，1974 年 5 月出生，医学博士，副主任医师，硕士研究生导师。1997 年毕业于中国医科大学，2002 年获中南大学湘雅医院硕士学位留校任教，2013 年获中南大学博士学位。2008 年及 2012 年分别在上海交通大学第九人民医院和第四军医大学口腔医院进修学习。为中华口腔医学会会员、中华口腔医学会专科种植会员。主要从事种植义齿、种植美学、牙槽外科、微创拔牙及颌面部创伤。主持湖南省科技厅资助及湖南省卫生厅研究基金项目各 1 项。作为主要完成人完成的相关唇腭裂术后畸形的基础与临床研究获中华医学科技奖三等奖及湖南医学科技奖一等奖。以第一作者或通讯作者发表学术论文 6 篇，其中 SCI 3 篇，CSCD 3 篇。参编《口腔科住院医师手册》。

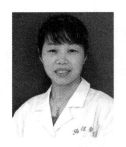

尹晓敏，女，1969年2月出生，湖南洞口人，医学硕士，副主任医师，中华口腔医学会会员，1993年毕业于湖南医科大学口腔医学系，获医学学士学位，2004年获硕士学位，1993年至今就职于中南大学湘雅医院口腔科，长期从事口腔内科医疗、教学及科研工作，具有丰富的临床经验和扎实的专业基础理论，在牙体牙髓病的诊断和治疗方面有较强的临床技术能力，2008年获"登士柏杯"全国根管治疗竞赛华中地区学院中级组级别优秀奖，在核心刊物以第一作者发表论文12篇，主持省卫生厅课题1项，参与省厅级课题8项，获2009年度湖南省科学技术进步奖三等奖，2009年度湖南医学科技奖二等奖。

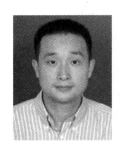

张胜，男，1969年2月出生，湖南益阳人，副教授，副主任医师，硕士研究生导师，湘雅二医院口腔医学中心副主任。现任湖南省口腔医学会理事，湖南省口腔医学会口腔颌面外科专业委员会常委。主要从事口腔癌联合手术、口腔颌面部恶性肿瘤放射性粒子植入治疗术、颌面部缺损即刻精细修复重建、三叉神经痛治疗、正颌手术等方面具有十分丰富的临床经验。参编著作5本，发表SCI期刊论文2篇、国内期刊论文10篇。

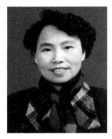

张素银，女，1945年出生，中国党员，口腔正畸硕士研究生导师。曾任口腔医学系口腔修复正畸教研室主任兼临床科主任，《口腔纵横》杂志编委委员，与人合作"正畸TiNi矫正丝焊接"课题获国家专利铜牌奖。2002年退休。

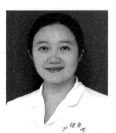

周雄文，女，1968年10月2日出生，四川省成都市人，副教授，硕士研究生导师，1987年5月毕业于中南大学湘雅医学院口腔专业，2010年获中南大学口腔外科学博士学位，现任中国老年医学骨质疏松委员会委员，中国整形美容学会口腔修复委员会委员，湖南省医学会口腔种植委员委员，主要从事口腔颌面部骨质疏松及口腔咬殆重建及种植修复，以第一作者发表论文12篇，SCI（IF2.9）1篇，Mediling 3篇，CSCD 5篇，主持湖南科技厅、发改委课题4项。

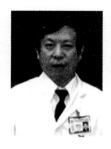

　　朱兆夫，男，1960 年 10 月出生，湖南邵阳人，民革会员，教授，主任医师。主要从事口腔颌面部复杂外伤、口腔颌面部恶性肿瘤根治、口腔颌面部缺损修复重建（如游离组织瓣对口腔颌面部大型缺损的重建）以及口腔颌面部畸形的整形手术。在各种全国性刊物上发表论文 20 多篇，主编、参编专著和教学参考书 5 部。现任湖南省口腔医学会理事，湖南省口腔医学会口腔颌面外科专业委员会常委。

第7章 客座(兼职)教授

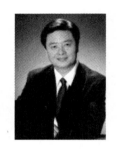

边 专,教授、主任医师、博士生导师,现任武汉大学口腔医学院院长。兼任中华口腔医学会副会长,国际牙科研究协会中国分会秘书,泛亚太地区管理委员会秘书长,全国牙病防治指导组副组长,湖北省牙病防治指导组副组长,中华口腔医学会牙体牙髓病学专业委员会副主任委员,湖北省口腔医学会副会长,享受国务院政府特殊津贴,1998年被评为省卫生系统"先进工作者",2001年省优秀留学回国人员,2002年卫生部有突出贡献的中青年专家。1983年毕业于湖北医学院口腔系,获学士学位,1987年获硕士学位,1998年获博士学位。1992年赴日本大阪大学齿学部研修1年,1996年赴中国台湾中山医学院牙医学系合作研究。

主要从事牙体牙髓病学、口腔微生物、口腔遗传病的研究。承担"十五"国家科技攻关项目9项,在国内外学术刊物上发表论文60余篇,SCI收录16篇。作为第一完成人,获批专利1项,2000年获湖北省自然科学奖二等奖1项。至今已经培养了或正在培养19名硕士生、16名博士生。

2008年被聘请为中南大学口腔医学院兼职教授。

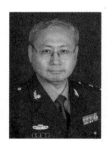

孙沫逸,第四军医大学口腔医学院口腔颌面外科——头颈肿瘤外科副主任,教授、主任医师、博士研究生导师。中国抗癌协会头颈肿瘤专业委员会常委;中华口腔医学会口腔颌面外科专业委员会脉管疾病学组副组长、涎腺疾病学组副组长、肿瘤内科学组副组长;中国人民解放军医学科学委员会肿瘤专业委员会委员;陕西省肿瘤学会常委;陕西省抗癌协会副秘书长、常务理事,陕西省抗癌协会头颈肿瘤专业委员会副主任委员。现为 *Asian Journal of Oral and Maxillofacial Surgery*,《实用口腔医学》等杂志编委。在国内外期刊杂志发表论文90余篇,参编专著4部。研究方向:口腔颌面部肿瘤学。课题负责国家自然科学基金面上项目3项、陕西省自然科学基金项目2项、教育部留学回国人员科研启动基金项目1项。

2008年被聘请为中南大学口腔医学院兼职教授。

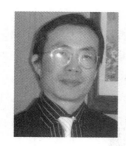

蔡逸强，博士，美国耶鲁大学医学院肾内科副研究员。日本国立德岛大学医学院获博士学位，美国爱因斯坦医学院及耶鲁大学医学院博士后。毕业于中国湖南医科大学医疗系。曾任教于广州中山医科大学，曾在广州中医药大学攻读中西医结合硕士研究生以及在美国新泽西 Stevens Institute of Technology 攻读计算机科学研究生。在国际上首次发现"多囊蛋白–2"在非纤毛化细胞上定位于内质网上，并首次提出"多囊蛋白–2"可能是内质网上具阳离子通道功能的设想(Cai，1999，已被引用191次)。随后作为最主要合作者与同事发现"多囊蛋白–2"在非纤毛化细胞内质网上却具有钙离子通道的功能(Koulen，2002，已被引用279次)。接着作为美国心脏学会科学家发展奖(基金)支持课题的首席研究员，主持研究发现"多囊蛋白–2"的磷酸化位点并发现其在非纤毛化细胞内质网上具有钙离子通道的功能，受此蛋白磷酸化的调控(Cai，2004，已被引用57次)。多年来作为合作者共在国际著名学术刊物如《科学》《细胞》《自然遗传学》《自然细胞生物学》《杂志》等发表多囊肾研究学术论文近30篇。作为第一作者研制的以其名字缩写命名的抗"多囊蛋白–2"多克隆抗体(YCC2)成为国际多囊肾病研究领域最广泛应用的抗体；而单克隆抗体(YCE2)也广为应用并已授权在美国生物科技公司(Santa Cruz)和英国生物科技公司(Abcam)上市。作为首席研究员主持的科研课题还曾获美国"多囊肾病研究基金"支持。此外，共4次获"美国肾脏学会旅行奖"，还曾获美国国立卫生署(NIH)肾脏学培训基金，以及日本"滕井—大塚国际交流基金"。现为美国肾脏学会会员。多次应邀到各院校包括美国的布朗大学、韩国(汉城)淑明女子大学、加拿大阿尔伯特大学，以及中国北京大学医学部、第二及第三军医大学、南方医科大学、中南大学、成都医学院等院校作学术交流，并曾应邀在欧洲(荷兰)国际遗传性多囊肾病专题讨论会，美国(亚利桑那)FASEB–多囊肾病专题研讨会，中国(上海)国际多囊肾病专题研讨会及湖北省中西医结合泌尿外科学会年会上作口头发言报告。多次应邀为《美国肾脏学会》杂志，《国际肾脏》杂志(美国)、《癌症通信》杂志(德国)、《非洲生物科技》杂志审稿。还应邀为欧洲编撰的《癌症百科全书》(Springer)纂写《多囊肾病》(Polycystic Kidney Disease)一节，以及应邀为《国际肾脏》杂志(美国)写专题评论。曾先后直接指导访问学者8名及短期研究生和大学生多名。在日本留学期间主要从事"细胞介素–6对内分泌多肽分泌的调控及其分子机制的研究"并与同事一道在美国和欧洲专业杂志上发表论文10多篇(其中作为第一作者4篇)。曾为日本免疫学会、日本内分泌学会以及日本实验动物学会会员。自2008年起还受聘为中国中南大学、南方医科大学以及成都医学院的客座教授和成都医学院院报编委。现任杂志《Health》编委。

2008 年被聘请为中南大学口腔医学院兼职教授。

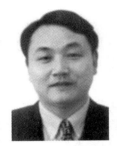

王松灵，男，1962 年 11 月 2 日出生于湖南省湘乡市。1984 年毕业于北京医科大学口腔医学院，1989 年获该校医学科学博士学位。1991—1992 年在日本东京齿科大学做博士后研究，1996—1998 年及 2001 年 5—9 月在美国国立卫生研究院（NIH）、国立牙颌颅研究所（NIDCR）做高级访问学者。自 1999 年至今任首都医科大学口腔医学院副院长，北京口腔医院副院长，北京口腔医学研究所副所长；教授、主任医师、博士生导师。2005 年 2 月至今任首都医科大学副校长。

长期从事涎腺疾病的临床工作及基础研究。与课题组一起，发现儿童复发性腮腺炎的新转归；提出舍格伦综合征亚临床新概念；澄清慢性腮腺炎病因及相互关系。提出慢性化脓性腮腺炎新综合分类；探讨了不同类型疾病的有效治疗方法，已广泛用于临床诊断及治疗（该部分研究发表 SCI 收录英文论著 18 篇），该研究内容加上其他相关研究已获 2003 年国家科技进步二等奖。新发现唾液分泌和唾液细菌学规律及其临床意义，已应用于疾病的诊断及教学中（Arch Oral Biol，1998）。首次开发小型猪及小鼠涎腺，进行涎腺基因治疗研究（J Dent Res，2000；J Gene Med，2004；Molecular Therapy，2005；Int J Radio Oncol Biol Phys，2005）；其中小型猪腮腺是研究人类腮腺较为理想的动物模型，已为国外学者重点采用。最早进行人造涎腺研究，已申请美国专利。利用组织工程人造涎腺，发现小型猪腮腺细胞可作为人造涎腺新的种子细胞来源之一（J Oral Pathol Med，1999；Biomatureials，1999；Arch Oral Biol，2005）。通过动物实验及临床研究，发现腮腺的新功能，即腮腺具有调节唾液、血液及尿液硝酸盐的重要作用，明确了机体硝酸盐的代谢规律，对研究硝酸盐、亚硝酸盐在口腔内的功能等可能有重要价值（J Dent Res，2003；J Oral Pathol，2003）。引进国际上先进的涎腺内镜进行诊断及治疗腮腺、下颌下腺疾病，有良好的临床应用价值，并通过此微创技术，发现慢性阻塞性腮腺炎的新病因（Laryngoscope，2005）。从事牙生长发育及牙再生研究，以及口腔家族性致病基因的系列研究。

在国内建立第一个涎腺疾病中心和口腔基因治疗分子生物学实验室，发表 SCI 收录英文论著 38 篇，其中第一作者及通讯作者 28 篇，发表在 10 多种国际知名的医学及口腔医学杂志上，总影响因子约 80。发表中文论文 86 篇。主编专著 3 部，参编专著 8 部。2003 年获国家科技进步二等奖（第一完成人）；2002 年获北京市科技进步二等奖（第一完成人）；1995—2000 年获市部级科技进步三等奖 5 项（均为第一或第二完成人）。获得专利 2 项（包括美国国家专利 1 项）。获美国

NIH、国家级（2 项国家杰出青年科学基金、"863"重大专项子课题、国家自然科学基金重点课题、国家自然科学基金 3 项）、市级、局级多项科研资助。指导博士后 1 人，博士研究生 18 人，硕士研究生 10 人。

2004 年获卫生部有"突出贡献的中青年专家"称号，国务院政府特殊津贴及北京市优秀回国留学创业人员奖。2001 年荣获国家杰出青年科学基金（总理基金）。1999 年入选国家人事部跨世纪学科学术带头人。1997 年获全国卫生系统十大杰出青年岗位能手称号。1996 年获北京市杰出青年岗位能手称号。1995 年获北京市优秀青年知识分子称号。1994 年获北京市科技新星计划。世界卫生组织口腔健康科学教育咨询成员；美国科学促进会特邀国际会员；纽约科学院特邀国际会员。中华口腔医学会口腔颌面外科专业委员会涎腺学组副组长；北京市口腔医学会常务理事兼秘书长；中华口腔医学会理事；中华口腔医学会口腔教育专业委员会常务委员兼秘书长；全国口腔医学教材评审委员会委员；中华口腔医学会口腔放射专业委员会常务委员；中华口腔医学会口腔颌面外科专业委员会委员；国际涎腺学会（International Salivary Gland Society）理事；国际口腔医学杂志 *Oral Diseases* 编委，*Journal of Oral Rehabilitation* 编委，《口腔颌面外科杂志》《中国口腔医学年鉴》《北京口腔医学》副主编，《现代口腔医学杂志》常务编委，《中华口腔医学杂志》编委及国内 10 余本口腔医学杂志编委及特邀编委。临床特长：涎腺疾病的诊断及治疗。

2009 年被聘请为中南大学口腔医学院兼职教授。

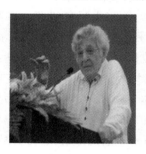

Alan Garen 是世界著名的分子生物学家，现为美国耶鲁大学分子生物物理与生物化学系终身教授，美国国家科学院院士，美国国家艺术与科学院院士。Garen 教授作为美国科学院院士在肿瘤基因治疗方面有很高的学术造诣，享有崇高的声望。其研究包括：抑制受体蛋白与 RNA 的关系，揭示了包括 PSF 在内的基因表达的反向调节新机理；从大鼠 VL30 RNA 到人类骨髓瘤细胞远处转移的逆转录病毒干预的基因表达；肿瘤免疫治疗的血管病理等方面。2004 年，受聘为复旦大学名誉教授；2005 年受聘为四川大学客座教授，2010 年受聘为暨南大学名誉教授。

2011 年被聘请为中南大学口腔医学院兼职教授。

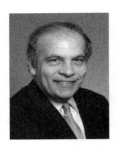

Nabil Samman 现为香港大学口腔颌面外科教授，香港玛丽医院颌面外科病房总管，香港大学唇腭裂中心主任，并主管口腔颌面外科研究生教育。历任香港口腔颌面外科医师协会主席，亚洲口腔颌面外科医师协会主席，国际口腔颌面外科医师协会教育委员会主席，国际口腔颌面外科医师协会主席。现任国际口腔颌面外科医师协会基金会主席，并担任国际口腔颌面外科杂志临床病理责任编辑。北京大学、上海交通大学、泰国宋卡王子大学、泰国马依多尔大学等多所大学的名誉教授，并担任柬埔寨儿童外科中心名誉主任。

2011 年被聘请为中南大学口腔医学院兼职教授。

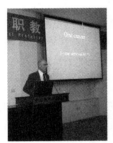

Svend Erik Dabelsteen 是丹麦哥本哈根大学著名教授，主要从事口腔鳞状细胞癌的基因分析，特别是在 ABO 基因的研究方面是国际权威专家。在国际著名的《肿瘤》杂志、《口腔病理》杂志、《口腔肿瘤》杂志等刊物上，发表研究论文上百篇。指导来自世界各地的青年专家 10 多名，出版学术专著 10 多部。

2009 年聘请为中南大学口腔医学院兼职教授。

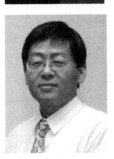

高　山 1987 年毕业于河北医学院口腔系；1990 年毕业于湖南医科大学口腔系，获得硕士学位；2003 年毕业于丹麦哥本哈根大学牙学院，获得博士学位。1990—1998 年，在天津医科大学口腔医学院先后任助教、讲师和副教授。2000—2003 年，在丹麦哥本哈根大学牙学院口腔诊断科室作为访问学者和攻读博士学位，2004 年后，在 Aarhus 大学分子生物室任讲师和博士后学者。现主要从事人类肿瘤的 siRNA 的表达和 miRNA 调节的研究。2002 年主持遗传性乳光牙的家族分析和口腔黏膜下纤维化的系列研究，获得中华人民共和国卫生部的资助；2000 年主持灼口综合征的临床和电镜分析获得天津医科大学的资助；1999 年主持口腔扁平苔藓的计算机辅助教学项目，获得天津市教育委员会的资助；2005 年和 2006 年，获得丹麦癌症协会的资助，参加了有关分子生物学的研究。

1991—2000 年在天津医科大学从事本科生教学和指导口腔内科硕士培养；2004 年后在 Aarhus 大学从事细胞生物学的教学与研究。

2009 年被聘请为中南大学口腔医学院兼职教授。

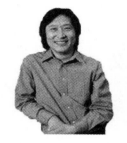

施松涛　现任美国南加州大学牙科学院颅面分子生物学研究中心副教授, 国家杰出青年基金获得者, 在口腔再生医学尤其是干细胞基础与应用领域作出了重要贡献。发表论文 90 余篇, 获国际专利 10 项。作为负责人主持 5 项 NIH 研究项目、1 项加州再生医学研究院项目。担任 *Oral Diseases* 杂志副主编, 首届国际口腔及颅颌前沿研究研讨会大会主席, 美国牙髓病学协会顾问委员, *Nat Biotech*、*The Lancet* 等杂志审稿专家。2010 年被聘请为中南大学口腔医学院兼职教授。

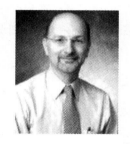

Stefan Somlo　是耶鲁大学医学院内科和遗传系终身教授 [tenured professor, C. N. H. Long Professor of Medicine (Nephrology) and Professor of Genetics; Chief, Section of Nephrology]。目前任耶鲁医学院肾内科和耶鲁多囊肾研究中心主任。Somlo 博士毕业于哈佛大学 (学士学位) 和哥伦比亚大学医学院 (医学博士学位), 并于耶鲁医学院完成博士后训练。Somlo 博士是国际多囊肾 (肝) 研究的著名专家, 他所领导的实验室是国际多囊肾 (肝) 研究领域的最权威实验室之一。Somlo 博士领导的研究团队成功地克隆了到目前为止已知的引起多囊肾及多囊肝病的致病基因 5 个中的 4 个基因 (PKD2, PKHD1, PLD1, PLD2), 并成功地建立了多个基因敲除和转基因的动物模型及对多囊蛋白 – 2 的功能进行深入研究。Somlo 博士的团队的研究成果先后发表在国际著名专业杂志上, 包括《科学》《细胞》《自然遗传学》(3 篇)、《自然细胞生物学》《生化杂志》《人类分子遗传学》杂志等, 并得到国际同行的广泛引用。因其在多囊肾 (肝) 研究领域的重大贡献, Somlo 博士在 2004 年获得国际多囊肾研究领域的最高荣誉 " 国际 Lillian Jean Kaplan " 奖。Somlo 博士的实验室先后培养博士研究生, 博士后, 临床专科进修生及访问学者多名。参与撰写专业专著数本。

2012 年被聘请为中南大学口腔医学院兼职教授。

第8章 全国性会议

中华医学会第二届牙周病学术会议

由中华医学会牙周病专业委员会主办，湖南医学院口腔医学系承办的中华医学会第二届牙周病学术会议于 1986 年 9 月在湖南医学院大礼堂召开，来自全国 100 余名口腔医学专家、学者参加会议。会议由湖南医学院口腔医学系主任刘蜀蕃教授和副主任凌天牖教授等组织，图片见第 10 章。

2005 年全国口腔医学教育专业委员会常委扩大会议

由中华口腔医学教育专业委员会主办，中南大学口腔医学院承办的"2005 年全国口腔医学教育专业委员会常委扩大会议"于 2005 年 11 月 25—27 日在湖南省长沙市陌园宾馆举行，王邦康教授主持会议，口腔医学院翦新春院长、阙国鹰副院长、部分教研室负责人和专家出席会议。来自全国口腔医学教育专业委员会常委、委员及全国口腔医学院校的部分负责人、口腔医学教育专家等 31 人出席了会议。本次会议就当前我国口腔医学教育中的重点和热点问题，如口腔医学教学管理、本科口腔医学教育标准制订等进行了研讨。会议邀请了教育部高教司石鹏建副司长与会，并发表了重要讲话，5 位口腔医学教育专家和领导作了专题报告。会议还就下次专委会召开事宜进行了商讨。

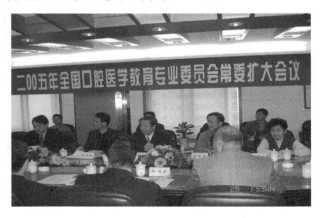

全国口腔医学教育专业委员会扩大会议

2006 年南方 16 省口腔执业医师实践技能考试考官培训会议

2006 年 6 月 9 日至 11 日，由湖南省卫生厅医学考试中心主办，中南大学口腔医学院承办的"南方 16 省口腔执业医师实践技能考试考官培训会议"在长沙市长城宾馆举行。会议由卫生厅医学考试中心主任熊坚主持，国家医学考试中心领导和专家，就考官遴选条件、保密制度、考试内容的变化等方面进行了详细讲解，各位考官讨论热烈，并进行了培训考试，合格率 100%。

中南大学口腔医学院院长翦新春教授在开幕式上发表了热情洋溢的致辞，欢迎各位领导、专家和考官来到长沙，感谢各位一直以来对中南大学口腔医学院发展的大力支持和帮助。

11 日下午，由国家医学考试中心王嘉德教授为首的考官培训小组来到口腔医学院门诊二楼东头考试中心，分成 3 个考站对来自南方 16 省口腔执业医师实践技能考试考官进行模拟执考评分，并就各位考官对考试内容的掌握、评分的要点进行了详细的解读。

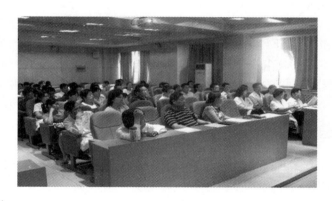

会议会场

2006 年海峡两岸口腔黏膜下纤维性变(OSF) 专题研讨会

由中华口腔医学会口腔黏膜病专业委员会主办、中南大学口腔医学院承办的"海峡两岸口腔黏膜下纤维性变(OSF)专题研讨会"于 2006 年 10 月 14—15 日在长沙举行。会议邀请了包括台湾高雄医学大学口腔医学院谢天渝教授、杨奕馨副教授和中国台湾大学医学院牙医学系江俊斌教授等在内的 8 位国际知名的口腔黏膜病专家。中华口腔医学会口腔黏膜病专业委员会主任委员、上海交通大学口腔医学院周曾同教授及其他委员、口腔医学院部分师生、湖南省内部分口腔黏膜病专家参加了研讨会。

研讨会上，来自宝岛台湾的专家分别就台湾 OSF 的研究进展、恶变潜能和流行病学等方面向内地同行作了主题报告。来自湘雅医院的翦新春教授、彭解英教授,湘雅二医院的凌天牖教授,湖南中医药大学的李元聪教授,湘潭市口腔医院的唐杰清院长等内地学者就内地 OSF 的研究进展向与会者作了汇报。他们的研究涉及 OSF 的致病机理、临床检验及治疗等多个方面。同时,海峡两岸的专家还专门就临床诊断标准的制定进行了集体讨论。

OSF 是一种慢性、隐匿性的口腔黏膜疾病,临床表现为患者口腔有烧灼感,进食刺激性食物有不同程度的疼痛感及渐进性的张口受限,舌活动受限、舌乳头萎缩等。该病主要发病于印度及东南亚地区,我国台湾、湖南也属高发地区。咀嚼槟榔是诱发 OSF 的主要因素,吸烟对发病有协同作用。

随着人们生活水平的提高、社会活动的增多以及槟榔的商品化,咀嚼槟榔的人数呈逐年上升趋势。谢天渝教授在谈到 OSF 的恶变潜能时说,OSF 的恶性转化率可达 7% ~ 13%,国际癌症研究中心在 2004 年 8 月 7 日特别刊物第 85 卷中已经认定槟榔为一级致癌物。作为内地第一例 OSF 病例发现者之一、中南大学口腔医学院院长、湖南省口腔医学专业委员会主任委员、博士生导师翦新春教授说,近年来内地随着咀嚼槟榔的人数成倍的增加、流行范围的扩大,OSF 的发病越来越多,年龄也逐步趋于年轻化,并陆续有 OSF 癌变的报道。学者们对长期咀嚼槟榔的湖南 OSF 患者及其癌变病例的研究发现,OSF 患者的癌变率为 1% ~ 2%。在解释为什么内地 OSF 患者的癌变率比中国台湾及国外学者的统计数据有差异时,翦教授认为这可能与各地槟榔的加工方法及添加物的不同等方面有关。

在研讨会举行同时,口腔医学院还举行了 OSF 及其他口腔黏膜病诊疗进展全国继续教育学习班,吸引了来自全国各地的数 10 名学员,图片见第 10 章。

中华口腔医学会口腔颌面肿瘤内科协作组定稿会

2008 年 10 月 18 日,由中南大学口腔医学院承办的"中华口腔医学会口腔颌面肿瘤内科协作组定稿会"在长沙市枫林宾馆召开。来自中南大学、北京大学、上海交通大学、中山大学、解放军第四军医大学口腔医学院与解放军总医院口腔科、安徽医科大学附属省立医院口腔中心的 13 位专家、教授出席会议。中华口腔医学会口腔颌面—头颈肿瘤内科协作组组长、上海交通大学口腔医学院郭伟教授主持会议。口腔医学院黄俊辉院长、唐瞻贵副院长、李奉华主任组织和全程出席会议。会议回顾了协作组一年来所开展的工作,中山大学口腔医学院陈伟良教授向与会专家报告了即将于 11 月份在广州召开的第四次全国口腔颌面—头颈肿瘤内科协作组综合治疗学术研讨会的筹备情况。定稿会主要针对参加广州召开的第四次全国口腔颌面—头颈肿瘤内科协作组综合治疗学术研讨会 105 篇论文进行审核定稿,以确定大会交流论文和墙报张贴论文。这些论文的内容包括口腔颌面—头颈肿瘤的化疗、放疗、生物治疗、热疗、冷冻等综合治疗的相关临床治疗新方法、经验总结以及基础研究的新技术和新进展。

2009 口腔医学新进展研讨会

2009 年 5 月 15 日至 5 月 18 日，由中南大学口腔医学院举办的"2009 口腔医学新进展研讨会"在长沙南方明珠大酒店召开。中南大学副校长李桂源教授，中华口腔医学会名誉会长、北京大学口腔医院名誉院长张震康教授，中华口腔医学会会长王兴教授，湘雅医院党委书记唐友云教授和院长陈方平教授，中华口腔医学会牙周病学专业委员会名誉主任委员、著名牙周病学专家曹采芳教授，北京大学口腔医学院和武汉大学口腔医学的专家出席会议，来自湖南、江西、海南等省口腔医专业医务人员、口腔医学院校教师和学生 200 余人参加会议。

大会开幕式由口腔医学院副院长，湘雅医院口腔科主任唐瞻贵教授主持，口腔医学院院长黄俊辉教授代表大会举办单位中南大学口腔医学院致欢迎辞。会上李桂源副校长、王兴会长、张震康教授、陈方平院长和曹采芳教授分别致辞及讲话。

张震康教授饱含深情地介绍了我国口腔医学发展史。他指出，我国口腔医学事业取得了巨大发展和长足进步，但由于口腔疾病发病率高、群众重视程度不够，仍需要我国口腔医学事业广大同仁继续努力。王兴教授说，由于传统观念的制约，我国口腔医学事业曾一度陷入"低谷"，但随着人民群众对口腔疾病的日益重视和对牙齿美观要求的日益提高，对我国口腔医学教育和口腔医疗提出了更高的要求，中国口腔界同仁必须继续努力。李桂源副校长说，科学发展以人为本，人以口腔为本，中南大学一定会全力支持本校口腔医学教育，将本校口腔医学院办成国内知名的学院，为国内外培养更多的优秀口腔医学人才。

开幕式后，张震康教授、王兴教授、曹采芳教授、邱立新教授、樊聪教授、施斌教授等国内著名口腔医学专家及剪新春教授、彭解英教授等湖南省内口腔医学专家应邀对口腔疾病预防与治疗的最新进展作了专题报告，并对正颌外科、牵张成骨、口腔肿瘤、颌面创伤、唇腭裂、种植牙、黏膜病、牙周病、正畸、修复等方面进行广泛讨论，同时还组织与会代表观看新材料、新技术现场演示。

本次研讨会为广大口腔从业人士提供学习和交流口腔医学新理论、新技术的机会，为推动我省口腔医学事业的发展，产生了积极影响，图片见第 10 章。

2010 口腔医学新进展研讨会

2010 年 5 月 22 日上午，由中南大学口腔医学院主办，长沙川禾医学科技有限公司、辛迪思(上海)医疗器械贸易有限公司和高露洁棕榄(中国)有限公司协办的"2010 口腔医学新进展研讨会"在长沙好来登大酒店隆重开幕。中华口腔医学会会长王兴、秘书长王渤，国际口腔颌面外科协会前任主席、香港大学口腔颌面外科 Nabil Samman 教授，中南大学校长黄伯云院士、校党委副书记陶立坚教授，湘雅医院党委书记唐友云教授、院长陈方平教授，以及来自北京大学、四川大学、上海交通大学、第四军医大学、武汉大学、中山大学、首都医科大学、南方医科大学等高校口腔医学院的领导、专家和会议代表约 300 人出席。

湘雅口腔医学院黄俊辉院长在开幕式上首先致辞,随后湘雅医院陈方平院长、王兴会长、Nabil Samman 教授、黄伯云校长分别作了讲话。黄伯云校长在热情洋溢的讲话中代表学校 7 万余名师生员工热烈欢迎莅会的中华口腔医学会领导和各位专家与代表,同时对给予我校口腔医学大力支持与帮助的兄弟院校和有关单位的领导、专家深表谢意,并表示要不负期望,上下同心着力发展我校的口腔医学,建立一所口腔专科医院,为国家培养人才,为社会做好服务。

本次研讨会为期 2 天,包括 Nabil Samman 教授和王兴教授在内的一批国内著名的口腔医学专家在会议上开展了 14 场授课和专题研讨,内容涉及口腔医学新理论、新技术和新进展。会议不仅为该领域同行提供了一个相互学习和交流的机会,而且也将对我国口腔医学教育、医疗和科学研究以及口腔疾病的防治带来积极的推动作用。

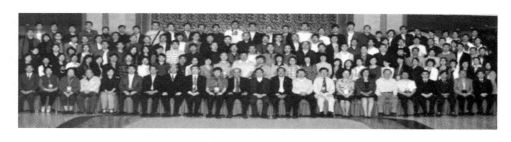

2010 口腔医学新进展研讨会嘉宾合影留念

2011 口腔医学新进展研讨会

2011 年 5 月 14—15 日,由中南大学口腔医学院和湘雅医院联合主办的"2011 口腔医学新进展研讨会"在湘雅医院新医疗区学术报告厅举行。中国口腔医学领域唯一的中国工程院院士、上海交通大学邱蔚六教授,中国口腔医学会名誉会长樊明文、副会长余光岩、副会长孙正、秘书长王勃等 20 余位国际口腔领域顶尖级专家在大会上阐述了他们的研究成果或前沿研究进展。

中南大学党委书记高文兵,湖南省卫生厅副厅长陈小春,中南大学副校长田勇泉、张灼华,湖南省医学会副秘书长朱建华等有关领导出席开幕式。口腔医学院党总支书记黄俊辉主持开幕式。

口腔医学院院长唐瞻贵致欢迎辞,介绍了口腔医学院多年来的发展状况,尤其是在科研、教学、医疗等各个方面取得的巨大成就。请求广大专家传经送宝,给学院发展带来新理念，推动学院医疗和管理的发展。

湘雅医院院长孙虹高度评价了口腔医学院的工作，口腔医学教育从 1934 年开始至今已有 70 多年历史，为我国培养了一大批优秀人才，为医疗科学教育作出了巨大贡献。希望这次研讨会对我省口腔学科的发展起到重要促进作用。

邱蔚六院士对口腔医学院、湘雅的快速发展非常欣慰。强调在信息时代，要获取最快最新的信息，此类学术会议是一种最好的传播形式，也是学习知识的最好的平台。要求广大医务工作者要在报告交流中提高自身水平，把口腔医学院建成中南地区金字招牌。

中华口腔医学会王勃秘书长发言，鼓励湘雅口腔医务工作者直面挑战，担当引领湖南乃至中部地区口腔学科的发展重任，培养更多的人才。

湖南省卫生厅副厅长陈小春表示，我省口腔医学事业不断发展，以湘雅口腔为龙头，在各方面取得了显著成绩，为提高全省人民健康水平作出了突出贡献。希望广大医务工作者努力提高医疗水平，加强相关的知识宣传、市场管理，减少城乡不平衡，为人民群众构建良好的就医环境。

高文兵书记向与会代表介绍了中南大学湘雅办学的百年历史。口腔医学院经历了由小到大的发展历程，如今已设有博士点，承担了多项国家级科研项目，获得了省部级奖励多项。学校正在筹建附属口腔医院，希望国内外医学专家给予中南大学口腔医学院更多的关心与帮助，让每一次的交流和沟通成为学院发展新的起点。

在两天的时间里 20 多位国内外顶尖级专家向与会代表介绍了当今口腔医学界最新科学成果。口腔医学院全体师生和全省口腔医师 300 多人参加了本次研讨会。

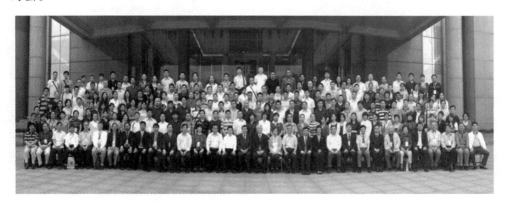

2011 口腔医学新进展研诗讨会合影

第六次全国口腔颌面—头颈肿瘤内科学术研讨会

2011 年 10 月 21—23 日，由中华口腔医学会口腔颌面—头颈肿瘤内科协作组主办，中南大学口腔医学院和湘雅医院联合承办的"第六次全国口腔颌面—头颈肿瘤内科学术研讨会暨国家级继续教育项目—口腔颌面肿瘤的综合序列治疗"培训班在长沙隆重举行。全国近百位口腔医学专家欢聚一堂，就口腔颌面—头颈肿瘤综合治疗相关临床及基础研究方面的新进展、新方法、新技术进行深入交流探讨。

21 日上午 9 点，大会举行了隆重的开幕式，大会主席、中南大学口腔医学院院长、湘雅医院口腔科主任唐瞻贵教授致欢迎辞。湖南省医学会秘书长朱建华教授，中南大学党委副书记、湘雅医学院院长陶立坚教授，湘雅医院党委书记肖平教授到会祝贺并分别讲话。到会的还有湖南省口腔医学专业委员会、湖南省医院协会口腔医学管理专业委员会、省口腔临床质量控制中心负责人和省、校口腔医学专业领导专家。

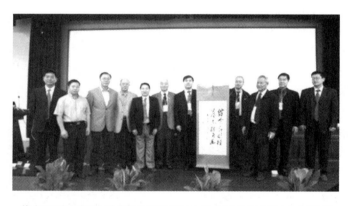

著名口腔颌面外科专家第四军医大学刘宝林教授向大会赋诗

全国口腔颌面—头颈肿瘤内科学术研讨会是目前国内有关口腔颌面头颈肿瘤综合治疗的最高水平学术会议，迄今已经成功举办过 5 届。本届（第六次）大会有来自北京、上海、广东、四川、陕西、安徽等省的专家代表共 100 余人。大会以"关注分子靶向，提高远期疗效"为主题，强调多学科的交叉联合，保持鲜明的专业特色和学术风格，丰富充实会议内容，增加学术深度和广度，力求全面准确地反映当前口腔颌面—头颈临床肿瘤学领域的新观念、新进展和新方法。

会议期间，中国工程院院士、上海交通大学医学院邱蔚六教授，四川大学华西口腔医院王大章教授，第四军医大学口腔医学院刘宝林教授，北京大学口腔医学院俞光岩教授等国内、国际知名口腔医学专家作为大会特邀嘉宾进行学术报告，与广大参会同行分享科研成果、交流实践经验。

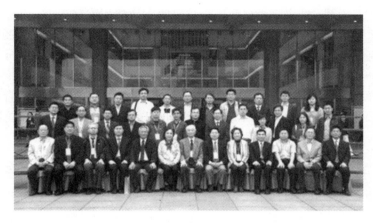

部分参会代表合影

作为大会的重要议程，中华口腔医学会口腔颌面—头颈肿瘤内科学组成立大会也成功举行。上海交通大学医学院郭伟教授当选科学组首任组长，湘雅医院口腔科主任唐瞻贵教授当选学组常委、副组长。当选副组长的还有：第四军医大学孙沫逸教授、四川大学李龙江教授、北京大学张建国教授、解放军 301 医院步荣发教授、中山大学冉炜教授、安徽省立医院叶茂昌教授、上海交通大学伍国欣教授。

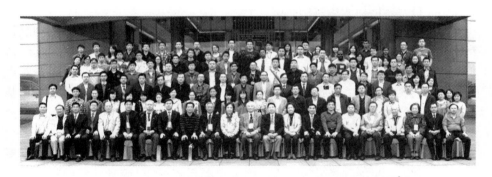

第六次全国口腔颌面－头颈肿瘤内科学术研讨会暨学组成立大会合影

2011 中南大学·武汉大学口腔医学科技年会

中南大学口腔医学院与武汉大学口腔医院共同举办的"2011 年度口腔医学科技年会"于 2011 年 11 月 3 日在长沙召开。

武汉大学口腔医院边专院长，樊明文名誉院长和陈智副院长带队，包括资深老专家、各学科主任、科研骨干共 34 人出席了会议。会议在中南大学口腔医学院唐瞻贵院长和武汉大学口腔医院边专院长的分别致辞中拉开序幕，中南大学党委副书记陶立坚教授，武汉大学口腔医学院樊明文教授作了高端论坛报告，双方共10位教授进行了多学科领域的精彩学术报告，会议还展示了近80份展板。年会期间，中南大学口腔医学院的师生与武汉大学口腔医院参会人员进行了广泛、深入的学术和工作交流。

本次会议是继武汉大学口腔医院与香港大学、台湾中山医学大学合作召开科技年会的又一延续。年会增强了中南大学口腔医学院和武汉大学口腔医院的联系，促进了双方科研合作。（图片见第10章）

2012 全国口腔生物医学学术年会暨口腔医学新进展研讨会

2012年6月15—17日，由中南大学口腔医学院和湘雅医院联合承办的"2012口腔生物医学学术年会暨口腔医学新进展研讨会"在长沙举行。中国科学院院士、解放军实验血液学重点实验室主任吴祖泽，中华口腔医学会口腔生物医学专业委员会主任委员、首都医科大学副校长、北京市卫生局副局长王松灵，该委员会副主任委员金岩、陈谦明、李铁军，中南大学口腔医学院、湘雅口腔医院院长唐瞻贵，台湾长庚医院教授魏福全，以及美国南加州大学教授钟正明、施松涛等国内外专家在会上作特邀专题报告。国内外相关学科400多位专家和代表参加了大会。

中南大学校长张尧学、党委副书记陶立坚和湘雅医院院长孙虹等出席开幕式。张尧学校长在致辞中饶有风趣地介绍了我校口腔医学学科的发展历史，口腔医学院和即将开诊的口腔医院的状况。

2010年3月，中华口腔医学会口腔生物医学专业委员会在北京成立。此后，该委员会就骨代谢、口腔颌面发育、再生和转化医学等内容召开了5次专题研讨会，从我国目前口腔疾病发生的状态和国际口腔医学的发展趋势，提出了口腔生物医学研究内容和方向：口腔颌面发育、基于干细胞及组织工程的再生医学、基因转导和基因治疗、肿瘤生物学、骨生物学等。强调转化医学理念、加强学科交叉合作。本次会议是该专业委员会主办的第一次学术年会。

与会的20多名国内外知名专家就口腔生物医学的前沿发展，进行了深入探讨。口腔医学院、湘雅口腔医院院长唐瞻贵专题报告了"口腔疣状癌的临床与基础研究"成果。在国际上首次提出了口腔疣状癌的3种临床分型——外生型、浸润型和囊肿型，通过对口腔疣状癌的蛋白质组学和遗传学研究，发现此病变组织与其正常黏膜组织间存在明显差异，及造成这种差异的基因信息表达，并提示了对此病的治疗原则、特点和方法。

"2012口腔医学新进展研讨会"也同时进行。从2009年起，中南大学口腔医学院联合湘雅医院，每年举办一次口腔医学新进展研讨会。每次会议均邀请到国内外口腔医学及其相关学科的顶尖级专家、学者，采用专题讲座、大会发言、现场示教、壁报等不同形式，就口腔基础和临床最新进展与参会者广泛交流。

　　至本次会议为止，北京大学、上海交通大学、四川大学、第四军医大学、武汉大学、首都医科大学、浙江大学、南京大学、解放军总医院等国内知名院校 30 多名专家教授来此作学术报告，其中 4 名被聘为中南大学兼职教授；美国国立卫生研究院、波士顿大学牙学院、耶鲁大学、康州大学、南加州大学、马里兰大学、加拿大哥伦比亚大学、丹麦奥胡斯大学等境外著名院校和香港大学牙学院的 20 余位知名专家教授在此交流学术，其中 6 名被聘为中南大学名誉或兼职教授。口腔医学界德高望重的邱蔚六院士、中国科学院吴祖泽院士分别于 2011 年和 2012 年在大会上作专题发言。

　　每年与会的还有中华口腔医学会主要负责人，他们对会议给予了高度评价：中南大学口腔医学院为全国口腔医学的医疗、教学、科研打造了一个国际学术交流平台。有与会者称，来这里参加一次会议相当于出一次国。

　　一年一次的会议，让我们广交了"学友"，缔结了合作的"战友"，提升了学科的声誉，为搭建大平台、形成大团队、产生高显示度的大成果，辐射出了较强的平台影响力。

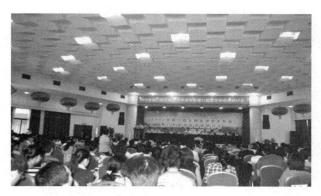

年会会场

2012 口腔颌面修复重建新进展研讨会

　　2012 年 4 月 28 日，由中南大学湘雅医院和中南大学口腔医学院共同主办的"2012 口腔颌面部缺损修复重建学术会"在湘雅医院门诊国际会议厅举行。会议同期举行了卫生部国家临床重点专科——湘雅医院口腔颌面外科建设启动仪式暨中华口腔医学会口腔专业护士临床实践培训基地揭牌仪式。

　　大会特邀了武汉大学口腔医学院赵怡芳教授、北京大学口腔医学院彭歆教授、上海交通大学口腔医学院王旭东教授、第四军医大学口腔医学院赵晋龙教授、北京大学口腔医学院护理部主任李秀娥教授、湘雅口腔医学院唐瞻贵教授等国内知名口腔医学专家分别进行专题学术报告，与参会同行分享科研成果、交流实践经验。

中华口腔医学会会长王兴、中华口腔医学会口腔颌面外科专业委员会候任主任委员赵怡芳、中华护理学会口腔专业委员会副主任委员李秀娥、湖南省卫生厅医政处主任赵卫华，湘雅医院党委书记肖平，湘雅口腔医学院党总支书记黄俊辉、院长唐瞻贵等领导出席会议。

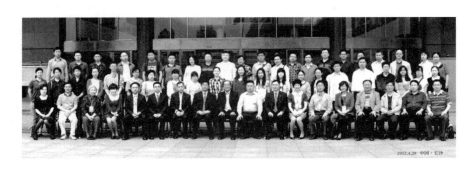

口腔颌面修复重建新进展研讨会

2013 口腔颌面—头颈肿瘤学组学术年会暨口腔医学新进展研讨会

2013 年 6 月 21—23 日，由中华口腔医学会口腔颌面外科专业委员会主办，湘雅口腔医院承办的"2013 口腔颌面—头颈肿瘤学组学术年会暨口腔医学新进展研讨会"在长沙隆重举行，全国 300 余位口腔医学专家出席大会。

在连续 2 天的学术交流中，中华口腔学会副会长、北京大学俞光岩教授，中华口腔医学会口腔颌面外科专业委员会主任委员、武汉大学赵怡芳教授，国际口腔颌面外科协会前任主席、香港大学口腔颌面外科的 Nabil Samman 教授，美国耶鲁大学、《国际口腔颌面外科杂志》主编 YiQiang Cai 教

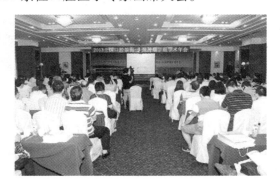

会议会场

授，中华口腔医学会口腔颌面—头颈肿瘤学组组长、北京大学郭传斌教授，湘雅口腔医院院长唐瞻贵教授等国内外知名口腔医学专家作为大会特邀嘉宾进行学术报告，与参会的全体口腔同仁分享科研成果、交流实践经验，尤其是针对颊癌和颌骨囊性病变原发灶处理进行了深入的专场交流探讨。会议同期还举办了青年医师学术报告比赛，为年轻医师创造了很好的交流平台。

第9章 口腔医学中心(科) 与湘雅口腔医院

9.1 湘雅医院口腔医学中心

1.历史溯源

湘雅医院在百年历史的嬗变中奠定了它在中国乃至世界医学中的地位。湘雅口腔医学与其他临床学科一样,在医院诞生之时就开始孕育,沧桑百年的深厚历史积淀形成了今日湘雅口腔持续蓬勃发展的动力和源泉。

1905年,受雅礼协会之命而来的美国医师爱德华·胡美,以每年142美元的租金,在长沙西牌楼附近租下当时挪威教会的一处旧房,开办雅礼医院和雅礼学堂。胡美,这位湘雅创始人虽不是专业口腔医师,但他与湘雅口腔的历史渊源颇深。据《道一风同(East Doctor West Doctor)》一书记载,胡美医师在长沙街头遇到唇腭裂患者,就建议他们到雅礼医院治疗,据说湘雅医院第一例唇腭裂手术的术者就是胡美本人。在翻阅《老湘雅故事》时,我们发现了这样一件趣事:1926年夏,蒋介石率军北上,6月下旬,军队到达长沙安营扎寨时蒋介石牙痛得厉害,胡美亲自为蒋拔除了患牙。

尽管湘雅医院创始人胡美做了唇腭裂手术、还会拔牙,但我们不敢妄自定论胡美是湘雅口腔第一人。但据雅礼协会提供收藏在学校档案馆的视频和1923—1924年版的《湖南长沙湘雅医学专门学校第八次校订章程》等相关史料记载,早在20世纪20年代初,湘雅医院已有专职的牙科医师和专门的牙科诊室,湘雅医院第一位牙科专业医师是1920年左右从美国鲍耳铁马牙科大学毕业的牙科学博士郑全(广东人)。也正是胡美、郑全这些湘雅前辈以及他们开创的事业构成了湘雅口腔医学的原始发端。

湘雅医院诞生之初就明确了"湘雅是中国人的湘雅"。胡美博士曾说:"湘雅"这个名字的意思是中国人和美国人合作的结晶,美国人只是为这栋房屋搭起了脚手架。湘雅医院口腔医学发展史也完全印证了这一点。湘雅口腔的种子源自美国,但根植于中国的湘江之滨,在各历史阶段都是以中国人为主体,科室的历届领导和中坚力量均来自四川大学华西口腔医学院、北京大学口腔医学院、上海交通大学口腔医学和武汉大学口腔医学院等国内名校。

据《湖南省志·卫生志》（1978—2002）志稿参考样稿·口腔科一章记载，1934 年湘雅医院开设了专门的牙科门诊，是湖南省内综合医院最早开设的牙科门诊，聘请华西协和大学（后为华西医科大学，现四川大学华西口腔医学院）牙学院毕业的蒋祝华主诊，也有后人将此视为湘雅医院口腔科正式成立，是湖南省最早的口腔专业医疗机构，虽历经沧桑，但不断发展壮大。

建科初期，仅有 1 名医师、1 名技术员、1 张椅位，只有门诊业务。

20 世纪 50 年代中期，有专科病床 12 张；医技人员增加到医师 6 人、技术员 2 人、护士 1 人；医疗设备显著增加，拥有 6 张牙科治疗椅位，并增加了牙科 X 光机。口腔内科开展了护髓、干髓、根管治疗和口腔黏膜病治疗等；逐步开展了口腔外科业务，如颌骨囊肿刮除、颌骨切除植骨、唇腭裂修复、涎腺肿瘤的手术等；口腔修复业务包括全口义齿修复、局部义齿修复、金属嵌体铸造、金冠锤造与铸造、固定桥修复和简单活动矫治器等，并承担了口腔医学教学任务。

1966 年"文革"开始后，口腔、眼、耳、鼻、喉合并为"五官科"，但口腔科业务基本保留。

1978 年以后，口腔科重新独立建制，科室规模扩大，人员增加、素质提高，医教研工作全面深入展开。1983 年开始招收硕士研究生，1986 年获得口腔科学硕士点，1989 年口腔科分设口腔内科、口腔颌面外科、口腔矫形科，进行分科分专业发展。

1993 年口腔科与原湖南医学院口腔医学系合并（2002 年在此基础上成立中南大学口腔医学院）。接受湖南医科大学/中南大学、湘雅医院双重领导，在"一套人马、两块牌子"的体制下从事医疗、教学和科研工作。

2012 年 2 月，中南大学成立直属中南大学管理的湘雅口腔医院，2013 年 4 月开诊。至此，中南大学口腔医学院和湘雅医院口腔科正式分离，结束了历经 20 年"一套人马、两块牌子"的历史。

2013 年 5 月院、科分离后，由 55 名员工组建了新的口腔医学中心和口腔医学教研室，包括口腔内科、口腔颌面外科和口腔修复正畸科 3 个亚专科，门诊设于湘雅医院新门诊楼四楼，口腔颌面外科病房设在 46 病室。

口腔医学中心历届科室负责人情况如下（相关资料不全，可能存在不准确）：

1920—?	郑　全
1934—1947	蒋祝华
1951—1968	柳树嘉
1976—1994	沈子华
1994—2008	翦新春
2008—2012	唐瞻贵
2012 至今（在职）	方厂云

经过近 100 年的发展，湘雅医院口腔医学中心在医、教、研各方面均取得了

卓越的成绩，口腔医疗规模与业务范围得到了长足的发展。现已成为中华口腔护理专业实践培训基地；口腔颌面外科被列为卫生部重点临床专科建设项目，其他专科技术及学术水平也达到国内先进水平。

2. 科室现状

口腔医学中心现有工作人员 70 人，其中正高（主任医师）9 人，副高（副主任医师）11 人，博士生导师 3 人，硕士生导师 17 人。本科学历以上人员 32 人，具有硕士学位者 4 人、博士学位者 24 名，具有欧美留学经历 12 人，形成了良好的人才梯队。9 人被聘为《中华医学杂志（英文版）》《中华医学美学美容杂志》《中华口腔医学杂志》《中国口腔医学年鉴》《口腔医学研究》《上海口腔医学》《中国口腔颌面外科杂志》《口腔颌面外科杂志》《华西口腔医学杂志》《实用口腔医学杂志》《北京口腔医学》等 10 余种专业期刊副主编或编委，多人在中华医学会或中华口腔医学会及其专业委员会任学术职务，是湖南省口腔医学会挂靠单位及牙体牙髓病学、口腔黏膜病学和口腔正畸学 3 个专业委员会主委的挂靠单位。

湘雅医院口腔医学中心是湖南省在国内学术任职人数最多的口腔医疗机构。具体情况如下：翦新春教授是中华口腔医学会常务理事、中华医学会唇腭裂专委会副主任委员、中华口腔医学会中西医结合专委会常委、湖南省医学会理事、湖南省口腔医学会会长、湖南省干部保健委员会专家、中南大学首届"湘雅名医"。蒋灿华教授是中华口腔医学会口腔颌面外科专业委员会青年委员、中华口腔医学会全科口腔医学专业委员会委员、中国医师协会口腔医师分会委员、中国康复医学会修复与重建外科专委会再植与再造学组委员、湖南省口腔医学会副会长兼秘书长、湖南省口腔医学会口腔颌面外科专委会副主任委员。苏彤副教授是中华口腔医学会口腔生物学专业委员会委员、中华口腔医学会口腔肿瘤内科学组委员。陈新群副教授是湖南省口腔医学会委员、湖南省口腔种植专委会副主委。粟红兵副教授是湖南省口腔医学会理事，欧新荣副教授是中华口腔医学会信息专业委员会委员、微笑列车专家组成员兼秘书长，郭峰副教授是中华口腔医学会口腔肿瘤生物学学组委员、中国康复医学会（头颈外科学组）修复重建外科专委会委员、湖南省口腔医学会理事，彭解英教授是中华口腔医学会黏膜病专委会顾问、湖南省口腔医学会副会长、中华口腔医学会黏膜病专业委员会委员、湖南省口腔医学会口腔黏膜病专业委员会主任委员，方厂云教授是中华口腔医学会牙体牙髓病学专业委员会委员、湖南省口腔医学会副会长、湖南省口腔医学会牙体牙髓病学专业委员会主任委员、湖南省干部保健委员会医疗专家。阙国鹰教授是中华口腔医学会教学委员会委员、教育部教学指导委员会委员、中华口腔医学会口腔预防医学委员会委员、中华口腔医学会儿童口腔病学委员会委员、湖南省口腔医学会常务理事。许春姣教授是中华口腔医学会牙周病学专业委员会委员、中华口腔医学会中西医结合专业委员会委员、湖南省口腔医学会牙周病学专业委员会副主任委员、湖南省美学与美容专业委员会副主任委员、湖南省口腔医学教育专业委员会常委。吴颖芳副教授是中华口腔医学会口腔黏膜病专业委员会常委、湖南省口腔医学会口腔黏膜专业委员会副主任委员、湖南省口腔医学会牙周专业委员会委员。尹晓敏副教授是湖南省口腔医学会牙体牙髓专业委员会常委。陈蕾教授是中华口腔医学会口腔材料学会专业委员会委员、湖南省口腔医学会常务理事。高清平副教授是中华口腔医学会口腔修复学专业委员会委员、湖南省口腔医学会常务理事，刘迎春副教授是湖南省口腔医学会委员，周雄文副教授是中国整形美容医学会口腔修复委员会委员、湖南省口腔医学会口腔种植专委会委员，雷勇华教授是中华口腔医学会正畸专业委员会委员、湖南省口腔医学会副会长、湖南省口腔医学会口腔正畸学专业委员会主任委员。

口腔医学中心是历届湖南省口腔医学会主任委员单位。承担着国家"十五"攻关课题子项目1项，国家自然科学基金、卫生部、湖南省科委、卫生厅、中南大学等下达的科研任务余项。获中华人民共和国教育部科技进步二等奖1项、中华医学科技进步三等奖2项，湖南省科技厅科技进步二等奖1项、省卫生厅和省教委科学技术进步奖6项。与美国、日本、英国、香港等10多个国家和地区建立了学术合作与交流关系。举办国际口腔医学学术会议。在国际和国内专业刊物上发表科研及教学论文，SCI论文40余篇，其中10余篇论文获得省（部）级优秀论文奖。

湘雅医院口腔医学中心具有很强科研能力，在颅颌面肿瘤所致畸形临床外科治疗、唇腭裂、无牙颌牙槽嵴萎缩和口腔黏膜下纤维性变（OSF）等疾病的基础和临床研究取得了举目共睹的突出成绩。

1）颅颌面肿瘤—颅底肿瘤外科

通过对上颌骨肿瘤侵犯颅底和颅内肿瘤侵犯颅底二大类病变的诊断和治疗进行了深入的研究，在国际上率先进行了术式改良，使过去不能手术的患者不仅能安全有效地实施手术，且尽量地保存了组织，提高了生活质量，使我院颅底肿瘤外科手术技术跨入了国际先进行列。论文分别发表在：*Oral Surgery Oral Medicine Oral Pathology*、*British Journal of Plastic Surgery*、*Journal of Oral and Maxillofacial Surgery* 上，获国内外同行赞许。

2）唇腭裂系列研究

（1）在国内首次对腭裂咽后壁瓣人体解剖—动物模型—上、下蒂咽后瓣术后动态观察续列研究，并建立了相关数据库。

（2）在国际上率先采用改良外科术式治疗唇腭裂二期畸形取得了良好的效果。

（3）牵张成骨技术治疗腭裂畸形动物研究取得满意效果。

3）口腔黏膜下纤维性变基础和临床研究

口腔黏膜下纤维性变（Oral Submucous Fibrosis，OSF）主要好发印度、中国台湾及湖南地区，该病具有明确的地域性，在国内主要发生于湖南的湘潭和长沙地区。该病不仅导致口腔纤维化影响生活质量，而且可出现癌变。因此，越来越受到国内外学者的重视。本科通过对 OSF 病因（咀嚼槟榔）、临床表现、槟榔致病机理和 OSF 癌变机理、临床治疗等多层次研究，对该病有了较深入和全面的认识，湘雅医院口腔医学中心对该病的研究始终处于国内领先和国际先进水平，OSF 系列研究获得中华医学科技进步奖。

（1）国内首次发现 OSF，并对其进行了病理形态学和流行病学调查研究；

（2）率先报道了 OSF 癌变病例，并进行了癌变机理研究；

（3）用分子生物学、细胞生物学、基因学手段与方法，对 OSF 发病机理进行了深入的研究，揭示了肥大细胞、内皮素、肿瘤坏死因子等细胞因子在 OSF 发生中的作用与地位；

（4）中华口腔医学会口腔黏膜病学专业委员制订《OSF 临床诊断标准》的主要参入者；

（5）提出了丹参和皮质激素联合治疗的新方法，取得了良好的治疗效果，为国内 OSF 治疗中心奠定了基础。

4）无牙颌牙槽嵴萎缩研究

在国内率先提出了萎缩牙槽嵴测量方法，并建立了无牙颌牙槽嵴正常值，为萎缩牙槽嵴的诊断提供了依据，同时对比研究自体骨植入和羟基磷灰石植入增高萎缩牙槽嵴的治疗效果，为临床治疗提供了帮助。

湘雅医院口腔医学中心建立了完善的本科生、硕士、博士研究生、进修生教学体系，制定了严格的教学管理制度，具有完备的教学设施和雄厚的师资力量、丰富的教学经验，为国际、国内多省区尤其是本省培养了大批的口腔医学专业人才。

1983 年获得口腔内科学硕士授予权；1994 年获得口腔颌面外科学硕士授予权；1999 年与临床外科共同培养临床医学博士；2001 年开始招收七年制，并拥有 3 名博士生导师；是湖南省口腔执业医师实践技能培训考试基地；口腔颌面外科学被评为中南大学重点学科。近年来在国内统计源期刊上发表教学论文 120 余篇，获得教学成果 3 项。

目前承担了中南大学口腔医学院口腔颌面外科学、牙体牙髓病学、牙周病学、口腔黏膜病学、口腔预防医学、儿童口腔医学、口腔正畸学、口腔修复学、口腔医学导论、口腔临床药物学、口腔材料学、口腔生物学和口腔颌面影像学共 13 门口腔医学专业课程的教学及临床实习，同时还承担湘雅医院临床医学、麻醉医学专业口腔科学课程的教学，除招收口腔医学博士和硕士研究生外，每年还招收来自省内外各级医院的进修人员 10 ~ 20 人次。

口腔颌面外科

中南大学湘雅医院口腔颌面外科成立于 1986 年，同年获口腔临床医学硕士学位授予权，2002 年开始招收博士研究生，是湖南省最早的外科手术治疗口腔器官（牙、牙槽骨、唇、颊、舌、腭、咽等）、面部软组织、颌面诸骨（上颌骨、下颌骨、颧骨等）、颞下颌关节、唾液腺以及颈部某些疾病，是主要医疗业务的专业科室。经过近 30 年的发展，湘雅医院口腔颌面外科目前已经是集医疗、教学、科研于一体的湖南省规模最大、技术力量最为雄厚的区域性口腔颌面外科中心，并已成功跻身"中南大学重点学科"和"国家卫生部临床重点建设专科"行列。在口腔颌面头颈恶性肿瘤综合序列治疗、颅颌面畸形尤其是唇腭裂二期畸形的诊断与治疗、面侧深区与颅底肿瘤、血管瘤与脉管畸形、口腔癌前病变、微创外科与功能性外科、牙槽外科与牙种植等领域处于国内领先水平。

国际口腔颌面外科医师协会会员、国际牙医师学院院士、中华口腔医学会常务理事、湖南省口腔医学会会长、中南大学首届"湘雅名医"获得者、著名口腔颌面外科专家翦新春教授任学科首席专家与技术顾问。现任科主任是蒋灿华教授，是湖南省口腔医学会副会长兼秘书长、中华口腔医学会口腔颌面外科专业委员会青年委员，在口腔颌面头颈肿瘤的根治性切除与功能性修复重建、口腔癌前病变的诊断与治疗等方面具有较高造诣。

该学科目前是中华口腔医学会口腔颌面外科专业委员会常委单位、中华口腔医学会全科口腔医学专业委员会以及老年口腔病学专业委员会委员单位、中华医学会医学美学与美容学分会委员单位、中国医师协会口腔医师分会委员单位、湖南省口腔医学会会长及副会长单位、湖南省口腔医学临床质量控制中心副主任单位、湖南省医院管理协会口腔专业委员会副主任单位，是国家卫生部、民政部与美国微笑列车基金会、李嘉诚基金会开展的唇腭裂免费手术治疗等大型公益慈善项目在湖南省的主要合作伙伴及技术指导单位，在国内同行中具有较大影响。

湘雅医院口腔颌面外科拥有一支技术精湛、医德高尚、治学严谨的医师队伍，目前有教授 3 人、副教授 5 人、主治医师 5 人，经治医师 3 人。其中博士生导师 2 人、硕士生导师 5 人，获得博士学位者 12 人，硕士学位者 2 人，具有出国研修经历者 7 人，多数中青年技术骨干都先后在国内、外著名口腔颌面外科医疗机构进修学习。

口腔颌面外科专科门诊年门诊量 4000 人次，拥有口腔颌面影像诊断、牙种植、口腔颌面外科微创治疗等功能检查和治疗室，可开展锥形束牙科 CT、数字化牙片、口腔曲面体层与头影测量、颞下颌关节镜、微创与无痛拔牙、心电监护拔牙、牙种植体植入、修复前外科、血管瘤与脉管畸形硬化注射、三叉神经痛封闭治疗等检查和治疗项目。病房床位数 46 张，年住院量 1400 人次，年手术量 1200 台次。拥有超声骨刀、微型骨动力切割系统、手术显微镜等先进医疗设备，主要诊治病种包括但并不限于：①口腔颌面部外伤急救、各种原因造成的软组织损伤与颌骨骨折；②先天性颅颌面畸形，如唇裂、腭裂、面横裂、各种颜面发育畸形（下颌前突、下颌后缩、上颌前突、面部不对称、半侧颜面萎缩等）；③口腔颌面及头颈部囊肿、瘤样病变及良恶性肿瘤，如各种软组织囊肿(鳃裂囊肿、甲状舌管囊肿、皮脂腺囊肿)、颌骨囊肿、颌面部良性肿瘤(颌骨肿瘤、面部血管瘤与脉管畸形、神经纤维瘤、神经鞘瘤、色素痣等)、口腔颌面部恶性肿瘤(各种类型口腔癌、口咽癌、上颌窦癌、面部皮肤癌、恶性淋巴瘤、软组织与骨组织肉瘤等)；④各种后天性或继发性口腔颌面部缺损与畸形，如唇腭裂术后继发的鼻唇与颌骨畸形、牙槽突裂、肿瘤或外伤术后继发的软组织或骨组织缺损与畸形、耳鼻缺损、面部瘢痕以及需要进行颌面轮廓整形、美容及年轻化的患者；⑤各种涎腺疾患，如腮腺、颌下腺、舌下腺的肿瘤、炎症及自身免疫性疾病；⑥口腔颌面部感染；⑦面部神经疾患(如三叉神经痛、面瘫、面肌痉挛)；⑧颞下颌关节疾患，如关节痛、弹响、脱位、张口受限等。

近 5 年来学科先后承担国家自然科学基金 6 项、科技部重大科学研究计划子项目 1 项、科技部"十一五"支撑课题子课题 1 项、教育部留学归国人员科研启动基金 1 项、省科技厅重点课题 1 项以及其他部省级科研课题 30 余项，教学课题 5 项；获教育部科技进步二等奖 1 项、中华医学科技奖三等奖 2 项、湖南省科技进步奖 3 项、省级教学成果 1 项、中南大学医疗新技术成果一等奖 2 项。在国内外知名口腔医学期刊发表学术论文 100 余篇，其中 SCI 论文 40 余篇；参编全国高等医学统编教材《口腔科学》；主编或副主编专著 10 余部，2010 年翦新春教授受邀编写的英文专著 *Oncologic Surgery of the Pterygopalatine Fossa and Adjacent Structures* 由美国 Nova 科技出版社出版，在国际口腔颌面外科领域引起极大反响，标志着我科对颅底肿瘤的治疗达到了世界领先水平。

口腔内科

口腔内科创建于 1986 年，经近 30 年的发展，医疗、教学和科研居湖南省领先水平，在国内亦具有一定影响力，是湖南省口腔医学会牙体牙髓病学专业委员会、口腔黏膜病学专业委员会的主任委员单位。现任口腔内科负责人和学科带头人是方厂云教授。

口腔内科设有牙体牙髓病牙周病、口腔黏膜病等特色专科门诊，拥有水激光治疗仪、CBCT、数字化牙科摄片系统、根管显微镜、根尖定位仪、根管超声预备仪、根管预备马达、热牙胶根管充填机、超声喷砂洁牙仪、冷光牙齿美白仪、牙科种植机和椅旁 CAD/CAM 牙体修复系统等。

口腔内科承担口腔医学，临床医学等专业的理论、实验和临床教学，承担的主要课程有牙体牙髓病学、牙周病学、口腔黏膜病学、儿童牙病学、口腔预防医学、口腔生物学、口腔材料学、口腔科学等，曾获得中南大学校级教学成果奖及教学比赛一、二等奖。

科研实力雄厚，尤其是在口腔黏膜病、口腔癌前病变等方面成果卓著，自刘蜀蕃、翦新春教授于 1983 年发现我国首例口腔黏膜下纤维性变（OSF）病例，历经近 30 年，更是全面、系统、科学地探讨了中国内地 OSF 的临床特点、组织病理学特征、发病机理、癌变倾向及治疗原则，为该病的诊断、治疗及预后提供了科学的依据，使我国在 OSF 研究领域达到国际先进水平。先后发表学术论文 100 余篇，研究成果已被编入本科教材《口腔组织病理学》《口腔黏膜病学》及其他 10 种专著中，是制定 OSF 诊治标准的主要参考。曾获 2001 年首届中华医学科技进步三等奖和湖南省科学技术成果奖。

口腔内科的特色专科

（1）牙体牙髓病专科

牙体牙髓病专科治疗范围包括龋病、非龋性疾病、牙外伤、牙髓病和根尖周病，开展的治疗项目有龋病的充填修复、牙外伤的处理、根管治疗、牙髓治疗失败病例根管再处理、根管外科等。

为了满足众多患者保存天然牙以及美容的心理需求，我科积极开展了牙齿美容美白治疗；还广泛开展了显微根管技术，大大提高根管治疗的成功率，有效处理残根，残冠及弯曲根管、钙化和细小弯曲根管、根管侧穿以及根管内异物堵塞的患牙。最大限度地使患者保存口腔内的余留牙。

（2）牙周病专科

牙周病专科擅长治疗各类牙周病变及难治性的牙周炎。积极开展 GTR、牙周植骨、冠延长、牙龈美容等牙周外科手术。

（3）口腔黏膜病专科

经过刘蜀蕃教授等老一辈专家的几十年努力，黏膜膜病专科成为国内知名的专科，就诊的黏膜病患者不仅来自省内，而且有相当多的患者来自其他省市地区。尤其是对口腔黏膜下纤维性变（OSF）的诊治达到了国际先进水平，自发地成为国内 OSF 诊治中心。

本专科还联合湘雅医院皮肤科、中西医结合科等相关专科对发疱性口腔黏膜病、口腔斑纹性病变等各类口腔黏膜病进行系统性综合诊治，尤其重视口腔癌前病变的防治，以期降低口腔癌的发生率。关注迁延疑难病例和错综复杂的全身系统性疾病引起的各类黏膜病，综合运用全身系统治疗、中西结合辨证治疗、心理治疗、局部药物封闭、激光治疗，提高了口腔黏膜病的治愈率。

口腔修复与正畸科

1986 年湖南医科大学口腔系成立时即独立建科，张素银副教授曾担任科主任，现科室主任是雷勇华教授。科室技术力量雄厚，现有教授（主任医师）2 人、副教授（副主任医师）3 人、主治医师 1 人、经治医师 1 人；具有博士学位 5 人，硕士学位 1 人，是一支技术精湛、医德高尚、治疗严谨、结构合理的医师队伍。承担着口腔修复、口腔正畸的门诊医疗及口腔系本科生、研究生和进修生的教学任务及各级科研任务。我科先后获湖南省自然科学基金、湖南省发改委、湖南省科技厅和湖南省卫生厅等各类科研项目 40 余项，发表科研论文 100 余篇，参编专著 10 部；每年招收、培养口腔修复、口腔正畸研究生 10 余名。口腔修复、正畸科目前的科研主攻方向：青少年错𬌗畸形的治疗研究；正畸牙移动的生物力学研究；精密附着体的应用研究，颌面部缺损修复的研究。

口腔修复开展了牙体缺失的嵌体、贴面、全冠、桩核冠修复，牙列缺损的固定义齿、可摘局部义齿、覆盖义齿、种植义齿修复，牙列缺失的全口义齿、种植义齿修复，颌骨及局部缺损修复，颞下颌关节紊乱治疗，计算机辅助设计，制作（CAD/CAM）的全瓷美学修复。

口腔正畸是湖南省口腔医学会口腔正畸专业委员会主要挂靠单位，开展了儿童、青少年及成人各种错𬌗畸形的正畸治疗，牙周病、正颌外科手术，颞下颌关节紊乱病及睡眠呼吸暂停综合征等的辅助性正畸治疗，唇腭裂的系列正畸治疗。

9.2　湘雅二医院口腔医学中心

中南大学湘雅二医院口腔科始建于 1958 年，2002 年经省卫生厅批准成立口腔医疗中心。该中心是湖南省口腔医学质量控制中心挂靠单位，是住院医师和专科医师培训基地，配备了各种进口牙科先进设备，门诊有各类进口国产牙科综合治疗椅 22 台，住院病床 41 张，年出院病人数 1600 余人次，年手术 1500 余台次，年门、急诊量达 5 万余人次，均居全省综合医院之首。是省内技术力量最强、设备最先进、规模最大的口腔专业科室之一。

该中心现有正式员工 50 人，其中医生 30 人、护士 16 人、技师 4 人，形成了由吴汉江教授为首的由 3 位教授、12 位副教授组成的优秀梯队，其中博士 15 人，硕士 8 人，该梯队具有学历结构、知识结构和年龄结构优势。设有口腔颌面外科、口腔内科、口腔修复科及口腔正畸科 4 个二级专科，领导班子团结向上，由 1 位中心主任、3 位中心副主任及 4 位专科主任组成。4 个专科在临床、教学、科研各方面均形成了自己的特色，综合实力居省内领先水平。湖南省口腔医学会口腔颌面外科专业委员会、湖南省口腔医学会口腔修复学专业委员会均挂靠在该中心。中心不仅开展了国内所有的口腔疾病诊治项目，并设有口腔黏膜病、牙周病、牙列畸形矫正、口腔颌面肿瘤、种植牙、面部骨整形、美容整形、唇腭裂整形美容、口腔颌面部血管瘤、颞颌关节病、美容牙科、儿童牙病、疑难根管治疗等专科门诊。在口腔颌面损伤、人工种植牙、牙颌面畸形外科矫治、唇腭裂序列治疗、口腔癌根治及同期修复、口腔黏膜下纤维性变的研究与临床治疗、复杂牙的根管治疗、口腔种植义齿的修复、口腔颌面部缺损的赝复治疗、牙颌畸形的固定矫正及严重萎缩牙槽嵴的全口义齿修复等方面均有明显的特色和优势,其中在口腔颌面部恶性肿瘤的根治及重建修复方面达到了国内先进水平。

中心承担了大量的教学任务,不仅承担口腔专业五年制学生、七年制学生、硕士研究生、博士研究生的口腔专业理论讲授和临床实习指导,还承担湘雅二医院非口腔专业医学生,包括留学生的口腔科学教学。中心拥有一支教学意识强、教学水平高的教师队伍,并设有专职教辅人员,很好地完成了学校下达的各种教学任务,多人获得学校、院系及医院的教学先进个人和先进集体。并培养毕业研究生100余名,博士生10余名。在继续教育方面,接纳了成人教育大专班的临床实习,接受省内外进修生数百名。

中心全体人员积极结合临床开展科研工作。多次中标省厅级及国家级科研课题,发表论文100余篇,其中SCI论文15篇,获得省部级科研奖3项。形成了以口腔黏膜下纤维性变、口腔黏膜扁平苔藓、唇腭裂的序列治疗、种植外科、颌面创伤、口腔癌治疗及修复重建、颌面部缺损赝复、口腔生物材料、口腔美学修复、阻塞性睡眠呼吸暂停综合征正畸治疗、牙列正畸骨改建机制的研究等稳定的研究方向。特别是在口腔黏膜下纤维化疾病的研究和临床治疗方面在国内外均有一定的影响,并与台湾高雄大学达成了合作研究计划,对我省口腔黏膜病的流行情况进行了大样本的调查研究。

口腔颌面外科

湖南省口腔医学会口腔颌面外科专业委员会挂靠单位。口腔中心及口腔颌面外科专科主任、学术带头人吴汉江教授是中国抗癌协会头颈肿瘤专业委员会委员、中华口腔医学会口腔颌面外科专业委员会肿瘤学组委员、中华口腔医学会口腔颌面外科专业委员会创伤学组委员、湖南省口腔医学会副会长、湖南省口腔医学会口腔颌面外科专业委员主任委员、湖南省口腔医学临床质控中心主任委员、湖南省医学教育科技学会口腔教育专业委员会副主任委员、湖南省医院协会口腔专业委员会副主任委员、湖南省医学美容临床质控中心委员。口腔颌面外科门诊拥有 YAG 激光手术室、人工种植牙手术室。病房有床位41张,年出院病人、年手术台次、床位使用率,平均住院日均居于全国综合医院前列。在省内率先开展了大量临床新技术,如头皮冠状入路治疗面中份骨折,牙颌面畸形外科矫正,关节移植重建颞颌关节,腓骨肌皮瓣重建下颌骨及软组织缺损,双侧上颌窦植骨提升同期人工种植牙修复,严重骨量不足同期骨增量及种植修复,牵张成骨修复骨缺损,三叉神经痛的手术治疗,尤其在口腔颌面部恶性肿瘤的根治和根治后器官重建达到了国内先进水平。血管化皮瓣、肌皮瓣、骨肌皮瓣手术例数年均400台次,成功率达98%,颞颌关节强直的手术治疗及伴发严重畸形的同期手术矫治达到国内先进水平。并拥有目前省内唯一的唇腭裂语音实验室,首家开展了唇腭裂序列治疗。

口腔内科

口腔内科主任、学术带头人高义军副教授是中华口腔医学会口腔黏膜病专业委员会委员，湖南省口腔医学会常务理事，湖南省口腔医学会牙体牙髓病专业委员会副主任委员。该本科开展了牙体牙髓、根尖周病、牙体损伤、牙体美容、牙周病、黏膜病的治疗。引进了目前最先进的逐步深入法扩根技术，采用 Pro – taper 镍钛根管器械、显微根管治疗仪、多频率根管长度测定仪及热凝牙胶充填仪等进行根管治疗，使我中心在根管治疗方面跟上了国内先进水平，整体技术装备和技术水平处于全省先进水平。牙周专科引进了北京大学口腔医学院牙周病的系统治疗模式，在省内率先引进了佛罗里达牙周探针诊断系统，该本科开展了牙周组织引导再生技术，为重度牙周病的治疗开辟了新途径。特别是对口腔黏膜下纤维性变的发病原因及机理和临床治疗方面进行了较深入的研究，在国际上首次采用高压氧治疗口腔黏膜下纤维性变，使该病的治疗有了新的突破。

口腔修复科

湖南省口腔医学会口腔修复专业委员会挂靠单位。口腔修复专科主任、学术带头人冯云枝教授是中华口腔医学会口腔修复专业委员会常委、中国整形协会口腔整形美容分会美容修复学术委员会副主任委员、湖南省口腔医学会副会长、湖南省口腔医学会口腔修复专业委员会主任委员，湖南省口腔临床质量控制中心常务副主任、湖南省医学教育科技学会口腔医学教育专业委员会常务委员、湖南省医院管理协会口腔专业委员会委员、湖南省医学会美容专业委员会委员。开展了牙体缺损、牙列缺损、牙列缺失、颌面缺损的修复，以及牙周病和颞下颌关节病的矫形治疗。同时根据患者的需要开展了许多特色门诊：牙体美容修复、附着体义齿修复、套筒冠义齿修复、贵金属烤瓷冠桥修复、全瓷冠桥修复、铸造纯钛支架义齿修复等。本科是湖南省最早开展口腔种植义齿修复的单位，目前可开展多种国产种植体系统和进口种植体系统的修复，以满足不同患者的要求，修复成功率居湖南领先水平。率先开展了上颌骨缺损早期修复技术，明显提高了患者的生存质量，取得了良好的社会效益和经济效益。在牙体缺损的保存修复方面开展了大量的工作，采用先进的修复技术和材料对以前需要拔除的残根、残冠进行修复，减轻了患者拔牙的痛苦。在老年人牙槽嵴严重萎缩无牙颌的全口义齿修复方面形成了一定的特色，取得了良好的修复效果。

口腔正畸科

专科主任、学术带头人黄生高副教授是湖南省口腔医学会常务理事、湖南省口腔医学会口腔正畸专业委员会副主委、湖南省口腔质控中心委员。该科引进了国际最先进的细丝弓、方丝弓、直丝弓、舌侧矫治器等现代化矫治技术，开展了不同年龄人群的各类𬌗、颌、面畸形的矫治。在非拔牙矫治方面进行了深入研究并形成了自己的特色。采用自行研制的可调式阻鼾器治疗阻塞性睡眠呼吸暂停综合征患者，取得了理想的效果。其中青少年儿童错殆畸形的早期功能矫形治疗、成年疑难病例的综合矫治以及骨性畸形患者的正畸外科联合治疗在省内具有明显的优势。多次成功地解决了基层医院转诊的疑难病例，诊疗水平居全省领先地位。

9.3　湘雅三医院口腔科

中南大学湘雅三医院口腔科于1992年建立，是集临床、教学、科研于一体的专业科室。科技实力强，有主任医师2人，副主任医师1人，硕士研究生导师3人，主治医师4人，经治医师4人，技术人员1人。其中博士1人，博士在读8人。

拥有先进的口腔科医疗设备，其中，牙科综合治疗台14台，牙科X片机1台，西门子全景X线机1台，光固化设备1台，根管测量仪3台，机用镍钛马达1套，超声洁牙机3台，整套牙周病治疗器械，以及进口牙科器械消毒系统设备1套。

开展了系列口腔疾病的诊断、治疗、科学研究与教学工作。临床医疗范围包括：

口腔内科：主治龋病、牙本质过敏、四环素牙、牙髓病、根尖周病、牙周病、口腔黏膜病、儿童牙病等。

口腔外科：拔牙术、牙槽嵴增高、系带整形、前庭沟加深、牙槽嵴整复、颌面骨骨折及软组织创伤的急救、整复、美容、颞下颌关节病综合治疗、颌面部先后天畸形的整复与重建(唇裂、腭裂、唇缺损、小口畸形、大口畸形、面部塌陷畸形、上下颌前突、面颈部瘢痕挛缩)、口腔颌面颈部(如面部、颌下、颈部、口腔内各部、腮腺等)肿瘤的联合根治及整形与重建等。

口腔修复正畸科：前牙美容修复、普通活动义齿、隐形义齿、铸造活动义齿、全口义齿、覆盖义齿、精密附着体等、铸造冠、铸造固定桥、烤瓷冠、烤瓷固定桥、铸造桩核烤瓷修复残根；种植牙；安氏错颌矫正。

承担了口腔医学五年制、七年制学生的理论教学任务和临床实践教学工作，培养了一批硕士研究生。

9.4　湘雅口腔医院

中南大学湘雅口腔医学临床专业起源于1934年成立的湘雅医院口腔科。湘雅医院作为医学院的教学医院，口腔科作为医院的组成科室，从成立开始就担负着教书育人与治疗救人的历史使命。1958 年成立的湖南医学院附属第二医院(现中南大学湘雅二医院)口腔科和 1992 年成立的湖南医科大学附属第三医院(现中南大学湘雅三医院)口腔科,从科室开诊起就承担了口腔医学的教学任务。

1986 年湖南医科大学口腔医学系成立,同年招收了口腔医学大专生,1987 年开始招收本科生。建系初期,为解决学生临床见习和实习场地问题,先后组建了口腔系门诊部作为学生见习和实习的教学基地,系领导一直努力争取上级部门的支持,创造条件筹建附属口腔医院。随着招生人数的逐年累加,学生的临床教学和实习场所开始显得不够。1993 年 12 月 12 日,为更好地解决口腔医学系学生临床教学和实习问题,湖南医科大学决定将口腔医学系交湘雅医院托管,与湘雅医院口腔科实行"系科合并",全体教职员工的人事关系划归湘雅医院管理,口腔楼原医疗用房和医疗设备由口腔医学系使用。湘雅医院口腔科随后从医院门诊部搬迁到口腔医学系的口腔楼,与口腔医学系门诊部合并开展医疗、临床教学与科学研究工作,成为"口腔医学系本部"(承担教学任务与教学管理的主体单位),与湘雅二医院、湘雅三医院共同承担口腔医学系的临床教学和实习工作。教学管理工作仍独立承担。

随着原湖南医科大学与原中南工业大学、原长沙铁道学院合并组建中南大学,2002 年成立中南大学口腔医学院,将党组织工作从湘雅医院独立出来,学校配备少数管理人员进行独立管理,而医疗工作仍由湘雅医院负责,作为学院本部承担相应的临床教学和学生实习任务。学院成立伊始,院领导宋爱丽、翦新春等就向中南大学领导提出聚全校之力,尽快筹建附属口腔医院,以加快学校口腔医学事业的发展。随后的胡定跃副书记还曾专门起草了申请成立口腔医院的调研报告,因学校领导意见不一而未能实现。2007 年 7 月,黄俊辉接任院长后,为筹建口腔医院而组织专门力量进行调研,安排党办主任梁银辉收集了当时国内 70 所口腔医学院校附属口腔医院或口腔门诊部的情况,包括医务人员、牙椅、病床、年医疗收入等关键性数据组织成系统报告,向全体校领导呈递。在调研中发现,开展了口腔医学教育的教育部直属大学中 95% 以上拥有附属口腔医院。规模有大有小,当时医院规模最大的是北京大学口腔医院拥有 1600 多工作人员,近 500 台牙椅,200 余张病床。经多次申请,反复要求后,在校内引起了一定的反响,大部分校领导和机关部处负责人表示同情和支持。但也有少数人提议参照麻醉系、精神卫生系的管理模式,将口腔医学院回归到 2002 年 5 月以前的口腔医学系状态,仍由湘雅医院托管。为此,学院班子采取了强硬的态度,不同意走回头路,并加紧了多方活动与协调,最终促成了口腔医学院成立以来的第三次现场办公会。黄伯云校长、黄健柏副校长、田勇泉副校长、人事、教务、研究生院、后勤等校领导及部门负责人出席会议,专题讨论口腔医学院的未来走向与发展。会议最后确定了"大学支持、独立发展、适时建设附属口腔医院"的思路。为尽快达到目的，黄俊辉在总结前几任领导工作经验的基础上，采取了"曲线救国"的战略，即先成立口腔门诊部，待时机成熟再扩大为医院。经田勇泉副校长同意，于2008年3月向长沙市卫生局申请成立"中南大学口腔医学院附属口腔门诊部"，2008年年底长沙市卫生局正式批准同意设立附属门诊部，于2009年上半年颁发了医疗机构执业许可证。但此期间学院本部医务人员和医疗业务仍由湘雅医院管理，附属口腔门诊部未独立开诊。此举为后来成立湘雅口腔医院奠定了一定的基础。2010年10月，学院成立了以唐瞻贵和黄俊辉为组长，阙国鹰、黄建华、雷勇华、方厂云为成员的"口腔医院筹建促进领导小组，正式开始筹建口腔医院的相关准备工作。

在黄俊辉和唐瞻贵主要领导人的积极推动下，2012年2月由张尧学校长提议，校党政办公会议通过，决定成立中南大学湘雅口腔医院，拨付先期建设专款2000万元。中南大学规模大，管理部门也多，为确保口腔医院高标准、高质量、高速度地建设，成立了以张尧学校长为组长，黄健柏常务副校长、田勇泉副校长、陶立坚副书记为副组长的湘雅口腔医院筹建领导小组，陶立坚副书记为指导与督促医院建设的主要校领导。建院的指导思路是边建设边发展，先在原门诊部和教学楼的基础上，提质改造，完成医院第一期工程建设。

湘雅口腔医院的建设得到了各级领导和主管部门的高度重视和支持，2012年2月24日学校向湖南省人民政府呈报《关于成立湘雅口腔医院的请示》，2月26日李友志副省长批示省卫生厅研究支持。2月29日省卫生厅张健厅长批示医政处按政策予以支持。3月5日医政处高纪平处长一行来医院现场考察、指导医疗机构执业许可证申请等相关事宜。3月7日学校召开口腔医院筹备领导小组第一次全体会议，布置具体筹建工作。3月14日张尧学校长、陶立坚副书记一行来院指导筹建工作，2012年4月7日学校任命唐瞻贵任湘雅口腔医院院长（兼）。4月19日卫生厅下达同意设置中南大学湘雅口腔医院的函。至此，湘雅口腔医院从申请成立到正式批准同意建立，在不到两个月的时间内办理完毕。

在湘雅口腔医院成立之初，校领导根据当时的政策、形势，拟探索一条引进社会资本，加速医院建设步伐，一次性到位的发展道路，指示学院领导班子与民营资本方联系与洽谈。2012年5—11月，学院先后与品鉴品位（香港）传播机构、招商湘江产业管理有限公司、湖南达美投资有限公司、湖南爱尔医疗投资有限公司等进行融资谈判，但由于双方在办院宗旨、股权结构、投资上市、土地与物产权等方面的分歧，以及国有资本与民营资本相融的政策壁垒突破等方面的原因，最终谈判无果。

随后，医院注册受当时政策的限制，一波三折。中南大学由教育部直属，当时的政策是教育部不办医疗机构。国家医疗卫生体制改革的主张是鼓励社会资本办医，控制公立医疗机构的设置，当年卫生部已停止了公立医疗机构的审批。因此，通过中央或地方编制办审批注册为公立医疗机构已无可能，最后只能选择在工商行政部门注册为企业性质的医疗机构或在民政部门注册为民办非营利性医疗机构。征求职工意见，均不同意办成企业性质的医疗机构。在此情况下，经请求校领导同意，选择在湖南省民政厅注册为非政府办非营利性医疗机构。基于医院注册性质原因，100 万元注册资本的 30% 由学校承担，70% 以学校教育基金名义出资，完成了医院注册登记的工作。

经过一年多时间的建设，2013 年 4 月 1 日门诊独立并试营业，4 月 26 日上午中南大学在湖南省长沙市开福区湘江世纪城的世纪金源大酒店举行了隆重而又简朴的湘雅口腔医院揭牌仪式。同日上午，湖南省人民政府副省长李友志率省人民政府有关厅局主要负责人来院考察指导工作。一所设备先进、功能齐全的现代化口腔医院呈现在世人面前，成就了几代湘雅口腔人的梦想，也结束了湖南省没有省级口腔专科医院的历史，对完善中南大学口腔医学的教学体系，完善湖南医疗卫生保健体系，加快口腔医学教育、科学研究和医疗保健的发展，提升区域性口腔医疗保健能力和水平，服务国家经济建设，促进社会发展产生了积极和深远的影响。

2013 年 5 月 16 日中南大学党委组织部代表中南大学宣布，中南大学湘雅口腔医院领导班子正式成立，黄俊辉任书记、唐瞻贵任院长、谢晓莉和李奉华任副院长。随后，医院任命胡小平为院长助理。

2013 年 5 月成立医院第一届理事会，唐瞻贵任理事长，黄俊辉、张忠生（中南大学教育基金会成员）任副理事长。医院各行政部门、党、工、团、女工等组织相继成立，黄俊辉任医院第一届工会主席（兼），姚志刚任副主席（主持工作），李昆任医院第一届团总支书记，女工工作由罗姜负责。

湘雅口腔医院一期规模为 60 张牙椅、40 张病床。拥有一支学历层次高，实力雄厚的医疗技术人员队伍，有一批博士研究生导师和硕士研究生导师。医疗技术人员 56% 以上具有博士学位，20% 以上有海外留学经历，湘雅名医 1 名。所有护士接受过北京大学口腔医院口腔专业护理技能培训。

医院设有牙体牙髓科、牙周科、口腔黏膜科、儿童口腔科、口腔颌面外科、口腔修复科、口腔正畸科、口腔特诊科，口腔综合科、口腔急诊科、口腔预防科、口腔病理科、口腔放射科、检验科、药剂科、以及相关辅助科室，另设有口腔种植中心、口腔美容中心、牙周治疗中心和血管瘤治疗中心。拥有先进的牙科综合治疗椅、新一代水激光综合治疗仪、大视野口腔 CBCT、进口根管显微镜、笑气镇痛机、口腔三维影像诊断分析系统等世界一流诊疗设备。除常规开展口腔常见和多发疾病的诊治外，开展了疑难根管治疗、根尖手术、复杂牙周病综合治疗、疑难全口牙缺失修复、颌面部术后缺损修复、口腔黏膜下纤维性变综合治疗、鼾症与阻塞性呼吸睡眠暂停综合征、头颈部肿瘤的诊断与综合治疗、颞下颌关节紊乱综合征、口腔颌面部疼痛等专科专病治疗,已成为湖南省,乃至周边省份口腔医疗治疗中心。

作为中南大学口腔医学高等教育的教学医院,医院招收口腔临床医学、口腔基础医学硕士研究生和口腔整形美容学博士研究生及留学生,是国家执业医师考试口腔类实践技能考试基地,中华口腔医学会口腔专业护士临床实践培训基地,湖南省医学教育科技学会口腔医学教育专业委员会、湖南省口腔医学会、湖南省口腔医师协会挂靠单位。已与湖南省6个地州市口腔医院或综合医院口腔科或中心建立了定点指导或合作、双向转诊关系。

开诊当年,医院承担了国家自然科学基金、科技部科技惠民计划和省部级科研课题的研究,以及中南大学湘雅临床大数据库建设项目等,进院科研经费近250万元(图片见第10章)。

第 10 章　记忆中的第一次

　　湘雅口腔医学院以它无数的第一次成就了灿烂辉煌的今天。为了让后人永远铭记这些意义非凡的第一次，编者们经过艰难的寻找，编著了这一章。由于时间跨度近一个世纪，加上史料不全，有很多值得人们追忆的第一次可能被遗漏。

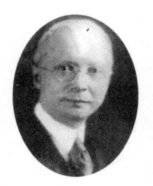

第一位做唇裂手术的医师胡美博士（*Doctor East，Doctor West* 一书中记载）

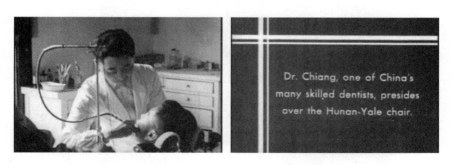

Dr. Chiang, one of China's many skilled dentists, presides over the Hunan-Yale chair.

第一位牙科医师郑全博士（1920）

　　第一任牙科负责人（现代意义上的科主任）：蒋祝华博士（缺图片）。

　　据《湖南省志·卫生志》（1978—2002）志稿参考样稿口腔科一章记载，1934年湘雅医院开设牙科门诊，聘请华西协和大学牙学院毕业的蒋祝华博士主诊。

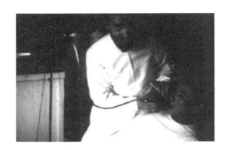

第一位俄国牙科医师范斯基（1942 年前后）

1948 年 12 月，国立湘雅医学院院庆三十四周年，私立湘雅医院院长邓一题在院
庆特刊上撰发文章《湘雅医院—本院合作实习医院之一》，湘雅医院工作概况时
称：1947 年牙科初诊病人 312 人次，复诊 469 人次；1948 年 1—8 月份，牙科初
诊病人 631 人次，复诊 914 人次。

第一份对外公开的口腔医疗工作量报表

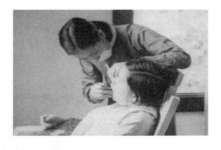 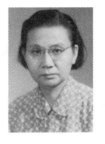

第一位牙医柳树嘉博士，第一位女性科主任（1949 年前后，牙科治疗椅为木制材料）

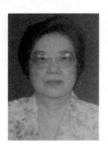

**湖南医学院附属二医院口腔科首任科主任
陈运美副教授（1958）**

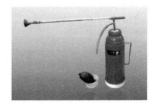

**第一个自制口腔医疗器械（刘蜀蕃教授
自制的液氮冷冻器）**

　　第一个国家级成果奖：由刘蜀蕃教授等完成的《10% 明矾液治疗颌面部深部血管瘤》1978 年 6 月获全国医药卫生科学大会授奖。

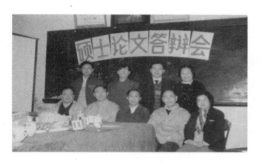

第一位硕士研究生指导教师刘蜀蕃教授指导的第一位硕士研究生翦新春 1983 年入学，1986 年通过论文答辩获医学硕士学位

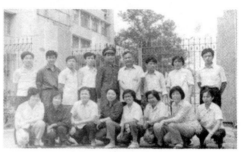

建系初期第一张工作人员合影（1986）

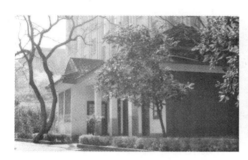
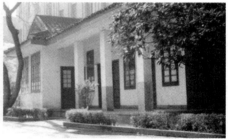

口腔医学系的第一栋办公楼（1986）

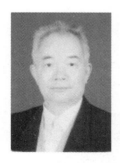

第一任口腔医学系党支部书记王雨田

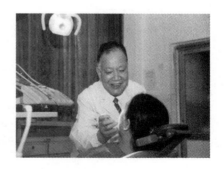

第一任口腔医学系主任刘蜀蕃教授

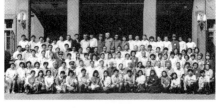

承办的第一个全国性学术会议（1986 年 9 月
中华医学会第二届牙周病学术会）

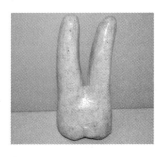

第一个教具——木制牙模型（1987）

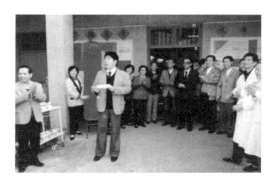

第一次门诊部开诊仪式（校门西侧与原长沙市警备司令部大门东侧之间，1988）

1989 年：第一届口腔大专班学生毕业（缺照片）。

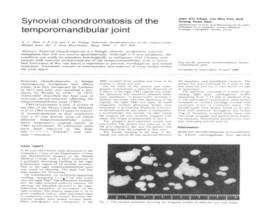

翦新春教授于 1988 年在国际口腔颌面外科杂志上发表的第一篇 SCI 论文

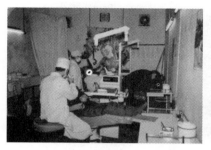
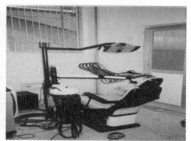

第一批引进设备——美国产 Adec 综合治疗椅

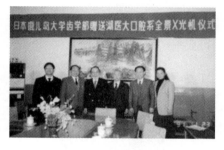

首次获得外援（日本鹿儿岛大学齿学部赠送湖南医科大学口腔系全景 X 光机仪式举行，1989）

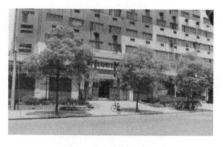

首栋口腔楼（1990 年底竣工，红色门楼为竣工后 4 年另外改造而成）

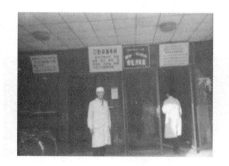

口腔楼首次启用，设有门诊部、办公室、教研室（1992）

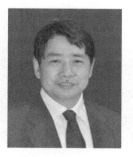

湘雅三医院口腔科第一任主任黄建华教授（1992）

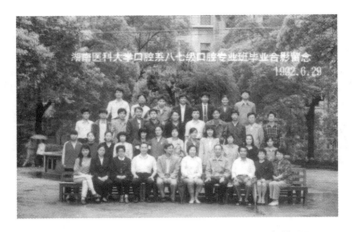

第一届五年制本科学生(1987 年入校,1992 年毕业)

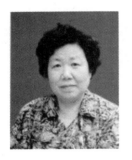

首位女系主任沈子华教授(1993)

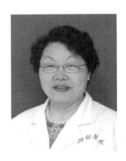

第一个国家自然科学基金资助项目获得者
沈子华教授(1995)

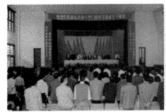 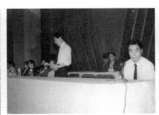 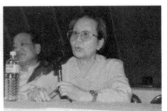

首次口腔医学系系庆(1996 年举行 10 周年系庆大会,罗远才教授主持,翦新春教授作报告,口腔前辈柳树嘉、刘蜀蕃等教授代表参加会议)

唐瞻贵首次获"湖南医科大学青年岗位能手"称号(1997)。
口腔颌面外科病房(湘雅医院十五病室)首次获湖南省青年文明号(1998)。

　　第一次组织国家口腔执业医师（含助理医师）资格考试实践技能考试（1999 年）。

　　蒉新春教授被湖南省医学考试中心聘请为第一批首席考官。

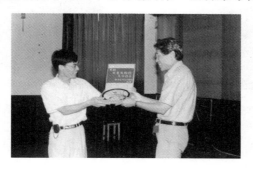

中华口腔医学会张震康会长首次来院视察（1999 年 8 月 5 日）

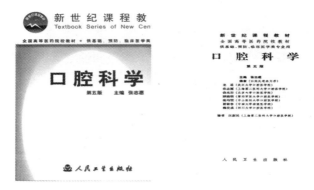

　　首位被卫生部聘请为《口腔科学》临床医学专业规划教材编委——蒉新春教授（参编第 5 版《口腔科学》教材，2001）

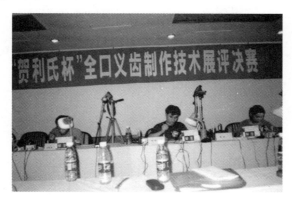

第一位进入全国义齿制作技术展评决赛的技工向阳（2002 年 9 月）

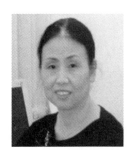

首任口腔医学院党总支书记宋爱丽教授

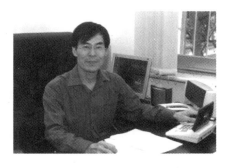

首任口腔医学院院长翦新春教授

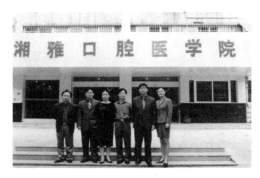

口腔医学院首届领导班子(2002)左起 副院长吴汉江 副院长方厂云 书记宋爱丽 院长翦新春 副院长唐瞻贵 副院长涂晓(副院长黄建华缺席)

　　首个"湖南省口腔医疗质量控制中心"获湖南省卫生厅批准,挂靠湘雅二医院口腔医学中心,吴汉江教授任主任(2002)。

翦新春于2003年在5"O"杂志上首次向世界口腔医学界公布自创的治疗翼腭窝肿瘤的新术式论文发表

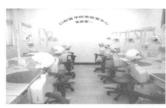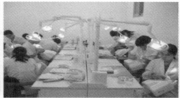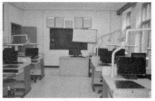

第一个口腔医学实验中心（1993 年开始建立，2004 年完善）

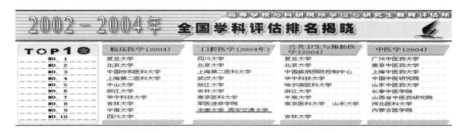

首次参加全国一级学科评估排名第九（2004）

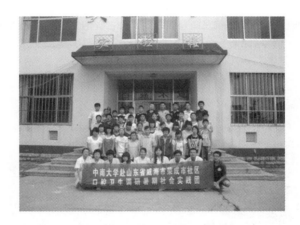

首次学生省外社会实践活动

第一批留学生指导教师：翦新春、陈蕾、谢晓莉（2004）。

第一批来自巴基斯坦的外国留学生是米阳和努尔，巴勒斯坦的米克入校攻读口腔医学硕士学位（2004）。

第一个校外教学实习基地——湘潭市口腔医院挂牌（2005）。

首位博士研究生指导教师翦新春教授指导的首批博士研究生蒋灿华、许春姣2002 年入校，2005 年通过论文答辩获博士学位。

Surgical Management of Lymphangiomatous or Lymphangiohemangiomatous Macroglossia

Xin-chun Jian, DDS, MD*

Purpose: The specific aim of this retrospective investigation was to evaluate effects of lymphangiomatous or lymphangiohemangiomatous macroglossia managed by Jian or Dingman glossectomy.

Patients and Methods: Between 1992 and 2002, we treated surgically a total of 7 patients (5 males and 2 females) with lymphangiomatous or lymphangiohemangiomatous macroglossia. Of the 7 patients, 3 had lymphangiohemangiomas and 4 had lymphangiomatous macroglossia. Lymphangiomatous or lymphangiohemangiomas, which is localized in the anterior middle two thirds of the tongue, was present in 4 patients who were operated on with Jian glossectomy. Lymphangiomatous macroglossia, which is localized in the anterior and lateral two thirds of the tongue, was present in 3 patients, who were treated with Dingman glossectomy. The complication and recurrences after surgical management were analyzed.

Results: After a follow-up period of 1 to 10 years, cosmesis and function improved after surgery in all 7 patients. The tongue healed well, and the patients had no long-term complications. Postoperatively, tongue protrusion resolved in all the patients. All parents were satisfied with the postoperative appearance and did well with oral feedings. The physiologic functions that benefited most with surgical treatment were respiratory and deglutition. No patient in this investigation had macroglossia recurrence.

Conclusions: Jian or Dingman glossectomy is an effective surgical technique for lymphangiomatous or lymphangiohemangiomatous macroglossia, but both of these techniques have unique indications. Surgical techniques must be chosen in accordance with the position of lymphangiomas or lymphangiohemangiomas.

© 2005 American Association of Oral and Maxillofacial Surgeons
J Oral Maxillofac Surg 63:15-19, 2005

Lymphangioma and lymphangiohemangioma are lymphatic and vascular malformations whose structural anomalies involve venous and/or lymphatic channels, respectively.[1] With an increased appreciation of cardiovascular embryology, it was suggested that vascular lesions originated from persistent angioblastic tissue that normally reorganized and regressed.[2,3] Thus, "angiomas" could be either capillary, venous, or arterial with or without fistulae, depending on the stage at which morphogenesis was disturbed. Wegner[3] believed that lymphatic lesions resulted from either lymphatic malformation or endothelial proliferation.

Vascular malformations of the tongue are always present at birth, but they may go unnoticed until after dentition erupts or even after puberty. In the majority of cases, however, a vascular malformation of the tongue will become manifest within the first 2 years of life.[5,6]

Lingual lymphatic malformations are the most common lymphatic anomalies of the tongue. These lesions are frequently localized in the anterior two thirds of the tongue and enlarge to a great extent.[7] The lymphatic malformations characteristically increase in size after an episode of upper respiratory tract infection. With continued infection and enlargement in size, the lingual papillae enlarge and the tongue assumes a granular appearance. The tongue surface becomes pebbled with clear vesicles scattered with deep, blue-red vascular blebs. Occasional rupture of capillaries into lymphatic spaces causes them to look bluish black. As the tongue swells, the mouth cannot be closed and the findings of drooling, dryness, and ulceration predominate. Open-bite deformity and mandibular prognathism of varying degrees are characteristic.

*Chairman and Professor, Department of Oral and Maxillofacial Surgery, Xiangya Hospital, Central South University, Changsha, Hunan, People's Republic of China.

Address correspondence and reprint requests to Dr Jian: Department of Oral and Maxillofacial Surgery, Xiangya Hospital, Central South University, Changsha, Hunan 410008, People's Republic of China, e-mail: jianxinchun@hotmail.com.

© 2005 American Association of Oral and Maxillofacial Surgeons
0278-2391/05/6301-0004$30.00/0
doi:10.1016/j.joms.2004.09.024

15

翦新春教授于 2005 年首次向世界口腔界公布自创治疗巨舌症的新术式，
该术式在世界上被称为 Jian's operation

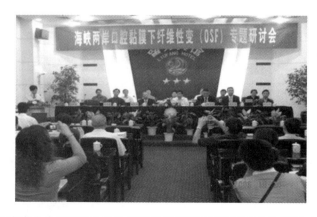

首次海峡两岸学术会议(2006 年海峡两岸口腔黏膜下纤维性变(OSF)专题研讨会)

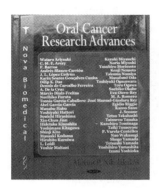

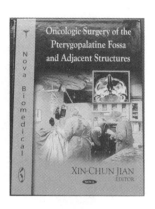

翦新春教授成为学院首位受邀参编国外专著的专家（受美国肿瘤学专家 Nikolakakos 教授邀请，参加口腔癌研究进展一书第 10 章的编写，该书由 Nova Science Publishers Inc. 出版发行，2007）

第一部由国外出版社出版的全英文专著（翦新春教授于 2008 年受 Nova Science Publishers Inc. 的邀请，以英文编著了湘雅口腔医学的第一本著作）

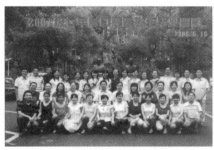

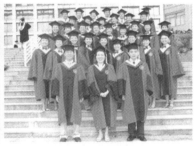

第一届七年制学生 2001 年入校，2008 年毕业获硕士学位（右图前排左至右：前院长翦新春教授、副院长阙国鹰教授、院长黄俊辉教授与同学们合影）

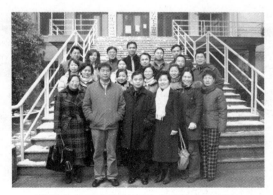

首届成人口腔医学专升本班毕业（2008）

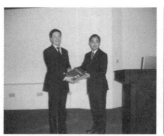 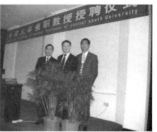

第一位兼职教授，武汉大学口腔医学院院长边专教授

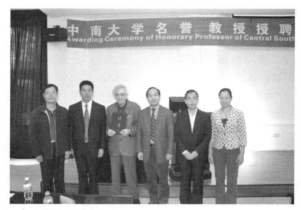

第一位国外客座教授，Professor Alan Garen，Yale University

第一个口腔医学公用实验室于 2008 年建成，配备有超低温冰箱、高速离心机、无菌操作工作台等先进实验设备。

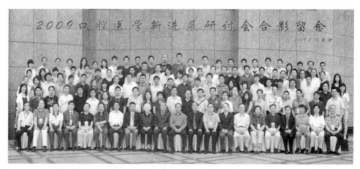

首次全国性口腔医学新进展会议（2009 年口腔医学新进展研讨会）

第一张由政府卫生行政部门正式批准的医疗机构执业许可证："中南大学口腔医学院附属口腔门诊部"（未对外开诊，2009）。

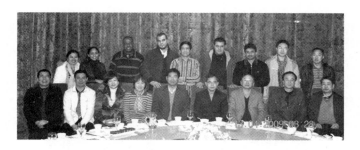

首次留学生工作会议（2010）

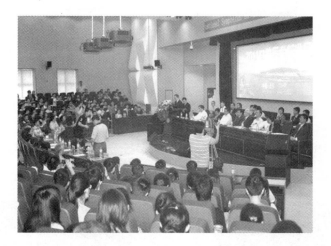

首次国际性口腔医学会议（来自 5 个国家和地区的口腔专家、学者参加会议，2011）

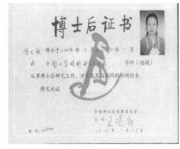 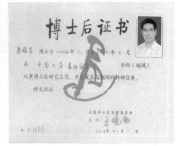

第一批获博士后证书的口腔医学教师：冯云枝（2010 年 1 月）、唐瞻贵（2010 年 11 月）

首个被境外大学聘请的名誉教授：唐瞻贵被香港大学聘为名誉教授（2010）。

首个卫生部国家临床重点建设专科——湘雅医院口腔颌面外科，学科带头人为唐瞻贵教授（2011）。

首个中华口腔医学会口腔专业护士临床实践培训基地（2011）。

第一个"湖南省口腔医学会"挂靠单位，首任会长翦新春教授（2011）。

第一个校级重点学科——"口腔医学"（2011）。

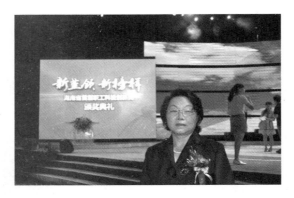

第一个湖南省职工科技创新奖获得者——彭解英教授（2011）

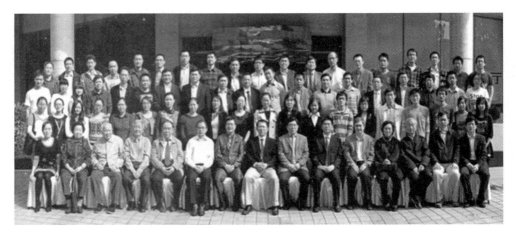

首次院校间学术交流会（2011 中南大学·武汉大学口腔医学科技年会）

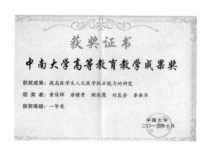

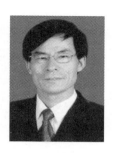

第一个校级教学成果一等奖《提高医学生
人文医学执行能力的研究》(黄俊辉等, 2012)

首届中南大学湘雅名医蒴新春教授(2012)

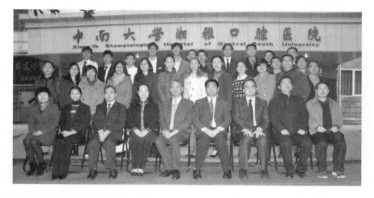

首次与香港大学师生学术交流——香港大学牙学院文化和学术交流周(2012)

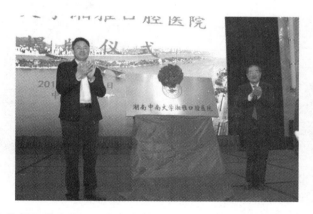

湖南省第一个省级口腔医院——中南大学湘雅口腔医院于 2013 年 4 月 26 日正式揭牌(张
尧学校长与中华医学会王兴会长揭牌, 2013)

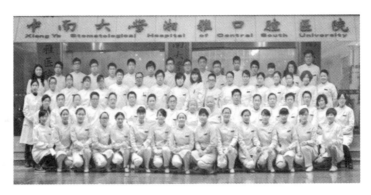

湘雅口腔医院正式开诊的第一张全体员工合影（2013 年 4 月）

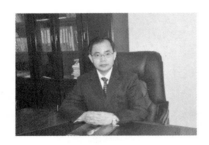

湘雅口腔医院首任书记黄俊辉教授

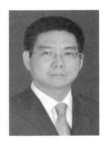

湘雅口腔医院首任院长唐瞻贵教授

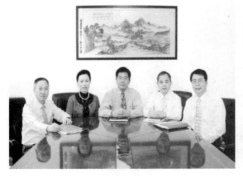

湘雅口腔医院首届领导班子

（从左至右 院长助理胡小平 副院长谢晓莉
院长唐瞻贵 书记黄俊辉 副院长李奉华）

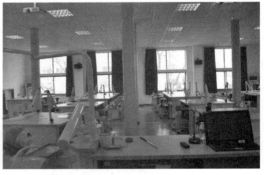

全德国进口教学仪器装备的实验室（2013）

第 11 章　岁月忆往

　　口腔医学院(系)再过一年多就 30 周年了,中国有句古话叫"三十而立"。的确,口腔医学院通过几代人的不懈努力,风风雨雨地一路走来,并且,越走越好,发展很快,可歌可泣。然而,在光鲜的背后却有多少不为人知的艰辛,只有经历过的人们才深有感受,特别是那些历任院系领导们所承载的历史使命,是他们携手湘雅口腔人在担当,在奉献。

　　在组织本章材料时,已通知所有历任和现任院(系)领导,请他们撰写回忆录或接受编写组安排的采访。很遗憾,有些领导、前辈因工作太忙未能实现编写组的愿望。

我与口腔医学系*

——凌天牖

　　1986 年 10 月 29 号我们正式建系,当时叫湖南医科大学,就一个医疗系,最早由公卫、药学系、口腔医学系等 6 个系组成。我们的口腔医师都是从外面调来的,当时湖南每 28 万人口中才有一个口腔医生,排全国倒数第二名,仅比西藏好点,这与湖南的经济文化不相符,与教育发展也是不相符的。1982 年我是湘雅附二院的副主任。我们想要在长沙有个培养学生的地方,省委常委有个湖南师大的尹长明教授对医学很关心,我们通过各种途径找了他,向他汇报,通过人大代表、政协帮我们写提案,301 医院有个搞口腔的也帮助了我们。

　　我于 1986 年口腔系成立时就当任系副主任,后来去了美国半年,由后面调来的张素银老师在管理事务,我是 1991 年 3 月份去美国的,后来又把汪恒益调了过来,他也是副主任,是协助我的工作,一直是我在主持工作,当时罗家典是校长,刘教授搞了一年多就走了。前面这栋楼,当时是以口腔综合楼报建的。刘老师拿回来 20 万,我找人拿回来了 30 万,一共是 50 万。就把实验室建好了,把临床的椅子买回来了。当时牙椅很便宜,3000 多一台,我们领导当时很廉政的,没浪费一分钱。洪占元是口内教研室主任,沈子华教授是口外主任,口修是陈运美,病理当时很大,姚志刚在那,解剖生理是罗永才当主任,罗永才去世后涂玲当教研

---

　　* 2014 年 3 月凌天牖教授口述,吕啸琛记录与整理。

室主任。当时以文件宣布名字就开始干活，我还记得刘蜀蕃骑个单车找到我说我们开始干活吧，他当时 60 多岁，我自己 40 多岁的样子。

周杰玲在 301 总医院当口腔医生，胡耀邦去看牙齿，周医生就利用这机会帮助了我们。毛致用在十四病室住院（附二的十四病室发展很快，给附二院起到了很大作用的），毛致用住院时我跟陈运美为建口腔系的事去找过他，当时实际已定好在衡阳，但我们的实力确实比他们强多了，我们方面面做工作让上面改变这一决定，当时衡阳对我们意见很大，但没办法，我们的实力确实强多了，当时刘蜀蕃与沈子华教授确实作了很大的贡献。我们当时主要靠 1982 级、1984 级学生回来，这 20 人当时很多同学在湖北、华西，据了解当时湖北就是配 10 人去华西学习，回来搞自己医院的建设，所以我们按这步骤走，送了两批学生出去学习，这两批人后来还是走了蛮多人。

当时还觉得要办个口腔医院有利于湖南口腔的发展，黄建华是中山大学的研究生，我们把他要过来了。涂玲送到湖北、姚志刚送到首医（编者注：经本书编写人员核实是送北京医学院）培训。刘良奎是湖医卫校毕业留下来的。我还打个报告想收购长沙市口腔医院，但因为那里人员复杂，诸多原因最后没能成功。后来又想湘雅医院口腔科与口腔系合并，医院给我们 30 个床位，外科就有发展。门诊合在一起，会都开了，但湘雅医院的领导反对，所以 1993 年口腔系反而合并到了湘雅医院去了，本来是个二级单位结果变成三级单位了，因没成立个医院所以我们湖南在全国被人家远远抛在后面了，1993 年合并到湘雅医院去了，我就在附二院当副院长。

我与湘雅口腔的情和缘 *

——沈子华

我于 1962 年到当时湖南医学院（今中南大学湘雅医学院）口腔科工作，当时的条件十分艰苦，作为口腔科而言，没有固定病房，与耳鼻喉、眼科一起工作。我们口腔科当时只有 5 把牙椅，有一台牙片机还是新中国成立前美国援助给湘雅医院而留下来的。门诊在当时的湘雅医院的门诊一楼，共有 6 间房，诊室不足 100 平米，医师护士加上工人也不足 10 人。口腔科也是属于普通外科，没有教研室，没有学生，只有医学院的医疗系口腔科学的教学工作，没有科研，曾经还用过"脚机"看病，若机器坏了就没办法看病了。

到 20 世纪 70 年代，"文化大革命"以后，《中华口腔医学杂志》对全国口腔医疗情况进行了一次普查，当时湖南口腔医学的排名是倒数第二，仅仅只比西藏好

* 2014 年 1 月 24 日下午沈子华教授口述，吕啸琛记录与整理。

一点，这调查结果对我们本院的口腔医生刺激很大，因为我们湖南并非当时国内经济文化落后地区，我们地处中原，南北交通发达，又是伟人的故乡，没有理由让我们的口腔医学非常落后。为了提高湖南口腔医疗的水平，首先我们的口腔教育要得到改善，只有把教育搞起来口腔医学才有发展。当时我们一有机会，就会在各个场合呼吁口腔建设，比如在卫生厅开会等等。

1983 年，在江西的一次学术会议上，听一位老教授说，卫生部准备在湖南办口腔医学系，而地址选在了衡阳医学院。我们当时认为甚至口腔医学界也都认为，衡阳医学院办学的条件不如我们医学院，所以我们立即向高教部反映这个情况，通过湖南医学会当时的口腔医学系会长刘蜀蕃教授，联络了长沙市口腔界的同仁们，一方面向卫生部反映当时我们湖南口腔具体医疗，我院各个方面条件都要优于衡阳医学院的情况，比如教学、医疗、图书、发表作品等，当时的基础远好过于衡阳医学院。另一方面，我们还继续向全国口腔界包括各大院校（有口腔医学的院校）和口腔知名专家们发出书面的呼吁，争取把口腔医学系能办在我校。

在 1984 年 7 月，我跟湖南医学院的教务处处长卢捷湘一起到卫生部、高教司找了许司长说明情况，同年 10 月，随湖南医学院副院长徐启明教授在成都参加全国口腔医学教育会，向全国及参会者说明情况。经过各方面呼吁，当时卫生部提出可以考虑，基本同意我们的建议，回湖南以后，也多次与卫生厅谈了这些问题。

时隔几月，当时的湖南省委书记毛致用决定在湖南医学院办口腔医学系，那毛致用怎么会知道这个事呢？原因是这样的，当时胡耀邦在 301 医院看病，为他看病的医生是当时 301 医院洪院长的夫人，因为经过几个月宣传呼吁，所以 301 医院的医生也了解了此事，然后跟胡耀邦汇报了情况，胡耀邦指示毛致用实施，于是经过努力，口腔医学系终于敲定在湖南医学院。同年 12 月，卫生部、教育部做出决定，由湖南省财政厅拨款 100 万元用来筹建口腔医学系。

接下来我们就要解决师资问题。因为我们的口腔医生非常少，要办口腔系是很困难的事情，当时我们用了两个措施，第一，我们 1983 年开始招收口腔硕士研究生 1 名；第二，我们要派临床医学系三年级优秀学生，分三批，一批 10 人送出去学习。我们要解决这个师资问题就找了当时湖南医学院校长（湖南医科大学）罗家典，因当时条件困难，没有资金，我只能不停地找罗校长，他上哪我就上哪，他去图书馆我就去图书馆，他去办公室我就去办公室，他回家我就找到他家去，反正就不停地找他，不帮我们解决师资问题不行，因为我们都认为这个师资问题很重要，只要有师资，没有钱没有设备都不要紧。当时我们的措施是，找罗校长也是为了每年在临床医学系里挑 10 名优秀学生，要符合许多条件，如成绩优秀、积极自愿、品德好甚至还要看板书写得好不好。然后把这些学生送出去读书，送到当时全国最有名的口腔医学院学习，例如，北京大学口腔医学院、四川华西医学院和上海第二医学院。选出来的这些优秀学生是在我们学校读了 3 年再送出去到上述医学院学习 3 年，回来做师资的学生，这里要说明我们学校当时是五年制，其他那三所学校是六年制，所以我们学生是读完临床医学系三年级就派到这些医学院去读这个口腔，这都签了合同，非回来不行，所以当时学生们都开玩笑地说他们自己自愿写了"卖身契"。

结果就实现了两批学生，82 级送一批，10 人，他们是 1986 年 1 月到北京医科大学（现 北京大学医学院），跟班读 3 年，1988 年 7 月回，就是唐院长他们这一批；2 年后，84 级，同样地选了 10 人，去华西医科大学学习。按理讲，时隔两年我们应该派第三批学生出去学习，但却没有成功，因为学校不答应了，学校花费不少经费在口腔系，其他系也纷纷效仿派学生出去学习，学校负担不起，而我们系的量很大，每次都是 10 人，其他系最多就是两三个，罗校长为我们的确是费了很大的劲，我们要感谢罗校长的支持，培养我们口腔的师资，学校是出了很多物力财力的，第三批没去成，所以当时就只增加了 20 个有生力量。

我们保证有 20 个师资进行教学。接着在解剖、病理教研室派优秀教师分别到武汉大学与北京大学进行口腔基础教学培训半年。又从实验技师班挑选优秀人才作为实验教学人员培养。从此，师资的问题有了一点的基础。

1986 年，学校决定成立口腔医学系，是 1986 年 3 月开始招生，首先我们是办了两届大专班，三年制，当时学校是认为，我们暂时还没有办学经验，建系就先要培养师资，所以先办两年大专班累积经验，再办本科班。同时 1986 年建立口腔系办公室设 3 个教研室，分别是口腔颌面外科教研室、口腔内科教研室、口腔修复教研室。

这时我们有了师资，却没有场地，没有设备。财政厅原先承诺的 100 万元还有 50 万没拨款下来，当时跑了好多好多路，找了好多好多人，拜托了好多好多关系，经历了好多好多程序，向当时副省长提交了"请求解决湖南口腔医学系开办费报告"，落款还是 1986 年 12 月 8 日，当时相当困难，我们也没有这样那样的关系去找人，财政厅领导我们也不认识，我们只能听别人说消息，听说领导在人大开会，于是我和刘老师两个人骑车去等他们，我记得我们当时是等到晚上 11 点，领导才开完会接见我们。做这些事情现在回想起来真是困难重重，跑各个部门甚至是跑北京，当时我们也没有费用补贴，那段时间里故事细节还有很多很多，一时半会聊不完，只是当时北京那边都知道，湖南办口腔系，就是那几个教授在操办，跑来跑去，忙上忙下还要正常上班。

好不容易资金到位了，但没有楼，于是我们盖了现在这栋"口腔大楼"，我们的 50 万资金就办了两层，在建委我们这栋楼都命名为"口腔大楼"。同时送出去的学生也快要回来了，我们马上就要开班了，我们又向卫生厅申请口腔门诊的营业许可证，也就是说 1986 年解决了口腔营业证，可大楼却还没建好，面临着学生回来马上就要看门诊的问题。

当时我们的门诊在医学院的大门右侧，找了几间房作为我们的门诊部，现在地址已经查不到，拆了，我们当时的设备，自己买了一些，我们口腔系是独立的，财政是属于医学院管理，同时我们也争取了"世界银行"贷款，世界银行给了医学院经费，拨了一部分款给我们口腔购置了 4 把牙椅，1 部全景 X 光机，那时候我们就是，"哪有钱哪去找，哪有地哪去找，哪有人哪去找"，都是为了把口腔系筹建起来，地有了、设备有了，证也办下来了，虽然简陋，但也是一切就绪，第一批学生回来开诊了。

口腔医学院的往事*

——王雨田

附属二医院教研室当时有陈运美，口腔系教学有内科、外科。口腔系编制的有我、王树芝、米大丽，她们俩是技术员。刘良奎、唐夏茂作为技术员都是从华西毕业就分到了我们这里，当时从医科学里面选 10 人送到北京学习，唐瞻贵是 1982 级学生 10 人中的 1 人，1984 年又选了 10 个学生送到华西，这 20 人是我们口腔的基本力量，真正现在留在我们医学院的有雷勇华、阙国鹰、刘迎春、唐瞻贵、李奉华、许春娇等。从外面调来的有张素银，张素银是长沙市口腔医院调进来的。罗春芳来得比较早。最早的简易门诊在警备区那边，只有几把椅子，这栋楼没建（这楼是 1987 年修的），最早口腔系在几间平房，夹在前面教学楼与 12 教室之间。当时有口内、口外、正畸 3 个科室，1993 年口腔系交给湘雅医院托管。当时口腔科是老科，技术力量强，口腔系新成立，1982 级学生送出去，1987 年才回，1984 级学生 1989 年才回。但那时候口腔系招生什么的一切正常了。沈老师的儿子当时也在这里读书，她的女儿是 1980 级，口腔系的本科生，我记得很清楚。我当时从部队回来，带 1973 级学生、也带 1976 级。1977 年恢复高考，我自己那时候是推荐上大学，工农兵大学生参差不齐的。1973 年我转业到湖南医学院，后面改为湖南医科大学，后来合并改为湘雅医学院。

李纯是附二院的搞正畸的，黄生高也是 1982 级的学生，刘金兵、柳志文、高义军、郭新程也属于这两批学生，张胜是学生留下来的不是那两届的，是我们培养的学生留在口腔系的，张胜是我亲自选的，黄建华是研究生，是我们从外面调进来的，罗永才是搞解剖的，原来有个谢玉萍是与姚志刚一起搞口腔病理的，涂玲与罗永才是解剖教研室的，许春娇也是 1984 级的学生，甘袖清、刘向辉是老护士了，粟红兵、欧新荣一直是湘雅口腔病房的。1994 年到 2002 年主任一直是空的，宋爱丽原来是教务科的一个干部，我专门管行政的，凌天牖出国时，业务由

---

* 2014 年 1 月 6 日王雨田书记口述、刘小丽记录与整理。

张素银代管，汪恒益是教务处调来的当副主任，主任当时是缺的，罗家典当校长，合并后涂玲当了办公室主任，沈子华与刘蜀蕃教授对建口腔系是有功劳的，罗春芳在卫校学的是口腔当时还特意把她调进来了。口腔系当时只上点理论课，学生则在湘雅医院搞气什么临床实习。口腔系 5 周年我们简易聚餐。当时门诊有点收入，但当时大学有基金会，钱由他们统管。

湘雅口腔情怀*

——彭解英

我今天上午理了一下材料，当时刘蜀蕃老师是系主任，凌天牖老师是系副主任，因当时自己没管事，哪年成立不记得了。整个系的教学秘书是方厂云。口腔内科学教研室是牙体牙髓病学教研室、牙周黏膜病的前身。是与教材相匹配的二级学科的建制，至今有的院校还有保留"口腔内科"这种建制。我校的口腔内科学教研室于 1986 年口腔医学系成立的同时成立的。第一任教研室主任是洪占元。招生前两届是夜大大专生，叫口腔医学班专科生，三年制的。方厂云为了组建实验室，由他带队，带了米大丽、王树芝、李伟等到武汉大学参观，观摩教学，请教教学设备的购置，挂图的购置，教具的购置，几个教辅人员参观后，回来就学着做。第一届夜大生开课（在湘雅医院院办公室二楼上课）——老图书馆上实验课。设备差，用脚踩的涡轮机，学生拿着立体牙齿去磨，用脸盆接水，当时是木质地板，条件相当艰苦。到底方厂云筹建实验室有多长时间我不太清楚。王树芝分在口内实验室做教辅。当时教材就是一本《口腔内科学》，所以成立了口腔内科，洪占元是第一任主任。洪占元主任当时身体不好，基本干不了活，就住院，后来得肝癌去世了，做事的是方厂云，两届专科生是方厂云在搞的，牙体牙髓模型是他做的，现在实验室可能还有保留，如什么根管治疗的模型。当时的大专实习（指导）教材是方厂云亲自编的，那两年他是脱产教学还是业余教学我不太清楚。因洪占元当时身体不好，方厂云年纪又小所以要我出来负责，1989 年、1990 年我做口内的教学秘书，第三年没做教学秘书了，1991 年第一届本科生五年制的开学，好像 1992 年我提了教研室主任，第二年实验室教学就搬家了，搬到二教学楼五楼。只口内的实验室搬家，别的我就不知道了。大专完了之后要进入本科生教学了，五年制的，那是第一届，这时我出来负责了，我都是利用暑假到这边做事，因我是附一院的人，那边并不支持，甚至会扣钱，利用星期日与王树芝及学生把那三十几张椅子搬好了，当时主任没用人权，没经济权，只有做事的权力。洪占元这时病得很厉害了，好像 1992 年洪占元就去世了。房子搬了以后就着手编本科

* 2014 年 2 月 13 日下午彭解英教授口述，刘小丽记录与整理。

生的实习大纲、实习指导，参考以前的资料自己编。不像现在有这么多书及电脑资料查询的，我自己到处找资料，方厂云拿武汉的资料看一下，我们就编实验室教程、先写再刻钢板(蜡版)再与王树芝一起油印，印好发给 30 个学生。都是利用业余时间搞的。口腔内科学教研室是根据当时的全国统一教材设的二级学科，包括牙体牙髓病病学、牙周病学、口腔黏膜病学、儿童牙病、口腔预防 5 个教研室。当时排课也很难，老师是各个医院的，不如现在好协调。第一届五年制本科生于 1991 年开始实验室教学。当时王树芝负责到各医院收集牙齿，收集牙齿是为教学做准备的，当时发现个问题是没有仿头模，全系就一个仿头模，好像到第一届本科生时才买了仿头模。当时牙齿怎么固定到模型上还没解决。我当时编了一本《口腔内科实验教程》，不知道有十几章，多少万字。每年加以完善一直用到全国统一卖这个教材。王树芝当时围绕怎么固定牙齿发了一篇文章，还获了成果奖。1992 年湖南医学院开始搞教学评估了，口腔系每年要报一个课题参加医学院的教学评估，解剖好像 1991 年评估了，当时就口内的内科学去参评，最后获得了学校的合格课程，并且得到 2000 元的奖金，我就是用这 2000 元买了台黑白照相机，就是这台照相机为口腔系留下了所有照片。1993 年合并到湘雅医院，我仍担任了口腔内科学教研室主任、口腔内科副主任。后来翦新春缠着我叫我当书记，我开始没同意，所以罗永才晚了两年退休，1997 年还是接了书记，做了 7 年书记，很尽责的，在湘雅医院篮球获了三连冠、歌咏比赛二等奖、文艺汇演蒋灿华获了二等奖、曹莹参加辩论赛获得二等奖、教学比赛刘虹获二等奖，女子乒乓球、篮球在湘雅医院都有名气，别人都有点不信口腔医学系这么有凝聚力。还举行了 6 对集体婚礼，当时还上了一次电视。我当时是口腔系书记，也是口内的副主任。翦新春就是系主任。

1994 年开始招研究生，第一个研究生是刘虹。那个时候都是自己出题、阅卷。当时主任、副主任、秘书都是湘雅医院职工，到口腔系来做事从未拿过补贴，都是义务劳动，尽职尽责。上大课和小课的老师和教学秘书都不拿补贴，都是尽职尽责。我任支部书记期间，出色地完成了口腔系的行政工作。

一直到 2002 年口腔医学院成立，当年我 52 岁就不能竞聘副院长，当时就觉得遗憾，今天再来回忆当年有心血有感慨，为口腔系发展问心无愧。翦新春 1985 年毕业留校，1993 年出国，1994 年回来做系主任，后来提了副院长。口腔生物学这一门课是在我手里开出来的，口腔内科学、牙周病学、口腔黏膜病学、口腔生物学四门课都是我做学术带头人，负责安排教学及教学质量检查，阙国鹰与刘子文她们年轻，负责教学，但命题什么都由我搞。我开出了四门课程，并主讲了牙周病学、口腔黏膜病学、口腔生物学的大部分内容，牙体牙髓这门课不记得自己讲还是没讲了。那时科里不配备行政人员，什么都是自己搞，很辛苦的，从没记过什么报酬，有个杨曼云老师挺能干的。自己当时年富力强什么都敢说敢做，不知道得罪人什么的，总之当时自己没功劳还是有苦劳的。我把口腔内科成立起来了，把年轻人培养起来了，起到了一个承上启下的作用。

蹉跎岁月

——黄俊辉

我于 2000 年 1 月从湘雅医院调任湖南医科大学医院管理处任副处长。上任仅 4 个月，就赶上了湖南医科大学与长沙铁道学院、中南工业大学合并组建中南大学，虽然医科大学的各二级处室、办公室与其他 2 所学校相应的部门进行了合并，但医院管理处仅此一家，就保留下来了。我在医院管理处主持学校住院医师/专科医师规范化培训、医院考核等管理工作，直至 2007 年 7 月。7 月 26 日上午，校党委组织部通知我到田勇泉副校长办公室，说是学校有要事找我。见到田校长后他说的第一句话是校党委决定派我到口腔医学院担任院长职务。当时事出突然，我既没有高兴，也没有不愉快。从湘雅医院到学校医院管理处工作已 7 年多，之前没有任何风声和迹象要我到另一单位工作，决定来得突然，已经没有余地多做考虑，加上对口腔医学院的情况一点也不知情，不知道怎样说是好。只记得我当时说了一句话，既然组织已做出了决定，作为学校培养多年的干部，应该服从组织的安排。田校长最后还说了一句，"好好干，将建设口腔医学院的重任担当起来，口腔医学院的教职员工多数是湘雅医院口腔科的人，你都认识，我相信你能做好。"学校的任命对我来说是好是歹，我心理既没有底，也不敢去多想，回到办公室也没向任何人说起这桩事。第二天，有人问起这事，我也是一笑了之。7 月 28 日上午，宣布我的任命通知会议在口腔医学院三楼多功能会议厅举行，大约有 30 来号人参加会议。就这样，我成了中南大学口腔医学院的第二任院长。

记不起来了，任命后的第二天还是第三天晚上，翦新春院长与我长谈了很久的时间，也谈得很详细，谈到了他接任口腔医学系到成立口腔医学院 10 多年时间的工作，院（系）规模从小到大，一步一步发展过来的艰辛与付出。从翦院长的谈话中感觉得出来，一是交班，二是传递出一种信息与希望，希望我能将口腔医学院的接力棒平稳地传递下去，让口腔医学院越办越大，赶超国内先进水平。

与他人无二样，我上任后的第一件事是了解情况，拜会教职员工。经了解，在学校人事处有编制的人仅 5 位，即宋爱丽书记（已退二线）、胡定跃副书记和梁银辉主任（党总支办）3 位管理人员，蒋灿华和胡延佳 2 位专职教师。学院的老师们绝大多数是我湘雅医院的同事（我的人事关系在湘雅医院，工资也由湘雅医院发放），另加湘雅二医院口腔科和湘雅三医院口腔科的医师们。学院其实只是一个教学功能上的联合体，当时的员工总数虽然有 101 人，大学编制就是前面说的

5 人，湘雅医院口腔科 51 人，学院与湘雅医院口腔科两者早已于 1993 年 12 月就合并在一起，人数上占到了绝对优势，自己内部称其为院本部。湘雅二医院口腔科 38 人，湘雅三医院口腔科 7 人。院党总支由胡定跃副书记负责，但已派出参加出国援非医疗队英语培训，校党委指定我兼管党总支工作。接任后的一个多月时间，院领导就我和阙国鹰副院长 2 人在岗。唐瞻贵副院长 9 月 12 日从美国留学回校，我亲自带着他的研究生到黄花国际机场将他及他们家人接回。直至 2010 年 9 月院班子改选之前，院党政班子实际上就我、唐瞻贵和阙国鹰 3 人，我们紧密依靠党办主任梁银辉，院办主任李奉华，三家附属医院口腔科主任和老师们开展工作。

当年的口腔医学包括口腔基础医学和口腔临床医学 2 个二级学科。教学课程包括：口腔解剖与生理学、口腔组织病理学、口腔材料学、口腔生物学、牙体牙髓病学、牙周黏膜病学、儿童牙病、口腔预防医学、口腔颌面外科学、口腔颌面医学影像诊断学、口腔修复学、口腔正畸学、口腔工艺学、口腔药理学 14 门课程，五年制、七年制口腔专业学生的教学任务有 7300 课时教学工作量/年，硕士生、博士生、留学生培养，临床医学五、七、八年制、护理学、药学、公共卫生学、麻醉学、检验学系、精神卫生系的《口腔科学》教学。

三个附属医院口腔科老师们的人事关系在各自医院，工资、资金、晋升、晋级均由医院负责，与口腔医学院无任何关联。我作为大学派出的院长，1 名肿瘤学教授，非口腔专业人士，拥有的权力只有安排他们干活，再无其他，队伍中真正属于我管辖的只有几名管理人员和 2 位专职老师，工作量之大，压力前所未有。好在口腔科主任们和老师们都很支持我的工作，包括老前辈刘蜀蕃、沈子华、凌天牖等教授，前院长翦新春，前副院长吴汉江、方厂云，前支部书记彭解英等教授们全力支持，在岗的老师们一如既往地默默工作，忠于职守，令我十分感动。

到位后，以我为首的院领导班子采取的主要工作措施是：

1. 充分发挥民主治院，凡事与班子成员和口腔科的主任们商量。无论是先前的系主任，还是前任的翦新春院长，他们既是系（院）主任，又兼任湘雅医院口腔科的主任，即使是院系的副主任，也是湘雅二医院或湘雅三医院口腔科的主任，有他们自己的人、财、物支配权。而我，用当时流行语来说，是一个空降院长，只有大学给学院极有限的 10 多万元一年的教学、办公等运行经费。在校生已近 400 人，院校交往多、各种活动多，实在是巧妇难为无米之炊。我只能是一方面向学校申请，诉苦哭穷，争取学校支持；另一方面，争取各医院口腔科主任们的支持，好在主任们都能顾全大局。

2. 进一步建立和健全各项管理制度和规章，使工作有章可循。上任后我将学院各项规章制度重新整理、建立健全了相应的各项制度。

3. 创新工作机制和工作方法。在唐瞻贵副院长的建议下，开办了独具特色的"湘雅口腔医学讲坛"，每周三下午四点半准时开讲，从不间断。"湘雅口腔医学讲坛"进展到半年左右的时候，很多人对我提意见，要求中止。就连班子成员中也有人说什么是搞形式，耽误时间。但我始终坚持认为，一个学术单位没有平台为专家、为学者展示科学技术的进展，学生和青年教师没有获取知识，扩大学术视野的途径，再好的单位也好不了多少，在我的坚持下"湘雅口腔医学讲坛"从未间断，直至今天。其次是与企业联合成立科研基金和学生奖励基金，以鼓励研究生开展科学研究。"湘雅—正海科研合作基金"于2009年正式运行，第一批资助了5名研究生的课题。2010年上半年启动湘雅口腔—单年喜奖励基金，用于资助学业优异，家庭贫困的学生。与国内口腔保健知名企业——高露洁公司携手开展针对不同年级学生的讲座，参观不同层次的医院，让学生了解基层现实情况，增强社会责任感。聘任退居二线的老同志兼任教学督导，配备专业学生辅导员，督导教学，保证教学质量。虽然我们没有口腔科医务人员的管理权，为加强师资队伍建设，稳定教师队伍，我们多次与湘雅医院的书记、院长沟通，说明情况，请他们在口腔科的人才引进、出国、进修、劳务费提成比例、晋升晋级等方面给予支持。同时，聘请国外客座教授和国内兼职教授，提高教师队伍素质。任职期内，聘请国外教授1人，国内兼职教授多名，武汉大学口腔医学院院长边专教授、首都医科大学副校长王松灵教授和第四军医大学口腔颌面外科主任孙沫逸教授先后被聘加入我院师资队伍，既提高了师资队伍的整体素质，又扩大了对外交流。经大学教务管理部门同意，将长沙市口腔医院正式纳入了我院的教学医院。

4. 广泛开展学术交流与交往，采取请进来、举办全国性学术会议等形式扩大学院的社会影响力。连续举办了中华口腔医学会口腔颌面肿瘤协作组会议、每年一次口腔医学新进展研讨会。国外口腔医学专家、国内口腔医学界的院士、学会会长、著名专家教授，各大知名口腔医学院校的院长被请来进行讲座，传经送宝。

5. 突出立德为先的人才培养模式。邀请中华口腔医学会名誉会长，原北京大学口腔医学院院长张震康教授来院进行人文医学执业能力培养的讲座；主动开展学术诚信教育，请专家、管理干部举办学术道德与科学态度论坛；强调学艺先立德，要求学生"以诚立德"、"以才辅德"，培养学生为人诚实、守信、正直、坦荡的情操。

6. 广泛争取资源，加强学院基础设施建设。据不完全统计，平均每年向学校争取的教学设备、办公设施装备费和课时补助费大约80万元。同时，争取到了教学楼一楼原湖南医科大学教材库房，面积约50多平方米，并向学校呈递了申请教学楼四楼原湖南医科大学档案馆的报告，为后来获得此房屋使用权奠定了基础。

7. 设立口腔医学院附属湘雅口腔门诊部，进行建立湘雅口腔医院的前期准备工作。在我阅读既往文件中，从20世纪80年代口腔医学系建系之初的刘蜀蕃主任、王雨田书记，到 2002 年成立口腔医学院时期的宋爱丽书记、翦新春院长，再到胡定跃副书记，都进行了设置口腔医院的论证，也看到了各个时期他们向有关部门递交的申请报告。接任院长后，为了筹建口腔医院，我利用每次外出开会的机会收集资料，每到一处，我会亲自找到当地口腔医院，特别是大学口腔医学院的领导，了解他们的建制、组织结构与医院的基本情况。同时，我组织了专门力量进行调研，安排党办主任梁银辉收集了当时国内近 70 所口腔医学院校附属口腔医院或口腔门诊部的情况，包括医务人员、牙椅、病床、年医疗收入等关键性数据组织成系统报告，向全体校领导呈递。在调研中发现，开展了口腔医学教育的教育部直属大学中 95% 以上拥有附属口腔医院。其中的规模有大有小，当时规模最大的北京大学口腔医院拥有 1600 多工作人员，近 500 台牙椅，200 余张病床，小的牙椅不到 100 台，没有病床。经多次申请，反复要求后，在校内引起了一定的反响，大部分人表示同情、支持。但也有少数人提议参照麻醉系、精神卫生系的管理模式，将口腔医学院回归到 2002 年 5 月以前的口腔医学系状态，仍由湘雅医院托管。为此，学院班子最终促成了口腔医学院成立以来的第三次现场办公会，黄伯云校长、黄健柏副校长、田勇泉副校长、人事、教务、研究生院、后勤等校领导及部门负责人出席会议，专题讨论学院未来走向与发展事宜。会议最后确定了"大学支持、独立发展、适时建设附属口腔医院"的思路。

通过分析前几任书记与院长们在设置口腔医院问题上所做的工作和采用的方法，我从中获取了很多经验。为了尽快达到建立口腔医院的目标，我采取了"曲线救国"的战略，即先成立口腔门诊部，待时机成熟再成立口腔医院。在经田勇泉副校长同意的前提下，于 2008 年 3 月向长沙市卫生局和湖南省卫生厅提交了申请成立"中南大学口腔医学院附属口腔门诊部"的材料，2008 年 7 月填报医疗机构申请执业登记注册书，2008 年 12 月长沙市卫生局颁发了"中南大学口腔医学院附属湘雅口腔门诊"医疗机构执业许可证，定性为政府办、非营利性医疗机构。但此期间学院名下的医师仅蒋灿华和胡延佳 2 人，其他医务人员和医疗业务仍由湘雅医院管理，附属口腔门诊部未独立开诊。此举为后来成立湘雅口腔医院奠定了一定的基础。

8. 成立湖南省口腔医学教育专业委员会，加强口腔医学教育行业的学术交流与行业自律，发挥湘雅口腔医学教育在地方社会建设和经济建设中的龙头作用。

至 2010 年 9 月，师资队伍中 35.9% 的教师获得博士学位，39.5% 的教师具有硕士学位，平均每年有 2 名以上教师送国外研修，聘用国内外客座（兼职）教授 6 人，口腔颌面外科学成为中南大学重点学科，牙周黏膜病学、口腔颌面外科学、口腔颌面影像诊断学成为大学精品课程，牙体牙髓病学评为大学精品建设课程。仅院本部（学校人员与湘雅医院口腔科人员）2006—2009 年获国家自然科学基金 3 项，省部厅级课题 43 项，进院科研经费 190 余万元，其中，2008 年一年进院科研经费创历史最高，达 93.3 万元。年均发表自然科学论文 60 余篇，年均出版著作 2 本以上。湘雅医院口腔科医疗业务量逐年上升，年均门诊量上升幅度 10% 以上，2010 年第一季度门诊量上升幅度达 30%，医疗收入增长率达 15%。年均 2~3 项校级或省级教学改革课题，1~3 人次不等的大学优秀教学质量奖，发表教学论文 15 篇以上。学生成就备受关注，仅 2007—2009 学年，学生获各级各类奖项 164 人次，其中，省大学生英语演讲比赛非英语专业（本科）一等奖、CCTV 杯英语演讲比赛第三名、"21 世纪联想杯"全国英语演讲比赛一等奖、全国大学生数学建模比赛国家一等奖、省大学生数学建模比赛一等奖、省大学生课外学术科技作品竞赛特等奖、国家发明专利 1 项，是校内为数不多的学生专利。梁烨同学于 2010 年 5 月获中南大学第二届"十大杰出学子"殊荣，毕业生在口腔执业医师国家考试中连续三年 100% 一次性通过、就业率达 100%，稳居全校第一方阵。学院的工作多次在中华口腔医学网、《三湘都市报》、湖南公共频道、红网、中华口腔通讯等多家媒体报道。

2010 年大学组织二级单位换届，此时我已任职满 3 年。由于我是肿瘤专业人员，对于口腔医学专业来说是一个门外汉。基于这一情况，也为了学院的未来，我自认为应该由一个懂专业的人士来掌舵。因此，我主动向校党委组织部提出了不再继续担任学院院长职务的请求。当校领导征求我的意见，让我推荐继任人选时，结合当时情况，综合各方面的条件，我向学校推荐了有副院长工作经验多年的唐瞻贵教授。在随后的改选中，经过推荐、民主测评、组织考察等一系列规范程序，校党委任命我为口腔医学院书记，唐瞻贵任院长。就这样我将口腔医学院院长的接力棒传给了唐瞻贵教授，完成了我中南大学口腔医学院第二任院长的历史使命。

亲历湘雅口腔医学的发展

——唐瞻贵

今年是中南大学湘雅医学院成立 100 周年纪念。

我作为 1982 年入学的湘雅学子，同时作为 1986 年口腔医学系成立就参加口腔队伍的人员之一，见证了湘雅口腔医学教育从小到大，从机构不完善到逐步完善的成长历程。

湘雅口腔医学教育经历了由医院口腔科——口腔科学教研组——口腔科学教研室——口腔医学系（1986）——口腔医学院（2002）的历程。在发展的过程中又逐步经历了与国内各大院校趋同的机构建设如成立了中南大学口腔医学研究所（2011）和湘雅口腔医院（2012）；1987 年招收五年制本科生，2001 年招收七年制本科生；1986 年招收硕士研究生，2002 年招收博士生，2004 年招收留学生，2012

年在临床医学博士点名录下设置了口腔整形美容学博士点。学术地位和学术声誉也逐年提高，2004 年全国口腔医学一级学科评估位列第九，2011 年获卫生部国家临床重点建设专科(口腔颌面外科)，2013 年获科技部惠民计划，国家自然科学基金项目也有所增加。

这些发展来之不易，它积淀了几代湘雅口腔人的艰苦努力，也积淀了几代学校领导的决策智慧。在湘雅医学院 100 周年和口腔医学系 28 周年到来之际，我们感恩几代湘雅口腔人的执著追求，感恩几代校领导的智慧决策，感恩中华口腔医学会和全国各大院校的支持与帮助，感恩中南大学各职能部门、二级学院和三所附属医院的大力支持。

(一)建系艰辛人才为本

口腔医学系是 1986 年 4 月正式成立，而在 1985 年底以刘蜀蕃、沈子华、凌天牖等为代表的第一代湘雅口腔人多次商议并向时任湖南医学院领导罗家典校长等校领导请示汇报，学校决定从 1982 级、1984 级医疗系中选拔学生作为师资分别送往北京医科大学(现北京大学)口腔医学院和华西医科大学(现四川大学)口腔医学院学习口腔专业。同时 1986 年从解剖教研室抽调涂玲老师前往湖北医学院(现武汉大学)口腔系、病理学教研室抽调姚志刚老师前往北京医科大学口腔医学院在相应专业进修一年。其他老师则由附一、附二口腔科老师兼任。

1986 年 2 月初经过严格选拔，我和阙国鹰、刘迎春、涂晓、郭新程、顾湘、刘金兵、黄生高、雷勇华、柳志文 10 名同学坐上北上的列车前往北京开始了为期两年半的口腔医学求学之路。求学期间，我们与来自新疆医学院和大连医学院到北京医科大学委培的同学一并与北医的同学编组参加学习。随后 1988 年从医疗系1984 级选拔的另 10 名(李奉华、许春姣、湛凤凰、高义军、苏葵、欧新荣、徐红卫、王承兴、陈罕、胥红)前往华西医科大学口腔医学院学习。去北医回来的 11位(增加了北医毕业生陈新群同学)和去华西回来的 11 位(华西毕业生刘虹同学)两批学员分别于 1988 年 6 月、1990 年 6 月回到母校从事口腔医学的医疗、教学、科研工作。

在北京学习期间我们得到了北医的大力支持与关照。其间有学习和生活的快乐，也偶有生活中的个别考验。但这段经历为我们奠定了良好的工作基础。

回校后，学校将校门西侧的两个门面改造成口腔系门诊部，引进了 8 台美国进口的牙科综合治疗椅，这些设备都是在学校设备处的帮助下自己安装的，同期还轮流值班守卫。有了门诊部大家都很齐心，特别是年轻人看到了事业前途。由于有毕业 2 年才能报考临床研究生的规定，我们这一批在 1990 年才开始考研，之后绝大多数同学都完成了硕士、博士学习。由于学习和工作的需要，这些同志分别留在了湘雅医院、湘雅二院、湘雅三院和湘雅口腔医院，且成为了医教研的骨干；有的出国或在省外发展。

建立口腔系以及能迅速培养一批教师,这是一件不太容易做到的事!这也为湖南的口腔医学事业作出了巨大贡献!

(二)医院托管稳中求进

1993年12月,湖南医科大学调整了管理模式,在保留口腔系建制的情况下,将口腔系的所有教职员工移交湘雅医院管理。科系合并壮大了力量,同时给管理也带来了一定的困难。思想和认识上的统一需要有新的理念来融合。沈子华、罗远才、涂玲等组织大家交流沟通。湘雅医院克服困难,为口腔系注入了较多的资金和政策上的扶持。门诊迁入到湘雅路87号口腔大楼(口腔第二门诊部),住院部(15病室)也得到扩大。以翦新春、彭解英为代表的中年口腔人,抓住机遇,特别是湘雅医院新区建成,使门诊和病房(46病室)都得到了很大扩张。

(三)成立口腔医学院

2002年成立口腔医学院,宋爱丽、翦新春以建院为契机在学校支持下将原老图书馆1~3层划归口腔医学院,扩大了教学科研和行政用房空间。同年招收博士研究生,2004年学科排名位列第九。2005年获口腔医学一级学科硕士点。

2007年黄俊辉接任院长,同年9月我从耶鲁大学留学回国。我于2008年9月接任湘雅医院口腔科主任兼口腔颌面外科主任,2010年7月接任口腔医学院院长。

2009年召开首届口腔医学新进展研讨会,继之每年召开一次口腔医学新进展研讨会。其中以2011年规模最大,同期邀请到了美国耶鲁大学、丹麦奥古斯大学、香港大学等国内外24名专家学者来院讲学。邱蔚六院士、张震康、曹彩方、刘宝林、王大章、樊明文、王兴、俞光岩、张志愿、赵依民、陈吉华、王松灵、边专、孙正、凌均榮等国内知名专家先后来院讲学。耶鲁大学、南加州大学、波士顿大学、伊利诺伊大学、香港大学、美国NIH等多所国际名校专家教授先后来院考察讲学。这些学术活动使湖南的口腔医学走向全国乃至全球起到了极大的推动作用。2011年湘雅医院口腔颌面外科获卫生部国家临床重点建设专科,成为全国12家重点建设专科之一;同年成立中南大学口腔医学研究所。2012年在学校支持下,在临床医学一级学科博士点下设置了口腔整形美容学博士点,这也是全国的第一个口腔整形美容学博士点。

(四)顺势而为迎难而上

历届校领导都关心口腔医学发展,期望成立口腔医院。

2012年2月张尧学校长在多次调研的基础上,启动了湘雅口腔医院建设。成立了以张尧学校长为组长、陶立坚、田勇泉、黄健柏为副组长以及各相关部门领导组成的筹建领导小组,以我为组长、黄俊辉为副组长和各相关二级机构负责人组成的工作小组。在学校领导的大力支持和领导下,在湘雅三家附属医院,特别是湘雅医院的帮助下,学院与科室经过一年多的申请、审批、融资谈判以及场地设施设备建设，由中南大学和中南大学教育基金会共同投资的"民办非营利性中南大学湘雅口腔医院"（60 张牙椅、80 张病床）于 2013 年 4 月 1 日独立运行，4 月 26 日举行挂牌仪式，门诊部正式开诊。2014 年启动住院部建设。湖南第一所省级口腔专科医院以一种新的面貌与形式出现在三湘大地。

（五）新模式新面貌

湘雅口腔医院的管理是在学习中悟出来的。边学习边摸索，逐步形成和初步适应口腔专科特点的模式。

在三家附属医院都保留口腔科（中心）的前提下，采取自由加入、社会招募的方式来解决湘雅口腔医院人力资源问题有利于各家都能在思想统一的前提下向前发展。在卫生厅的帮助下，整合和优化社会卫生资源，口腔颌面外科团队在住院部未建设好的情况下，医院与省地矿医院签署协作协议，整体在地矿医院服务社会。医院提出了"医疗是基础、教学是牵引、科研是灵魂"的建院模式，"员工幸福、患者满意"的办院宗旨，"首诊负责、自由转诊、无缝对接、患者满意"的服务理念，"感恩医院、感恩员工、感恩学生、感恩患者"的医院文化。全体员工团结进取、奋发向上，真正营造了"我与医院共成长""院兴我荣、院衰我耻"的和谐发展氛围。口腔专科医院从建设到运营、管理都有其自身的独特性，如环境优化、四手操作等。口腔医院建院伊始就加强学科建设、学风建设。每周三下午全院"湘雅口腔医学讲坛"，每个科室都确定了每周一次的讲座或讨论时间，且科研部有检查。在短短的一年多时间里获得了国家自然科学基金 1 项、教育部博士点基金、科技部科技惠民计划等，SCI 文章也有所增长。2013 年主办和承办了全国口腔唾液腺学术年会暨口腔医学新进展研讨会、全国口腔颌面头颈肿瘤年会。4 人次参编全国口腔医学研究生教材和全国口腔住院医师规范化培训教材。同期承办了 2014 年"全国睡眠呼吸暂停综合征年会""全国口腔整形美容年会"。

加强人才培养。鼓励在职博士培养，鼓励外出进修学习，同时医院还拿出资金支持出国学习。

不断开展临床新技术，门诊医疗稳步增长。除了传统的项目外，舒适牙科、美容牙科、牙种植、微创拔牙等新项目的开展极大地推动了临床的发展与进步。

建院之初医院就有社会担当。先后与岳阳二医院、衡阳口腔医院、岳阳口腔医院、永州三医院、宁乡人民医院等签署定点指导医院，深入基层，服务社会。为 3000 名龙骧巴士员工免费口腔检查、去养老院、社区等宣传与口腔检查。先后接纳各级进修医生、护士 60 余名。这种互动式有利于整体发展。

院徽的故事

——黄俊辉

院徽是一个单位的标志，也是单位文化建设的重要组成部分。2007 年 7 月，我到口腔医学院任院长后发现学院还没有院徽，便萌生了征集和设计院徽的想法。向前任院长翦新春教授征求意见，他告诉我在他任院长期间曾请他的博士研究生周向辉设计了一个初稿，没有对外公开使用，办公室有保存。2009 年，周向辉已分配到上海交通大学口腔医学院工作，我通过电话在征得他的同意后，将一套有三个方案的原稿取出，经过口腔医学院党政联席会议讨论，在广泛征求教职工意见后决定采用下列图案作为学院的院徽。

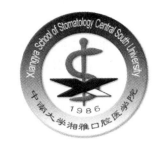

院徽

院徽整体为圆形，由绿、白、蓝三种颜色构成。中心图案中蛇杖采用绿色，寓意为生命之树常青；白色衬底象征着白衣天使纯洁的心灵；蓝色代表蓝天和海洋，象征着医护人员拥有比天宽、比海阔的胸襟。整个图案的用色象征在同一片蓝天下，白衣天使用爱心护佑着人类的生命与健康。

院徽图案主要结构由两个同心圆构成，表示医患双方心心相印。中心图案由蛇杖和艺术化的湘雅(XiangYa)英文的第一个字母"x""y"组合而成。蛇杖是国际公认的医学标志，同时图案中的蛇酷似字母"S"，是 Stomatology(口腔医学)的缩写。整个中心图案代表"大湘雅中的口腔医学"。中心图案下方的数字"1986"，提示口腔学院的创建时间。外环上的中英文与汉字，展示了中西合璧、洋为中用的发展历程，并时刻告诫湘雅口腔人把握机遇，注重交流，寻求发展，为建设湘雅口腔美好的明天而贡献自己的力量！

附录　大事年表（1906—2013）

1906—1922

1. 1906 年 10 月，雅礼医院建院。据 *East Doctor West Doctor*（中文译名"道一风同"一书中记载，胡美医师（院长）在长沙街头遇到唇裂患者，建议他们到雅礼医院手术治疗，后来开展了简单的补牙、拔牙治疗，形成了湘雅口腔医学的发源。

1923—1940

2. 1923—1924 年，《湖南长沙湘雅医学专门学校第八次校订章程》载：牙科，郑全，男，广东人，美国鲍耳铁马牙科大学牙科博士。这应是湘雅历史上首位专职口腔科临床医师。馆藏雅礼老视频有其工作镜头。

3. 1934—1940 年，湘雅医院牙科建立。据《湖南省志·卫生志》（1978—2002）志稿参考样稿口腔科一章记载，1934 年湘雅医院开设专门的牙科门诊，是湖南省内综合医院最早开设的牙科门诊，聘请华西牙学院毕业的蒋祝华主诊。建科初期有 1 名医师、1 名技术员、1 张椅位，受当年条件与情况的限制，以门诊业务为主，涉及的住院病人分散在相关系统的住院部。

1942—1949

4. 1942 年 8 月，《国立湘雅医学院教员名录》载：范斯基，男，33 岁，原籍俄国，后入中国籍，哈尔滨牙科学校毕业，原为哈尔滨牙科学校助教、北平协和医学院助教，时任湘雅医学院外科学专任讲师。当时湘雅医学院还未开设口腔医学的课程。

5. 1948 年 12 月，国立湘雅医学院院庆三十四周年，私立湘雅医院院长邓一韪在院庆特刊上撰发文章《湘雅医院——本院合作实习医院之一》。该文在报告湘雅医院工作概况时称：1947 年牙科初诊病人 312 人次，复诊 469 人；1948 年1—8 月份，牙科初诊病人 631 人次，复诊 914 人。这说明湘雅医院有常设的牙科。

6. 牙科医师白娥。《湘雅医院 1906—2006》一书记载，1949 年时，湘雅医院的牙科医师是位叫白娥的苏联人，毕业于华西医科大学的牙学院（是否为范斯基，未找到历史文献佐证，华西口腔史中有招收第一批俄国留学生的记录，但未找到具体姓名),并有一名技士。1949 年 10 月后,白娥开设私人诊所。主持该科业务的是中国人柳树嘉医师。

7. 1949 年 9 月中旬,国立湘雅医学院由中国人民解放军军事管制委员会文化接管部接管,1951 年 12 月,湘雅医学院代表人民政府接管私立湘雅医院和私立湘雅高级护士职业学校暨助产学校。自 1914—1951 年,有湘雅历史以来,湘雅医院只有护士与工友的名册,医院所有的临床医师都是学院的在册的教职人员。

1950—1959

8. 1950 年 11 月,《国立湘雅医学院教员分科统计表》记载的外科讲师柳树嘉*,是湘雅医院牙科的专职人员,后人认为她是湘雅口腔科的首位主任,但当时湘雅医院没有专设口腔颌面外科,故将主要从事口腔颌面外科业务的医师划归外科学教研组。这年的学院教员分科统计表将柳树嘉登记在外科学教研组内。

9. 1955 年湖南医学院全院各教研组人员名册记载,讲师柳树嘉仍属临床外科学教研组。

10. 1957 年 11 月 19 日,湖南医学院附属医院(57)办制字第 864 号向湖南医学院报告,拟将牙科改为口腔科。湖南医学院学办字 1957 年 12 月 29 日封发的 2061 号批复,同意将牙科改为口腔科。这是湘雅临床医学史上首次有口腔科的提法。

11. 19 世纪 50 年代期间,柳树嘉任口腔科主任,此时口腔科有医师 6 人、技术员 2 人、护士 1 人。有专科病床 12 张,6 张椅位,牙科 X 光机 1 台。医疗业务逐步扩大,并承担临床医学系口腔科学教学任务。

12. 1956 年柳树嘉主任在北京参加苏联专家主办的颌面外科学习班,回院后开展下颌骨切除术及颌面外科的中小型手术。

13. 1958 年 7—8 月,原湘雅医院的各科室都抽调医护人员帮助湘雅二院开院,有资料称湘雅二院设有口腔专业组,但当时的湘雅医疗系统将耳鼻咽喉科、眼科和口腔科统称为五官科,从科室机构的划分而论,湘雅医院、湘雅二院的口腔专业人员仍属五官科系列的编制。

14. 1958 年,随着湖南医学院附属第二院(现湘雅二医院,简称附二院)的建立,湘雅医院由湖南医学院附属医院再次更名为湖南医学院附属第一医院(简称附一院),口腔科更名为湖南医学院附属第一医院口腔科。附属第二院口腔科于 1958 年 10 月 3 日开诊。当时有牙科椅 2 台、牙科电钻 2 台、牙科 X 光机 1 台、病

---

　　* 柳树嘉,1939 年入华西协和大学牙学院学习,1946 年以 *A Microscopic Study of Comparative oral Histology of Vertebrates* 通过论文答辩获牙医学博士学位。参见《华西百年口腔史话》第三版 407 页(黄俊辉注)。

床 3 张。除医疗任务外还兼任医学系学生的口腔科教学任务,属临床外科教研室管理。

1960—1974

15. 刘蜀蕃、陈运美等,1960 年 9 月被湖南医学院教师名册记载。当年湖南医学院附属第一医院(湘雅医院)五官科学教研组人员中包括了柳树嘉、刘蜀蕃以及耳鼻咽喉科和眼科的医师等 19 人;湘雅二医院五官科学教研组包括有陈运美等 18 人。

16. 20 世纪 60 年代,附一院开展了口腔颌面部恶性肿瘤综合治疗,包括面颊部恶性肿瘤联合根治术、放疗、化疗,面颊部缺损皮瓣、皮管修复术、全鼻再造术、颞颌关节强直手术、成釉细胞病侵犯颅底的颅内肿瘤切除术等,1964 年开展了氮介半身化疗治疗晚期恶性肿瘤。

17. 1962—1964 年,附二院口腔科新进医生 2 名、技术员 1 名、护士 1 名,病床增加到 5 张。

18. 湖南医学院《"文化大革命"前教学人员名册》记载,外科教研组 23 人中,包括柳树嘉、刘蜀蕃两位讲师。

19. 1973 年湖南医学院附二院职工名册载:耳鼻喉科有 9 人,其中专事口腔专业的有 4 人,为陈运美、由申强、郝成群、曾咏竹。这时口腔还未单独设科。

1975—1977　名副其实的口腔科

20. 1974 年附二院口腔科正式从医院的五官科中独立出来,有医生 6 名、技术员 1 名、护士 1 名、牙科椅 6 台、病床 7 张,除医疗、教学工作外,结合临床开展部分科研工作(学院历史资料记载)。

21. 1975 年附一院在湖南首次开展液氮冷冻治疗血管病及恶性肿瘤病,从此一直坚持做血管瘤的非手术治疗。

1978—1980

22. 由刘蜀蕃等首创的"10% 明矾液治疗颌面部深部血管瘤"获得较理想的效果获 1978 年 6 月全国医药卫生科学大会授奖。

23. 1978 年 10 月,附一院口腔科的"冷冻治疗口腔颌面部恶性肿瘤"获湖南省科学大会奖。

24. 1979 年承担省级以上科研课题两项:即附一院口腔科、皮肤科"口腔颌面部皮肤癌防治",附二院口腔科"口腔疾病治疗"。

1981—1985

25.1983 年附一院口腔科开始招收硕士研究生。

26.1984 年附二院成立口腔医学教研室，陈运美任主任，凌天牖任副主任。

27.1984 年翦新春、刘蜀蕃等首先在国内发现咀嚼槟榔引起口腔黏膜下纤维性变病种，并进行了流行病学调查、临床研究。1986 年，在导师刘蜀蕃教授指导下，翦新春以《口腔黏膜下纤维性变的临床研究》通过答辩，获得硕士学位，成为湘雅口腔医学首位硕士研究生；该研究成果获 1990 年省教委科技进步二等奖。

28.1985 年为筹建口腔医学系，培养师资，湖南医学院从解剖学教研室选派涂玲同志到湖北医学院口腔医学系进修学习 1 年（1985—1986）；从临床医学系 1982 年级的学生中择优选派唐瞻贵、雷勇华、顾湘、刘金兵、柳志文、黄生高、郭新程、刘迎春、阙国鹰、涂晓 10 名学生到北京医科大学口腔医学院插班就读（师资代培 1986.02—1988.06）。

1986—1990

29.1986 年从病理学教研室选派姚志刚同志到北京医科大学病理研究室全国高师班进修学习 1 年（1986—1987）。

30.1986 年 4 月 25 日，湖南医学院口腔医学系建立，刘蜀蕃任主任，凌天牖任系副主任。使口腔科学从纯临床业务拓展到口腔医学学历教育。当时，全系有教职工 32 人，设有 5 个教研室，医疗、教学和科研用房 100 余平方米；系办公室设在湖南医学院第二教学楼后的一栋小别墅内。

31.1986 年口腔系第一届口腔大专班招生 30 名，后续招生 30 名。

32.1986 年 7 月 28 日，口腔内科学被批准为硕士学位授权点，导师有刘蜀蕃教授。第一个口腔专业硕士研究生翦新春毕业，顺利通过论文答辩获得硕士学位。

33.1986 年 8 月，王雨田任口腔医学系书记。

34.1987 年招收首届五年制本科学生。

35.设立口腔内科学教研室，口腔颌面外科学教研室，口腔修复学教研室，刘蜀蕃，陈运美、李纯分别任教研室主任；方厂云担任教研室筹备组秘书。

36.为给开课做准备，方厂云带领王树芝、李伟、米大丽、刘良奎等教辅人员赴湖北医科大学口腔医学系学习考察，筹备教具和教学准备工作。办学开课之初，口腔医学系拥有包括 1 间行政办公室、3 间教研室的独栋办公用房，及处于湖南医学院老图书馆一楼东侧的 1 间临床实验教室；主要教学设备仅包括 4 台美国产 Adec 综合治疗台、1 台 Koda 幻灯放映机、1 台德国产牙科实习用仿头模和 20 台国产电动牙科钻。

37.1987 年，湖南医学院更名为湖南医科大学。为进一步培养师资力量，再次从临床医学系 1984 级学生中选派李奉华、欧新荣、高义军、许春姣、冯云枝、湛凤凰、徐红卫、苏葵、陈罕、王承兴 10 名学生到华西医科大学口腔医学院插班就读（师资代培 1988—1990）。

38.1988 年口腔医学系在湘雅路湖南医科大学校门西侧，开设口腔门诊部，设椅位 4 张。安排部分青年医师在此上班，处理口腔各科的常见病、多发病，其余人员则轮流派往附一、二院口腔科工作，以巩固已学知识和提高医疗水平，为新门诊做好人才储备。

39.1988 年由刘蜀蕃、蒯新春、沈子华、杨元华、朱兆夫等完成的"口腔黏膜下纤维性变的研究"，获湖南省教委科技进步二等奖。

40.1988 年，蒯新春首次以 *Synovial Chondromatosis of the Temporomandibular Joint* 在国际口腔颌面外科杂志 *International Journal of Oral and Maxillofacial Surgery*，1988，17：307 – 309 上发表，为湘雅医疗系统口腔医学专业的首篇 SCI 论文。

41.1989 年湘雅医院口腔科分专业发展，设口腔内科、口腔颌面外科、口腔矫形科（包括修复与正畸）。刘蜀蕃任中国制冷学会湖南分会副理事长。

42.1989 年附二院口腔科（教研室）换届，主任陈运美，副主任吴汉江。医疗上开展牙颌面畸形的矫治手术、牙周病系列治疗、牙体美容修复、变色牙的漂白等，都得到良好的效果。

43.1989 年口腔系组织了以刘蜀蕃、沈子华、陈运美、洪占元、黄昌固等骨干力量为首的全国第四批博士学位授权学科申报工作。

44.1990 年，湘雅医院建立了有 29 张床位的口腔颌面外科病房。这年底，口腔综合楼竣工并交付使用，其中一、二层作为口腔医学系门诊进行设备安装。

"口腔黏膜下纤维性变的临床研究"获 1990 年省教委科技进步二等奖。

蒯新春成为国际口腔颌面外科医生协会会员。

沈子华任中华医学会湖南分会口腔学专业委员会主任委员。

刘蜀蕃任中华医学会湖南分会口腔学专业委员会副主任委员。

罗远才任湖南省解剖学会理事。

涂玲任湖南省解剖学会理事。

45.1991 年

第二季度，新建的湖南医科大学口腔医学系门诊开诊，成为系里的医疗和教学的重要阵地。当时，门诊设口腔内科及口腔预防科、口腔颌面外科、口腔放射科、口腔修复科、口腔正畸科、口腔病理科等专业科室，共有牙科治疗椅 30 台，月平均收入 1 万元上下。

在涟源市进行了地方性氟中毒的调查，所取得的成果获 1991 年湖南省科技进步四等奖。

10 月，邓芳成在意大利米兰第 79 届世界口腔学术会做《移植神经整复面瘫畸形的实验与临床研究》报告。

翦新春的"前唇瓣与下唇 Abbe 瓣联合应用矫正双侧唇腭裂患者唇裂修复后鼻唇畸形"获得湘雅医院医疗新技术进步奖项目四等奖。

沈子华成为日本齿科放射学会会员。

46.1992 年

3—10 月，汪恒益任口腔医学系副书记。

新开展人工牙种植术和殆畸形固定矫正手术，取得良好效果。

刘蜀蕃"口腔癌前病变的防治"中标湖南省卫生厅课题，经费 0.5 万元。

湖南医科大学第三附属医院（现湘雅三医院，简称附三院）口腔科门诊试运行。

首批五年制口腔医学本科生毕业。

47.1993 年

9 月 28 日，口腔颌面外科获准招收培养硕士研究生。

9 月，翦新春到弗罗里达参加美国口腔颌面外科学会议，交流论文《颌面损伤左旋多巴与微型夹板对骨折愈合的影响》。

10 月，刘蜀蕃参加中国西安国际制冷学会低温医疗学术会，交流"口咽部血管病的液氮冷冻治疗"经验。

12 月 12 日，校、系及湘雅医院领导现场办公会决定，口腔医学系由第一临床学院托管，逐步实行系科合并。口腔医学系更名为湖南医科大学第一临床学院口腔医学系。

沈子华"口腔癌前病变冷冻治疗的实验研究"中标湖南省科委课题，经费 0.3 万元。

陈运美、李纯等主持的"上颌骨缺损的赝复治疗"获省医药卫生科技进步四等奖。

48.1994 年

8 月，罗远才任口腔医学系书记兼任系副主任。

唐瞻贵"大蒜对口腔癌变局部免疫的影响及临床应用研究"中标湖南省科委课题，经费 1.1 万元。

11 月，湘雅医院口腔科门诊迁入口腔医学系门诊部，集中了口腔医学系和湘雅医院口腔科的设备和人力，整体实力明显增强，开展了一些新尖医疗服务项目，扩大了对外宣传，增加了社会知名度，使就诊病人明显增多。

湖南医学院附属二医院口腔科主任换届，吴汉江教授当选为口腔科主任。

49.1995 年

10 月，唐瞻贵的论文在日本岐阜参加第四届国际口腔癌学术大会，交流论文《大蒜液对 4QNO 诱发口腔癌变影响的实验研究》。

"牙裂的预防和治疗"获湘雅医院医疗新技术进步奖项目四等奖。

50. 1996 年

1996 年 6 月，中共中央政治局委员李铁映同志来湖南视察工作期间，观赏了我系师生的茶艺表演。

卫生部立项院内资助"原位形成类骨矿化期复合物重建牙周骨缺损的实验研究"，经费 0.8 万元，项目主持人方厂云。

1996 年卫生部科研基金，原位形成类骨矿化期复合物重建牙周骨缺损的实验研究，课题组成员：方厂云、彭解英、罗春芳、胡懿郃、王承兴、米大丽。

1996 年中标湖南省中医药局科研课题，大蒜药控系统（药膜）治疗牙周病的临床研究经费 1.0 万元，课题组成员：彭解英、方厂云、李新中、罗春芳、汤爱国、胥红、许春姣。

1996 年院内资助科研课题，双侧唇腭裂术后严重鼻畸形治疗的新术式的设计及临床应用，经费 0.3 万元，翦新春。12 月 12 日由湖南省科学技术委员会组织鉴定，1996 年度获湖南省医药卫生科技进步三等奖。

"大蒜对口腔癌变影响的实验研究"获省厅二等、省科委三等奖，获奖人员：唐瞻贵、沈子华、刘蜀蕃、翦新春、徐锡萍、彭隆祥。

51. 1997 年

4 月，彭解英任第一临床学院口腔医学系党支部（15 支部）书记。

湖南省科委科研课题，"大蒜治疗口腔癌前病变的应用研究"（1997. 07—2000. 07），经费 1.0 万元，课题组成员：唐瞻贵、翦新春、沈子华、徐锡萍、燕美玉、李新中。

"口腔内科实验室教学改革尝试"获湘雅医院教学成果三等奖，主要负责人：彭解英、王树芝、方厂云、许春姣、李奉华。

唐瞻贵获湖南医科大学青年岗位能手。

52. 1998 年

湖南省科委科研课题"青少年牙周炎牙小皮形态及组织化学特性的研究"经费 2.0 万元，课题组成员：翦新春、陈新群、王承兴、姜灿华、郭峰（其中唐家锡 1.0 万元）。

湖南省科委科研课题"大蒜治疗口腔癌前病变的应用研究"（1998. 12—2000. 12），经费 1.0 万元，唐瞻贵（结转）。

湘雅医院口腔颌面外科十五病室获湖南青年文明号单位。

53. 1999 年

成为国家口腔执业医师资格考试实践技能考试基地。开始承担每年一次的湖南口腔执业医师（含助理医师）资格考试的实践技能操作考试。翦新春教授被湖南省医学考试中心聘请为第一批首席考官。

湖南省科学技术委员会课题"原位固化磷酸盐骨修复材料研究"（2000.01—2002.12），经费 2.0 万元，课题组成员：方厂云、卓铖、彭解英、胡懿郃、刘斌杰。

湖南省科学技术委员会课题"细胞因子网络在口腔黏膜下纤维化的研究"（2000.01—2002.12），经费 1.5 万元，课题组成员：彭解英、许春姣、翦新春、韩为龙、周鸣。

翦新春、彭解英出版国家执业医师/助理医师资格考试应试参考丛书《口腔医学分册》湖南科学技术出版社，1999 年 10 月。

苏彤获湖南医科大学青年岗位能手。

54. 2000 年

湖南省科委课题，"咽后瓣术后血供与瓣萎缩对腭裂患者颚咽闭合影响研究"（2000.07—2001.12），经费 1.0 万元，口腔颌面外科（翦新春、蒋灿华、罗学港）。

湖南省科委课题，"湖南省口腔医学信息网络系统"（2000.07—2001.12），经费 2.0 万元，口腔颌面外科（翦新春、吴林燕、刘志敏、陈新群）。

湖南省科委课题"中国人种恶性高热 RYR1 基因变异研究"（2000.07—2001.12），经费 2.0 万元，口腔颌面外科（唐瞻贵、邓锡云、袁建辉、苏彤、陈新群、王艳青）。

湖南省医药卫生科研计划课题"恶性高热的临床研究"（2001.01—2003.12），经费 0.5 万元，课题组成员：唐瞻贵、苏彤、陈新群、翦新春、李晋芸。

湖南省环保局科研计划课题"湘江水体污染物生物毒性研究"（2001.01—2002.12），经费 2.0 万元，口腔内科（方厂云）。

翦新春主编，临床医学高级研修书，《口腔颌面部畸形缺损外科学》于 2000 年 6 月由湖南科学技术出版社出版。

翦新春主编，国家执业医师/助理医师资格考试面试参考丛书《口腔医学分册》由湖南科学技术出版社出版。

湘雅二医院成为美国王嘉廉慈善基金会"微笑列车"项目定点单位，为湖南省首家并成为牵头单位。

55. 2001 年

开始招收七年制学生。

翦新春教授被评为湖南医科大学外科学整形外科方向博士生导师。

翦新春教授被聘为卫生部临床医学专业《口腔科学》第 5 版教材编委。

获口腔基础医学硕士学位授权点。

56. 2002 年

5 月 23 日，中南大学口腔医学院成立。宋爱丽任书记，翦新春任院长，吴汉江、黄建华、唐瞻贵、方厂云、涂晓任副院长。梁银辉任口腔医学院党总支办公室组织干事，李奉华任口腔医学院办公室主任。

学院学科管理框架划分：成立口腔基础医学系和口腔临床医学系两个二级学科，设立 9 个教研室和一个口腔教学实验中心。成立口腔医学研究所，下设口腔癌变原理研究室、口腔生物学研究室、口腔组织工程研究室，并任命了教研室、研究室和实验中心的负责人。

教学、科研和党务行政办公场地从门诊二楼逐步搬迁到老图书馆（现口腔医学院教学楼），并进行了整体布局设计。

学院本部门诊（湘雅医院口腔门诊）医疗科室调整，口腔内科分设牙体牙髓科、牙周黏膜科、儿童牙病和预防科，口腔颌面外科内分美容组、肿瘤组、种植组等，设立口腔修复科、口腔正畸科、口腔放射科、口腔病理科等。

学院党总支管辖学院本部（含湘雅医院口腔科）党员，分设三个支部，即口腔内科为第一支部，口腔颌面外科为第二支部，口腔矫形、口腔病理、口腔解剖和办公室组成第三支部。

湘雅二医院口腔医疗中心成立，"湖南省口腔医疗质量控制中心"挂靠此中心，吴汉江教授任中心主任。

大规模装备教学设备。在学院后栋教学楼的一楼装备了当时先进的仿真头模教学验室 2 间，颌面外科教学实验室 1 间，完善了实验教学体系。

翦新春教授以整形外科方向招收蒋灿华、许春娇为整形外科方向博士研究生入学攻读整形外科医学博士。

57. 2003 年

口腔系拥有集教学、实验、科研和行政于一体的综合楼，教师阅览室、装备先进师资力量雄厚的口腔门诊部和口腔颌面外科病房，医疗、教学、科研用房面积近万平方米，3 个教学基地分布在湘雅医院、湘雅二医院和湘雅三医院。

该学院本部和各教学基地除设有普通口腔疾病门诊及病房外，还设有特殊专家门诊和牙体牙髓、牙周病、口腔黏膜病、儿童牙病和预防、颌面部缺损修复、唇腭裂治疗、口腔颌面部肿瘤、整形美容、口腔修复、口腔正畸和口腔种植等专科门诊。拥有丰富多样的病种，为教学和实习提供了质量保证，同时为更好地避免交叉感染，从卫生部争取到 100 余万元经费，为口腔门诊装备了从德国引进的先进口腔器械消毒设施，从而使院内感染控制水平又跃上了新台阶。

为提高医疗质量和科研需要，门诊部实行了数字化照片，既节省了成本、减少了环境污染，提高了照片质量和诊断水平，又方便了病人和医生。同时，为提高口腔医学院在国内外的知名度，各位专家、教授发挥自身的技术和科研优势，开展了在国内颇具特色和影响的医疗项目，如口腔黏膜下纤维性变的鉴别诊断和治疗，唇腭裂二期畸形修复治疗，各种疑难病例的烤瓷冠桥铸造修复等。

校领导胡冬煦、黄健柏、陈启元、陈治亚率有关处室负责人来院现场办公，调研学院管理体制和教学编制问题。胡冬煦书记指出：目前口腔医学院独立办院的时机不成熟，维持原管理体制，教学编制问题有待学校研究解决。

成立教授委员会。

门诊改造装修，优化就医环境。

医技分离，成立义齿制作中心。

58. 2004 年

口腔医学五年制停止招生。

方厂云副院长因攻读博士学位需脱产到武汉大学口腔医学院学习，学院任命阙国鹰为院长助理，接替方厂云副院长的教学管理工作。

招收外国留学生，第一批学生来自巴勒斯坦的米克与来自巴基斯坦的米阳和努尔入校攻读口腔医学硕士学位。

开始口腔成人教育和硕士生课程班招生工作。

确定湘潭市口腔医院为我院教学实习基地。

口腔医学一级学科评估获全国排名第九位。

教学行政综合楼改造装修。

59. 2005 年

湘雅医院口腔科负责人调整，翦新春任主任，彭解英、唐瞻贵、方厂云、雷勇华任副主任，李小玲任门诊护士长。

学校李健书记来院调研。学院请求学校给予口腔医学院独立二级学院的地位、政策和待遇，并成立口腔医院。

湘雅二医院薛志敏副院长、吴汉江主任来院协商教学问题。口腔医学院将相应的教学运转经费和实习费拨给湘雅二医院，将教学计划下达到湘雅二医院教学办，湘雅二医院承担教师的备课费和上课费。

积极准备了牙周黏膜病学、口腔颌面外科学校级精品课程的申报。

获口腔医学一级学科硕士学位授权点。积极准备申报口腔医学博士点。

承办全国口腔医学教育专业委员会和中华医学会口腔黏膜病专业委员会年会。

湘雅二医院口腔科 2005 年被省卫生厅确定为"湖南省口腔医学临床质量控制中心"挂靠单位。

完成二级学科专业分科。由翦新春教授指导的首批博士研究生蒋灿华、许春姣毕业，分别获外科学博士学位。

60. 2006 年

院领导班子调整和党总支改选。胡定跃任副书记(主持工作)、翦新春任院长、唐瞻贵和阙国鹰任副院长。

教研室主任调整和任命。

为教育部对我校本科生教学工作的检查评估做准备。

承办南方 16 省口腔执业医师考试考官培训会议和 OSF 国际学术会议。

2006 年 9 月—2007 年 9 月唐瞻贵被聘为美国耶鲁大学访问教授。

61. 2007 年

6 月 27 日，中南大学任命时任学校医院管理处副处长的黄俊辉来院任学院院长，同期主持党务工作(胡定跃副书记为援非外出英语培训)。

配合学校开展本科教学质量与教学改革工程工作。

开展省级、校级重点学科和博士点申报工作。

制订湘雅医院新医疗区口腔科整体布局方案。

针对少数人提议参照麻醉系、精神卫生系的管理模式，将口腔医学院回归到 2002 年 5 月以前状态，仍由湘雅医院托管，学院班子坚决反对，促成了第三次口腔医学院建设现场办公会的召开，黄伯云校长、黄健柏副校长、田勇泉副校长、人事处、教务处、研究生院、后勤等部门负责人出席会议，专题讨论学院未来走向与发展事宜。会议明确了"大学支持、独立发展、适时建设附属口腔医院"的思路。

第一批来自巴勒斯坦的外国留学生米克与来自巴基斯坦的米阳和努尔顺利通过论文答辩，获得口腔医学硕士学位。

62. 2008 年

湘雅医院口腔科班子调整任命，唐瞻贵副院长兼任口腔科主任，方厂云、雷勇华任副主任。

口腔颌面外科学申报校级精品课程。

开展口腔临床医学校级重点学科二期建设工作。

聘请蔡逸强为客座教授，边专、孙沫逸为兼职教授。

举办口腔头颈颌面肿瘤内科治疗定稿会。

确定每周三下午为"湘雅口腔医学讲坛"时间。

建立口腔医学研究所实验室，配备超低温冰箱、高速离心机、无菌操作工作室等实验设备，为硕博士研究生和七年长学制生提供实验场所。

黄俊辉主审，唐瞻贵主编，谢晓莉副主编，刘迎春、李奉华、阙国鹰参与编写的《国家执业医师资格考试应试教材·实践技能——口腔执业(助理)医师》一书由新世界出版社出版。

首批口腔医学七年制学生毕业，获口腔医学硕士学位。

63. 2009 年

中南大学口腔医学院附属口腔门诊部获长沙市卫生局批准成立，长沙市卫生局颁发了医疗机构执业许可证(未对外开诊)。

经中南大学批准，长沙市口腔医院成为学院的教学医院。

承办 2009 年口腔医学新进展研讨会（首届口腔医学新进展学术会议），此次学术会议拉开了湘雅口腔医学新进展会议的序幕，为后来每年一次的全国性大型会议的举办奠定了基础。

聘请王松灵为兼职教授，高山为客座教授。

参与卫生部口腔医学类首个行业重大专项研究。

阙国鹰作为专家参与教育部组织的口腔医学专业认证评审。

64. 2010 年

口腔医学五年制恢复招生。

胡小平调学院任党总支办公室主任。

开展口腔医学一级学科博士点申报工作。

湖南省口腔医学教育专业委员会成立，挂靠学院。黄俊辉任主任委员，唐瞻贵、阙国鹰、黄建华、吴汉江等任副主任委员。

7 月，中南大学对学院班子进行调整，黄俊辉任书记，唐瞻贵任院长，阙国鹰、黄建华任副院长。

参与中南大学组建 10 周年庆典准备工作。

举办 2010 年口腔医学新进展研讨会。

黄俊辉组织，长沙市、株洲市和湘潭市口腔专家参加的《长株潭城市群一体化建设口腔医疗资源调查》分别获得湖南省科学技术厅和长沙市科学技术局的资助，开启了湖南省"两型社会"建设口腔卫生资源调查的全面研究，为政府领导决策提供理论依据。

七年制学生梁烨获中南大学第二届"十大杰出学子"称号。

唐瞻贵被聘为香港大学名誉教授。

成为中华口腔医学会颌面头颈肿瘤内科学组副组长单位。

65. 2011 年

学院中层干部调整，胡小平任学院党政综合办（党总支办公室和院办公室）主任，李奉华任研究生培养与科研办主任，刘良奎任教学办主任。

中南大学批准成立中南大学口腔医学研究所，唐瞻贵任所长。

湘雅医院口腔颌面外科获卫生部国家临床重点建设专科，学科带头人为唐瞻贵教授。

"口腔医学"一级学科成为"'十二五'校级重点学科"。

唐瞻贵当选中华口腔医学会第四届理事会常务理事。

获省级重点实验室培育项目立项。

彭解英获湖南省首届职工科技创新奖二等奖（医学类唯一奖项）。

成为《口腔医学研究》副主编单位，新增 3 名编委。

举办 2011 年口腔医学新进展研讨会（首次国际性会议），来自 5 个国家和地区的专家学者出席会议，邱蔚六院士等专家讲座。

第六次全国口腔颌面—头颈肿瘤内科学术研讨会暨学组成立大会。

成为湖南省口腔医学会的挂靠单位，翦新春当选首届会长。

66. 2012 年

获口腔整形美容学博士学位授予权。

中南大学下文成立中南大学湘雅口腔医院。这一年的重点工作是开展湘雅口腔医院建设，进行了门诊部改造装修。受校方委托，进行了多方选址建设病房，与社会资本谈判成立股份制医院等工作。

翦新春当选为中南大学首届"湘雅名医"。

"口腔颌面影像诊断学"双语教学通过学校认定。

黄俊辉主持的"提高医学生人文医学执行能力的研究"获 2012 年中南大学高等教育教学成果一等奖。

获中南大学招生宣传突出贡献奖。

成为中华口腔医学会口腔专业护士临床实践培训基地。

举办 2012 全国口腔生物医学学术年会暨口腔医学新进展研讨会。

承办第 13 次全国口腔医学院（口腔医院）办公室主任工作会议。

举办"2012 中南大学口腔医学院—香港大学牙学院文化和学术交流周"活动，接待香港大学牙学院 17 名师生来院访问讲学。

10 月 16 日湘雅医院业务科室换届［院行字［2012］89 号］方厂云任口腔医学教研室主任兼口腔科主任、口腔内科主任；雷勇华任口腔医学教研室副主任兼口腔科副主任、口腔修复科主任；蒋灿华任口腔医学教研室副主任兼口腔科副主任、口腔颌面外科主任；苏彤任口腔医学教研室副主任兼口腔科副主任。

11 月 8 日，湘雅医院口腔科部分人员回湘雅医院新门诊大楼开诊（试运营）。

67. 2013 年

2 月 3 日中南大学湘雅医院正式下文［院行字［2013］7 号］湘雅医院口腔科正式更名为湘雅医院口腔医学中心，科级设置，编制和职能不变。

4 月 1 日，湘雅医院口腔科全体医务人员回湘雅医院门诊新大楼上班。同日，中南大学湘雅口腔医院开诊试运行。

4 月 26 日上午，中南大学在长沙市湘江世纪城的世纪金源大酒店举行中南大学湘雅口腔医院揭牌仪式。中国工程院院士张尧学校长和中华口腔医学会会长（北京大学教授）王兴为医院揭牌，首都医科大学副校长王松灵等国内部分院校领导专家、湖南省相关厅局、校领导、二级单位代表等 400 余人参加仪式。

4 月 26 日上午湖南省政府副省长李友志率湖南省教育厅、卫生厅、科技厅、民政厅、财政厅、中南大学、湘雅医学院、湘雅系统附属医院等单位领导考察医院。

6月，中南大学湘雅口腔医院领导班子任命，黄俊辉任书记，唐瞻贵任院长，谢晓莉、李奉华任副院长。

唐瞻贵获第二届中南大学"湘雅名医"称号。

10月，口腔系创始人刘蜀蕃教授辞世，享年84岁。

在中南大学"湘雅临床大数据系统"口腔类4个予以资助建设项目中，主持2项，参与2项。

6月，举办2013年口腔医学新进展学术会议。

成为湖南省价格协会医药价格专业委员会副主委单位。

成人教育口腔修复工艺学专升本专业获批招生。

9月全国口腔头颈颌面肿瘤年会召开。

作为第一支持单位的国家科技惠民计划获科技部立项。

至2013年学院拥有理论教学、临床实践教学和办公用房2000多平方米，能同时满足30多名学生教学的德国进口教学头模等先进设备。

备注：此材料根据口腔医学院库存资料、中南大学档案馆材料、《湖南省志·卫生志》、部分老前辈和档案馆黄珊琦老师提供的材料组织而成。如有不周之处请给予指正。

图书在版编目(CIP)数据

中南大学口腔医学学科发展史(1986—2013)/中南大学文化建设办公室组编;中南大学口腔医学院撰稿.
—长沙:中南大学出版社,2014.10
ISBN 978 - 7 - 5487 - 1202 - 2

Ⅰ.中…　Ⅱ.①中…②中…　Ⅲ.中南大学－口腔科学－学科发展－概况－1986—2013　Ⅳ.R78 - 40

中国版本图书馆 CIP 数据核字(2014)第 229782 号

中南大学口腔医学学科发展史(1986—2013)

中南大学文化建设办公室　　组编
中南大学口腔医学院　　　　撰稿

□**责任编辑**	史海燕
□**责任印制**	易红卫
□**出版发行**	中南大学出版社

社址:长沙市麓山南路　　　　邮编:410083
发行科电话:0731-88876770　　传真:0731-88710482

□**印　　装**	长沙超峰印刷有限公司

□**开　　本**	720×1000 B5　□**印张** 18.75　□**字数** 364 千字
□**版　　次**	2014 年 10 月第 1 版　□2014 年 10 月第 1 次印刷
□**书　　号**	**ISBN 978 - 7 - 5487 - 1202 - 2**
□**定　　价**	**55.00 元**